辅行诀传人张大昌遗著

张大昌　编著
陈志欣　主编

学苑出版社

图书在版编目（CIP）数据

辅行诀传人张大昌遗著/陈志欣主编 . —北京：学苑出版社，2019. 7（2024. 4 重印）
ISBN 978 - 7 - 5077 - 5716 - 3

Ⅰ . ①辅…　Ⅱ . ①陈…　Ⅲ . ①中国医药学 - 著作 - 汇编
Ⅳ . ①R2

中国版本图书馆 CIP 数据核字（2019）第 109495 号

责任编辑： 黄小龙
出版发行： 学苑出版社
社　　址： 北京市丰台区南方庄 2 号院 1 号楼
邮政编码： 100079
网　　址： www. book001. com
电子邮箱： xueyuanpress@ 163. com
销售电话： 010 - 67601101（销售部）67603091（总编室）
印 刷 厂： 北京兰星球彩色印刷有限公司
开本尺寸： 880 × 1230　1/32
印　　张： 16. 875
字　　数： 437 千字
版　　次： 2019 年 7 月第 1 版
印　　次： 2024 年 4 月第 4 次印刷
定　　价： 68. 00 元

编 委 会

序

　　先生姓张，讳大昌，表字唯靖，出身诗礼世家，终生隐居家乡。虽兼通诗、史、书、画、拳术等，但着力最多的恐还数医学，因为这是解除众生痛苦最直接的方法。

　　先生行医约五十多年，自谓"娴于经，邃于伤寒"，医术绝非一般。此书"验案"中，收入案例不多，个个精彩，但绝不止这些。看来十分复杂、危重的病，在先生那里往往应手而愈，如患者赞言"治肝硬化腹水像吹灰一样"。比如某青年患化脓性关节炎，各医院都说要截肢，青年宁死不肯。后去找先生，先生只用几味药，很快治愈。此是患者父亲不久前说的。

　　记得约在 1977 年早春，我拜师不久，先生说："你年老后，得心脏性喘息死，现服药可免此病。"于是先生为我开方，是苓桂术甘汤的变方。先汤剂，后丸药，我依嘱服用一两年，再见先生时，他说"行了"。此后我又服了些药，生怕年老后病苦难耐。后来，见到《伤寒论》序中已有张仲景为王粲诊治的先例，可惜这位大才子当时不认识问题的严重性，未遵医嘱，终归时至病发，英年早逝。而我年近八十，尚无甚大病。

　　一次先生讲，有人问孙真人，古医用药味数少，而疗效极好，今医用药多，效反不如古人，为什么呢？孙答：古人见道，今人未见道，故不如古人。还有今人嗜欲盛，病复杂；古时药力强，如有千年茯苓、百年人参等……此处所谓道，应是精深的病理机制和幽眇的药理作用，而非佛家的"离戏的大空性"吧。当然孙真人这是谦辞。窃思先生才真的堪称见道者呢，因为先生未用年久的参苓等，今人嗜欲比之唐人也有过之而无不及，而先生治病往往药到病除。有人曾说，先生随手拟一小方亦不失经义，或许并非溢美。

现在很多人崇信西医，对中医却不甚了了。固然西医有其特长，应当受到重视，但中医也有自己的优势。先生也说：治疗方法，我中医不让他美。比如治阑尾炎，西医标准化的方式是手术切除，人民币至少得几千元，还要住院，而中医只用极平常的四味药煎服即可。我用此方从未失败过。一次有人已切除阑尾，后又原处疼痛不已，而烈度稍减，这是所谓的盲肠炎，用此方亦愈，方式优劣显而易见。

此前同门有几本书出版，而先生本人除《五脏法要释》收入《辅行诀五脏用药法要传承集》之外，尚未有著作正式出版过。这次收入了几乎全部遗著，其中《五脏法要释》又几本互参精校一次，应优于以前个人的抄本。集子中还有对《灵枢》《素问》质疑，并做出自己复原方案的篇章，有根据《法要》谈五味补泻的议论，尤以《医话》与《汉墓阴阳十一脉经动生病考》中较多，这应当是引起中医理论界震动的事。但先生说，是为对医者认证提供帮助，非为叛道。是非之间，当仁不让，望识者谅之。

其实，《内经》在汉、宋之间传抄约千年，舛误在所难免。汉墓出土的古医籍，乃天赐利器，依之修订《灵枢》《素问》的某些条文理所当然，不然置之高阁，有何意义？反之，于理不通，还不知思考，懵懂地沿袭旧章，抱残守缺，那才叫读死书。

先生论著具纯粹的经法传统医学特色，但因仓促未及润色，披阅时大概不会有费解处。如此则既望志同者共襄中医大业，也不拒绝研讨者提出异议。倘若众皆赞同，为什么不能大力推广呢？当此之时，虽慧鲜力薄、人微言轻，亦乐为经法传统医学摇旗呐喊、擂鼓助威，这是有关国医兴衰的大事啊！

祈愿天公重抖擞，不拘一格降人才。

随学者　周溥

2017 年 12 月 28 日

整理说明

自 1995 年老师离开我们到现在，已 23 年了，可从师学习的那一幕幕，经常萦绕在我脑海，至今不能忘怀。每当看到凝结恩师心血的遗稿时，便会感到有一份责任，必须将之整理出版，传承下去，发扬光大，惠及同道学者。此书出版是为了完成先师遗愿，同时也是我对先师的永久纪念。

这次整理，我将所藏先师遗稿，选择保存完好的做底本，和其他稿本互校。其中曾出过版的，稿本不一样的，选择与其内容相近的，保持原貌，和盘献给大家，供研究、学习。

先师读书面很广，什么书都看，单说医学方面，他酷爱经方类书，仅《伤寒》《金匮》各种释本，就有几百种，像现代的报刊杂志、西医内科学、中医各学派的书也无所不览。另外，还特别对那些经典文献，比如经、史、子、集，佛经等，更是爱不释手，百读不厌。他藏书甚多，而且爱护备至。每年麦收后都要为他晒书，记得有部《三国志》他曾用四种颜色笔圈点了整本书。1983 年后，出版物多了，我在老师的影响下也好读书了，有钱就买书，每有新书都要先送给老师浏览一遍，就这样他还要借书看。老师的一生是读书的一生，学习的一生，当然更是治病救人的一生！

我说老师是一位名副其实的乡村医生，更是一位满腹经纶、解平民疾苦的"活佛"。他从不计名利，视患者如亲人，总是为百姓奔走服务。

先师到了晚年，也疾病缠身，但他从不计较，总是以病人为先，仍然远近出诊，有时夜不得归，甚者去北京、天津等大城市出诊、会诊，并且时有应邀讲课。最后先师因脑栓塞病倒在课堂上。

先师既有高深的理论，又有极丰富的临床经验。如《验案集》中，治一濒危妊娠期高血压病人，患者全身性重度水肿，无脉搏，无血压，被医院推出门外。之后，患者家属请先师就诊，经四诊切趺阳脉后，先师竟说吃点药就好了。这时候正在忙着准备后事的人们，戛然无声，在场的人无一不用怀疑的目光看着他。结果正应先师所说，药到病除。

还有一次我同先师一块出诊，在途中，路过一村，见一患儿腹痛嚎叫，他当即处方：醋一汤匙，糖等量，煮沸待温，服之立愈。

先师深谙医理，用药灵活、精辟，临床每每效验出奇。他用方从不拘一家，古方今用，如糖醋酸甘，用之以代芍药甘草汤，方奇效神。

本书共有十九个部分，基本囊括了张大昌先生的全部著作。《医统心法一册》系医理部分论述，《医诀》系诊断学的总结，《汤液经法二十四神方》《处方正范》系处方之总诀，《药性四言韵语》系药物部分，《三十六脉》用表格式文体，简而精地总结出了脉的宗旨。以上著作，均是理、法、方、药总诀式代表作，体现了先生的学术思想，义理深奥，语言精辟。

《汤液经》《五脏法要》《伤寒论》是我们学习的重中之重，《〈五脏法要〉释》为我们学习经方著作指明了方向。

《六淫五衍用药法》《急证方》《癌症治疗要诀》《妇科治疗要诀》这些著作，有理、有法，方药具全，条分缕析，为临床标立法度，教我们有规可循。

《集华佗方一卷》《叔和脉经引用方集》，先师集圣贤之书，传承医学文化，为后来学者进取提供了极好的参考。

《验方集》《验案集》《医话》《秘方汇集便用》是临床验方验案的集萃与心得，相信这些定能启迪学者，"省下鞋钱，早到家山"。

古人云"著书难，注书更难"，《汉墓马王堆古经考》，先生不畏劳苦，查经典，考汉衡，为准其量，乃著《汉权衡考》。述月令，通天地，熟知物候，乃著《月令物候述》。考经家，纠舛错，明了经意，乃著《汉墓竹简古经研究名数考证》。先师良苦之用心，我辈敬仰之。原本想将这3种稿子影印，由于版面处理问题，只留《汉墓竹简古经研究名数考证》原稿。

本书内容，均是两种以上稿本，相互参照，相互校对，尽量保持原稿原貌，有变动或有不一致的地方均加注说明。

在此次整理稿件中，周溥先生两次审稿、修改、作序，山西省中医药研究院赵怀舟教授在百忙中对书稿做了详细修订，并为本书题了跋，师兄衣之镖审阅了书稿。另有谷魁景、李寿峰、王银普、李存章先生给了诸多指导，张宗儒做了影像等工作，还有其他支持工作的同志，不再一一列举，在此一并表示衷心感谢！

陈志欣

2019 年春

总 目 录

医统心法（一册）

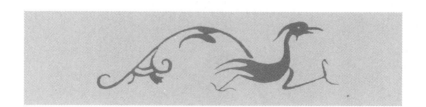

写在前面的话

《医统心法》是一部以理、事、体、用为宗，阴阳、五行为辨证的综合性诊断学著作，语言精练，格式新颖。

《医统心法》有三个稿本。今取书名为《医统心法一册》，落款"洺水张唯静撰"的原稿做蓝本，叫作"甲"本。另有一稿本，是写在旧账本上的，名《医统心法四章》，叫作"乙"本。另一抄本文辞简略，但较前两本多出前言，定为"丙"本。将甲乙丙三本对照刊出，有改动处，加注说明，取丙本前言作序。

为求读者能一目了然，整理时加入了目录。

陈志欣

序

天下无无用之物，无无理之事。若有其物，必有其用，若有其事，必有其理，理、事、体、用为万法之宗。

夫积学至博易，由博返约难，熟习实践经验证知。其间岁月风霜，红颜白发，烛残壁影，履碎岭云，销煞多少功夫，膳夫知味哉。

余读书五十余年，行医四十余年，于医也，已为老马。而我相未除，伏枥嘶鸣，或冀勤能行者，省下鞋钱，早到家山也。

一九八零年
为靖禅婆序于清颂室

目　　录

第一章

一、阴阳

（一）阴阳——如近世哲学之术语"矛盾"者是也，此中含有四性。

综颂曰：此有故彼有，无此即无彼。空时指定，过时即反变。①②

对性——如天地、男女、上下、明暗、大小等，皆相对而言。

互性——如前所引，皆相依而成，不能单独而立。经云"阳中有阴，阴中有阳""虚中有实，实中有虚"。以上是阴阳"理事"。

特性——如明暗等，于空间、时间内，占一定优势，则云此明暗、黑白是决，云云。

共性——如前所引云，某等于空间、时间，失去优势，则云此非永久，暂瞬消失，如经曰"阴极变阳，阳极变阴，寒极转热，热极转寒"。③

以上所引是阴阳之"体用"。

黄帝《素问》曰："阴阳者，天地之道也，万物之纲纪，变化之父母，生杀之本始，神明之府也。"

《易经》云："易有太极是生两仪，两仪生四象，四象生八卦，八卦生万物"。《易传》云："易与天地准，故能弥沦④

----

① 乙本此句作"有此必有彼——对性，彼无此便无——互性，处事占决定——特性，失缘则转变——共性"。

② 乙本书眉有批："易以两仪为体，四象为用，偶数也，偶为对理也，故八卦为广用者尔。"

③ 乙本此句下有"谚云天有当日阴晴，地有冷热变迁"云云。

④ 原文为"满"，此据乙本作"沦"。

天地之道，仰观于天文，俯察于地理，是故知幽明之故原始返终，故知生死之说，① 此之谓也"②。

二、五行

五行者阴阳之运用也，如近世科学之程式。

经云："积阳为天，积阴为地。在天成象，在地成形；天有五气，寒、热、燥、湿、风，地有五行，木、火、土、金、水，五气运于上，五行行乎下。"气无形索其理，有形征其事。五行者客观反映之认识也，非是难开矛盾，另具文义，仍依阴阳之四性具树八式。

（一）对性

正胜——金克木、木克土、土克水、水克火、火克金。
反横——金克火、火克水、水克土、土克木、木克金。

（二）互性

顺生——金生水、水生木、木生火、火生土、土生金。
负生——金伤土、土掩火、火焚木、木竭水、水蚀金。

（三）特性：谓得时势也

德用——木主散、火主顿、土主缓、金主敛、水主坚。
淫过——木过急动、火过胀肿、土过濡湿、金过浮上、水过干裂。

（四）共性：谓失势也

偏含——木中土、土中水、水中火、火中金、金中木。

---

① 乙本"故知生死之说"句下有"然者，乾坤天地，匡廓为宇，日月推迁，积时为宙。震以动之，艮以静之，巽以散之，泽以聚之，六子用事，以尽生死之机"。

② 乙本此页上眉有"五行为奇数别阴阳之适也。此宇宙变适事也"句。

反变——木迺金、金迺火、火迺水、水迺土、土迺木。

如：水中含火，酢也，火中含金，石尼也，金中含木，锈也，木中含土，酶也，土中含水碱也。西人恒谓酸碱为生杀之大宗者，真水、真火故也。

若依哲学概念而论空间、时间如下。

天	木	火	地	金	水	
	东	南	中	西	北	指起点而谓中
	左	前	中	右	后	指终点而谓中

上乃空间之定点，依高低为性，虚实生死为用。

天	木	火	土	金	水	
	分	刻	日	月	岁	此以小累计而言日
	春	夏	季	秋	冬	此从大启而志言季①

又句："愈于所生，甚于所不胜，持于所由生，自得其位而起。如肾病者，愈于甲乙，甚于戊己，持于庚辛，起于壬癸。"

上乃时间之转换，以往来为性，变化消长为用。

若科学认识而求则有二宗：（一）、理数（二）、体积

（一）"理数"——加、乘、倍、减、除——以多少为性，增损为用。

一	分	寸	尺	丈	引	以长短为性曰度量
二	铢	分	两	斤	均	以轻重为性曰衡量
三	滑	速	动	涩	迟	以疾徐为性曰矢量
四	吸	浮	平	拒	压	以动静为性曰力量

---

① 乙本页末附有，"《经》云'从前来者实邪也，后来者虚邪也，我胜者微邪也，胜我者贼邪也，自生者本邪也'"句。

（二）"体积"——放、弛、回、收、缩——以映射为性，远近为用。

一	勺	合	累	升	斗	以盈欠为性曰容量
二	角	徵	宫	商	羽	以音声为性曰声量
三	升	起	定	降	伏	以虚实为性曰权量
四	直	兑	方	园	曲	以宽窄为性曰幅量

第二章

一、内份之脏器

天	木	火	土	金	水	
胞	肝	心	脾	肺	肾	以藏蓄为用
三焦	胆	小肠	胃	大肠	膀胱	以传化为用
虑	魂	神	意	魄	志	以识别为用
津	血	营	精	卫	液	以充益为用
脂	筋	脉	肉	皮	骨	以结构为用

二、外份之躯干

天	木	火	土	金	水			
华	爪	发	肌	毛	齿		以采显为用	
窍	眼	舌	唇	鼻	耳		以传聆为用	
头	胁	胸	腹	背	腰		以匡郭为用	
手	少阳	阳明	太阳	少阳	阳明	太阳	足	以内外输为用
手	厥阴	太阴	少阴	厥阴	太阴	少阴	足	
带	二跷	二维	督	冲	任		以约束为用	

三、外感及内伤病变之归纳

（一）外感二十五伤寒

伤寒者，外感之总称也，《内经》冬伤于寒，春必温病，春伤于风，夏多疭厥，夏伤于暑，季时必洞泻、肠澼，季伤于湿，秋必痎疟，秋伤于燥，冬生咳喘，故表如下。

春	中风	风毒	风温	瘟疫	寒毒
夏	风毒	中暍	暍毒	痉厥	暍疫
季	湿疫	暍毒	中湿	湿毒	飧泻
秋	痎疟	燥疫	湿毒	中燥	燥毒
冬	寒毒	咳喘	寒疫	燥毒	伤寒

仅上表谓二十五者，虚数也，实数仅二十耳。

（二）内伤二十四病

此章《金匮》具有阳病十八、阴病十八云云，及《玉函》序引，四大，四百四病者，大都不合《汤液经法》，谨就《汤液经法》合得如下数云者。

风	痹	瘅	满	瘕	逆	
阳组	表		热		实		六腑六脏各十病共合六十证
痉	著	痿	痞	癥	瘚	

痨	伤	瘕	痕	闭	痢	
阴组	里		寒		虚		六腑六脏各十病共合六十证
极	微	疢	臕	癃	痟	

二组总共一百二十证。

　　"微极"二字今后改为"损亟"，　"亟"是从《难经》"至"字，"微"字改用。《难经》"损"字，义明晰。

第三章　事物之辨别诊断

一、外观反映所见

天	木	火	土	金	水	
光	青	红	黄	白	黑	光暗为性，目视为用
腐	臊	焦	香	腥	臭	气息为性，鼻吸为用
淡	辛	咸	甘	酸	苦	五味为性，舌尝为用
敏	酸	痒	麻	痛	木	感觉为性，身触为用
动	弦	钩	代	毛	石	形象为性，脉波为用

二、内脏神志幻化反映

思	怒	喜	忧	悲	恐	情志为性，发否为用
正	窘	喜	思	恶	惧	境意为性，兆祲为用
常	义	礼	仁	信	智	禀德为性，恒行为用残
	残	淫	迂	诈	忘	反常为性，易现为用
欠	贲	笑	叹	哭	呻	响微为性，耳听为用

第四章 治法施用

燥	温	热	湿	凉	寒	性能为用
虫	木	草	谷	金	石	品质为用
祝	摩	灸	针	汤	膏	所宜为用
虚	表	热	实	里	寒	病机为用
通	小	急	正	大	复	病性为用
补	轻	清	泻	重	温	实施为用
塞	宣	滋	滑	收	渗	

　　附：近人以八法分方曰：汗、吐、下、温、清、和、补、消。此八法，独"和"无味，以理证之，吐下为对、温清为对、补消为对、汗利为对，脱去"和"字即圆滑无拘。

月令物候述

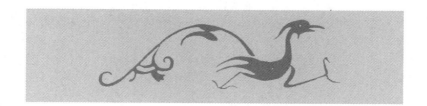

序

　　《政和本草》载徐之才药对五条，宋人称其义旨渊源非俗所究，原其义为六条始当。无"冬至"文，盖错为"立春"文也。《月令》《易经卦验》《夏小正》共云："冬至之时，木兰、射干先生。以应柴胡、半夏使。半夏生于夏至也。"《吕览》云"冬至后五旬七日，菖蒲先生，为百草长，适当立春也，如其相应药，应于立秋求之"然，今依义就正之。

张大昌

1986 年春

寅　正月立春节，其树杨。东风解冻，采芸。款冬出，田鼠出。蛰虫始苏，菖蒲生，鱼上负水。雨水中气，獭祭鱼，草木萌动，柳始涕，始雨水，柏始花。

卯　二月惊蛰节，其树杏。桃杏花，苍庚鸣，鹰化为鸠。春分中气，玄鸟至（玄鸟，燕也）。雷乃发声，芍药荣，蛰虫咸动出。

辰　三月清明节，其树李。桐始花，牡丹开，田鼠化鴽。虹始见，蛙始鸣。谷雨中气，浮萍生，鸣鸠奋其羽，戴胜降于桑。

巳　四月立夏节，其树桃。蝼蝈鸣，见杏，蚯蚓出，王瓜生。小满中气，苦菜莠，茨生，葶苈死，麦秋至，蚕结茧。

午　五月芒种节，其树榆。螳螂生，伯劳鸣，反舌无声。夏至中气，豕首莱萸生，鹿角解，硫黄出，蝉始鸣，半夏生，木槿荣。

未　六月小暑节，其树梓。熏风至，蟋蟀居壁，诸动初伏。槐花，鹰乃学习。大暑中气，腐草化为萤，土润溽暑，大雨时行。

申　七月立秋节，其树楝。防风，白芷先生，凉风至，秀蒦苇，寒蝉鸣。处暑中气，鹰乃祭鸟，天地始苏，水始澄，农皆登。

酉　八月白露节，其树柏，盲风至，鸿雁来，玄鸟归，群鸟养羞，桂花。秋分中气，雷乃收声，蛰虫培户，水始涸。

戌　九月寒露节，其树槐。鸿雁来宾。雀入大水化为蛤，菊有黄花。霜降中气，豺祭兽，草木萎落，蛰虫咸伏。

亥　十月立冬节，其树檀。水始冰，菊、卷柏先生，地始冻，雉入大水，化为蜃。小雪中气，虹藏不见，天气上腾，地气下降，天地不通，闭而成冬。

子　十一月大雪节，其树枣。鹖旦不鸣，虎始交，芸始生，冬至中气，木兰、射干生，荔挺出，蚯蚓结，麋角解。

丑　十二月小寒节，其树楝。雁北向，鹊始巢，雉始鸲。

大寒中气，鸡始卵，蛰鸟厉疾，水泽冰脆。

附　汉权衡考

一、长度

战国时期楚国长沙铜尺为今之 22.7 厘米（马王堆）。

汉代武帝残铜尺二寸头长 4.7 厘米，每尺合今之 23.5 厘米（曲阜九龙山）。

西汉武帝铜镫四件，高 8 寸合今 18 厘米，由此得出一尺合今之 22.5 厘米（满城出）。

汉代铜尺，折今之 23.72 厘米，1977 年 2 月榕州出土。

甘露二年铜方炉，一尺为今之 23.75 厘米，西安延兴门出土。

新莽铜撮，一尺合今之 23.7 厘米，河南郏县出土。

新莽铜龠，一尺合今之 22.38 厘米，咸阳张底湾出土。

据上文物推算，古之一尺折今之 23.5~23.7 厘米。

二、容量

汉代满城出土铜器九件：

汉一升准今 188 毫升（小米测）。

铜山武帝铜臼鼎一升合今 200 毫升（水测）。

西安上钟铜器群十七件，汉一升合今 200 毫升。

天汉四年钟鼎一件，一升抵今 201.875 毫升（麦测）。（西汉武帝）

元康二年鼎一件，一升抵今 211.25 毫升。（西汉宣帝）

神爵三年鼎一件，一升抵今 211.25 毫升。（西汉宣帝）

钫一件，一升抵今 187.5 毫升。

甘露三年鼎一件，一升抵今 203.125 毫升。（西汉宣帝）

初元三年鉴二件，一升抵今 189.25 毫升。（西汉元帝）

阳朔元年鉴四件，一升抵今 205 毫升（五石合今 164 斤，麦测）。（西汉成帝）

鸿嘉三年鉴，一升抵今 202.8 毫升。（西汉成帝）

战国右里升，一升抵今 187 毫升（小米测）。

秦商君方升，一升抵今 200 毫升。

始皇方升，一升抵今 200 毫升（水测）。

陶量，一升抵今 200 毫升（小米测），山东邹县出土。

新莽铜撮，一升抵今 200 毫升。

由上算出，汉一升准为今之 200 毫升，容水四两半，黍三两（清十六两秤）。

三、重量

秦代高奴镦，一斤合今 256.25 克，每两 16.25 克。

新莽，每斤合今之 240 克，每两合今之 15 克。

上林铜器群十六件，汉一斤合今之 254 克，每两合今之 15.88 克。

满城出土铜器四件，每斤合今之 244 克，每两为今之 15.25 克。

龟山武帝铜臼鼎，每斤合今之 242.45 克，每两为 15.153 克。

据上测算，应准为古之一两合市称四钱九分五厘，折合今之 15 克。

西汉度量衡二期表：

前期（文、景、武）：

尺抵今 22.5.23.23.5 厘米。

升抵今 188.200.200 毫升。

斤抵今 244.250.250 克。

后期（昭、宣）：

尺抵今 23.5.23.75 厘米。

升抵今 188.200 毫升。

斤抵今 250.254 克。

新莽：

尺为今之 23.0 厘米，23.1 厘米准为 23 厘米。

升为今之 186 毫升，200 毫升准为 200 毫升。

斤为今之 240 克。

若以累黍求算者，百黍为铢，其量如下：

百黍重 1.88 分，每两重 4 钱 5 分 6 厘。

又黍重 1.9 分，每两重 4 钱 5 分 6 厘。

又黍重 2 分，每两重 4 钱 8 分。

又黍重 2 分 1 厘，每两重 5 钱零 4 厘。

据上测出，古之一两准今四钱半（十六两制）。

上诸数互参应如期矣。然古制黄钟之数，千二百为龠，两之为合（2400 黍为合两），合与两通，如容量算，汉升今测 200 毫升，以称之得清秤五两，求换重量或者每两五钱为正乎（每铢应为 2 分 1 厘）。汉之一升即半斤，然汉称秤"金银丝珠医药"亦半称，每斤又减半用之，则药称一斤，抵今之二两半矣。

1978 年二期《文物·量天尺考》

清营造尺，每尺合公尺为 24.5 三厘米，今 7 寸 2 分。

刘歆铜斛尺

后汉建武铜尺

太始尺

荀勖律尺

上四种每尺 23.089 厘米，即 6 寸 9 分。

附：六朝祖冲之铜尺为 23.05 厘米，合今市尺 6 寸 8 分。

新莽嘉量每斛合今 20000 毫升，一斗合今 2000 毫升，一升合今 200 毫升，一合合今 20 毫升，一龠合今 2 毫升。

四川成都西郊罗家碾出土西汉铜斗：

内深 6. 687 厘米，壁厚 0. 18 厘米

外径 19. 248 厘米　内径 18. 888 厘米

容积为 21. 54 立方厘米

甘肃古浪县松驿陈家河台子出土东汉建武十一年（350 年）的铜斛：

内深 23. 4 厘米　内径 33. 25 厘米

器外有"大司农平斛建武十一年正月造"字样，其容积为 20180 立方厘米。

汉分大石小石，经折算，小石之一石为大石之六斗，大小之比为 5∶3。

折算成容积和重量如下：

容积：大石一升合 215. 4 ~ 222. 5 毫升。

小石一升合 170. 5 毫升。

重量：大石一斤合 311 克，一两合 19. 56 克。

小石一斤合 200 克，一两合 12. 5 克。

1970 年咸阳出土建国元年一龠，容水 9. 8 毫升，铭文曰"律量龠"，方寸而圆，其外兆旁九毫，冥 62 分，深 5 分，积 810 分，容如黄钟。

以汉尺订计算为 820 分（立方分），汉制合龠合，十合为升，莽升容积，今测定一龠容水 9. 28 毫升，合龠为 9. 287 × 2 = 18. 574 毫升，十合为一升 185. 74 毫升，推算数比实验数略大，但与满城一升 188 毫升近。

又汉景帝中元五年，舜王铜钟重一钧 18 斤，（汉四十斤谓一钧），即 58 斤，该器现重 10800 克，一斤合 186. 2 克。

1976 年河北行唐出土。

又一鋗文曰重 6 斤 7 两，今重 1700 克，一斤合 253 克。

三十六脉略述

写在前面的话

　　《三十六脉略述》系先师早年之作，今刊出本乃初稿本，在整理当中与《经法述义》本相互对照，其中个别字、标点有不同者，做了小小修改。

　　此稿本语言简练，选择此本在于保存最早资料。

陈志欣

序

　　诊，占验也，其书莫尚于《易》，《易》以乾坤区廓，六子用事，明是非、辨休咎，而情理至焉。脉诊亦然也，脉有二统，《易》之乾坤也，有六量，《易》之六子也，脉之兼加错综三十六位，譬《易》之六十四卦，除去反重，三十六也。其事虽殊，其理则一，此三十六者，谓已意括脉诊，虽然迹近机械之逻辑，其为要萃也，明矣。夫指非月也，月非指也，以指见月，月指知。执指为月，执月为指，不亦大颠乎。

　　脉书亦多矣，启于轩岐，成于叔和。世代相传，代不同人，集腋非易，而互得互失。余以下驽之才，忝续貂尾，情近无妄，然嗜此道者垂三十年，爱者有助之之意，岂敢媲美前贤哉。其间评谪杜撰，我人未除。厚德君子，一言千金，企望焉。

　　　　　　　　　　　　　　　　一九七零年岁在庚戌
　　　　　　　　　　　　　　　　洺阳张大昌自序

目　　录

总纲

脉有阴阳。动为阳，止为阴，一统生死为用，生人以脉动为生，故动在脉内，长用而不止；止为死象，无用而经见。

四象

濡、硬、浮、沉，为诸脉之总象。

脉应六量算

一、数量

脉五六为平，三四为迟，一二为代，七八为快，九十为促。总七八九十为之太过，四三二一为之不及。

二、度量

长脉越部，短不足部，关上没长短（关脉在其中，以事知理，以理知事也）。

三、幅度

（积量、元度）周径 1 寸不足（同身寸），浮取 9 分，沉取 3 分，中取 6 分。9 分曰粗，3 分曰细。

四、声量

（力量）滑涩为代表，以人力代表心音，声清者力足，声浊者力少。

五、权量

轻则浮，重则降（以浮沉求）。

六、体压

拒指为硬，反则为软（指软硬而言）。
以上为根本十二量。

其十二量所主

硬主食，软主虚，长主在经，短主在腑，浮主躯表，沉主脏里，促主外实、内虚，细主内实、外虚，滑主实热，涩主虚寒，数主虚热，迟是实寒。

六体脉

软、硬、长、短、粗、细，实质病变，内伤所主。

六用脉

浮、沉、滑、涩、迟、数，机能病变，外感所主。
六体脉诊法在部位求，六用脉诊法在全面求。
异时、异位有变，如同一寸口不准滑涩迟数并见，在时间上许有先快后慢，在部位上许有左快右慢。

六体脉所兼诸脉名及主病文

一、压力

硬：主一切食病。
　　加浮名曰实，经云："邪气盛则实。"
　　加沉名曰牢，牢，按之不移，主积聚。
软：主虚。
　　加沉名曰虚（手按则软），经云："精气夺则虚。"
　　加浮名曰散，如汤上油，散主耗散，在阳（寸口）漏汗，在阴小便不禁。

二、度量

长脉：主越部，病主在经。寸长头疼，尺长足病。

加春名曰弦，平脉也（肝病主）。

加特季名曰强，在阳眩冒呕吐，在下便秘急迫。

短脉：主不足，病主在脏。

加秋名曰毛，平脉也（肺病主）。

加特季名曰弱，在上气短、虚劳、肺萎，在下滑利、飧泄。

三、容量

促脉：促主外实内虚，主胀满。

加硬名曰洪，在上肺胀、薄厥、吐血，在下暴利、暴胀，肠痈失水。

加软名曰缓，缓主失持，在寸中风、汗出，在尺梦遗、滑精。

细脉：主内实外虚，主聚主水。

加硬名曰紧，紧主闭疼，在上在阳，伤寒身疼，在里在下，积寒腹疼。

加软名曰濡，在上痰饮喘息，在下久食难化。

以上是体脉十八变。

六用脉所兼诸脉及所主病文

一、权量

浮：主表（外感风邪，外实），主在上，主气，有表无里，心主，小肠主。

浮脉在夏季为平脉，曰钩（以意取）。

加特季名曰仰，但上不下。

沉：主寸，主脏里，肾主。

加以冬为平脉，曰石。

加以特季名曰伏。伏主被遏，诸厥，气不外达。

二、力量

滑：主实热，其形兼至分明，往来流利。

加细名曰急，急主阴虚，在上心肺，在下肝肾。

加粗名曰撞，撞上则心悸汗出，撞下则奔豚动悸。

涩：主虚寒，体弱。

加粗名曰革，在上吐衄，在下便血漏下，妇人产崩漏胎。

加细名曰微，阳微则神虚（疲），阴微则气结。

三、数量

数：主虚热。

加滑名曰促，在上心肺有损，在下肝肾内衄（滑主出血）。

加涩名曰结，在上结阳，在下结阴，结阳则格，结阴则关。

迟：主实寒。

加止名曰绝，新暴病不死，久病难瘥，五十息脉不出者死。

加动名曰代（迟而时止时动为代），代者有更代之意，新病气瘀，久病气疲。又一说，数而动为促，数而止为结。

十二对脉

牢和散对　微和撞对　仰和伏对　弱和强对　促和代对

缓和紧对　钩和石对　实和虚对　革和急对　洪和濡对

毛和弦对　结和绝对

王叔和曰"人有三百六十脉"，以应周天三百六十五度，内伤一百二十兼脉，外感一百二十兼脉，杂病一百二十兼脉，古云三百六十脉。仲景云"诸脉十一头"，言相对者不可兼，如滑和涩，然而异地异时则许兼。

四季脉

钩、毛、石、弦。

四过脉

伏、仰、强、弱。

四急脉

急、革、撞、微。

四危脉

促、结、代、止。

四虚脉

虚、散、濡、缓。

四时脉

弱、实、紧、洪。

《经》云"诸脉在阳而若何，而不云关上者"，此弃事从理故也。关上即全面而言，如寸洪、尺洪，断不能关不洪，即从关断，而实事但举洪脉而言。

药性四言韵语

刘芷田　撰　张大昌　修订

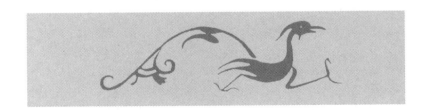

序　言

药性之书夥矣！历家《本草》所记品种，指毛难数。此九州大地，一草一木，曷尔非药？谁为耆婆？殆识与否而已焉。然此茫茫者亦何能尽识！夫哲人格物而致知，穷理以尽性，尽其性而知其理，识其理而致其用，返博为约，去糟存萃，举经以法万世，立言而垂千古，学致斯而致矣！

夫经者何也？历验之谓也，确而弗移，证之愈实。若夫书城环居，身化蠹鱼，饭来碗里，水从天上，菽麦不辨，学而何用？此无术之痴耳。设足行万里，胼胝禹步，海产陆生，泾渭不辨，矩凿不适，识而何益？此无学之盲耳。学术并优之才，则如麟角凤羽也欤。

余先外祖父芷田刘公，清咸、道间，厕身御苑，为太医使。忤及阉竖，谪归林下，仁术泽及百里。晚年多有著作，悉家藏，未行于世。余继舅氏承其业，为整订者数种，此其一也。

余生也晚，未得亲聆外公风范，而仅见其遗著，闻其遗传而已。然才薄力弱，不足以整订之任，而外公家后裔皆未业医，亦不能任其事，传而不习，君子之过，况余为其承者乎！勉为斯事，不得已而已焉。

赵璧连城，随珠倾国，其韵云："我作此韵，味数无多，要在实效，方堪除疴。"一粒而足生白骨，一言而足存危邦。多言数穷，曷用多为！

张大昌

1958 年春

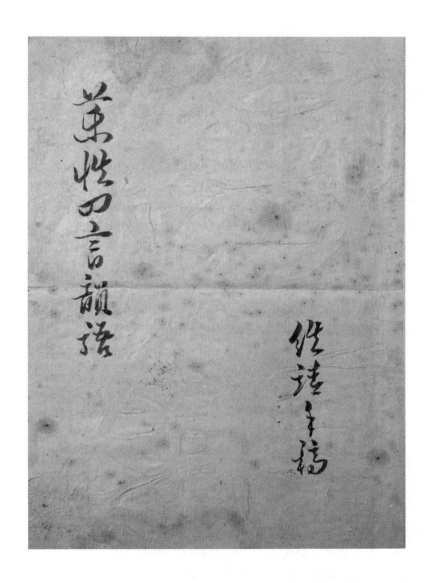

药性四言韵语

欲辨药性，告君四旨。味气形色，必当精识。谨述经义，类别为式。要道不烦，免尔迷惑。

味厚为阴，薄阴中阳。味厚则泄，薄则通畅。气厚为阳，薄则为阴。气薄发散，气厚热熏。阳发腠理，四肢躯干。阴走躯内，脏腑为漫。五味者何，酸苦辛咸，加以甘淡，五味则全。酸收苦坚，辛散咸软。甘味中和，其性徐缓。所谓五气，臊焦香腥，腐臭五者，各具特功。开闭激引，效力颇充。色彩谓何？调神力丰。青色升生，辟邪赤红，白主肃洁，黑主静宁，黄色性和，保神守中。色彩神妙，口难形容。形质谓何？轻重滑涩。松韧居中，五内调什。轻升重降，滑利涩着。松韧持中，以除拘虐。

外感风寒，首重解表。营卫通畅，邪实可了。

麻黄苦温，发汗第一。解表止喘，开散肺郁。桂枝辛温，通十二经。寒痹凉癫，虚汗恶风。防风甘柔，性力和缓。通达内外，诸风皆散。葛根味甘，妙解痉挛。疫邪病毒，服之可痊。浮萍泛水，其体最轻。大去风湿，发表有功。苍子枭耳，头风可攻。荆芥及穗，善疗痉风。羌活独活，其性辛温。发太阳汗，二种不分。

有宣郁药，气多芳香。以行着滞，功在通扬。

生姜脾菜，除哕止呕。葱白通肝，行脉最优。橘皮苦芬，善利水谷。积热逆气，服之可除。白芷香草，善疗头痛。木香苦芳，胃肠气亨。细辛芳烈，可通脉络，痰闭头痛，用之无错。苏叶温芬，散风行气，宽中消痰，鳞毒可既。柴胡苦平，半表里间，胸胁苦满，寒热往还。连翘性凉，畅通诸经，血气郁结，诸肿疮痈。贝母微苦，胸胁痰郁，咳嗽痰核，服之可除。豆豉淡者，特去懊恼，邪热内郁，心脑悉行。茵陈芳苦，三焦溽邪，黄疸专药，功效堪夸。

清热存阴，事在平火，黄色味苦，诸药尽妥。

黄连心君，去烦泻心，苦胜多坚，泄利可尊。黄芩平肝，血热冲愆，呕吐下利，明少悉免。栀子性凉，胞脾烦热，黄疸血毒，导利清澈。苦参极苦，苦可胜湿，寒可祛热，蛔虫求之。龙胆草苦，热在血中，能祛伏火，肝胆有功。竹茹竹叶，淡苦性和，惊悸烦呕，虚热可夺。黄柏腻寒，下焦结热，肠澼带下，淋沥脓血。败酱之功，血分滞热，化瘀破痈，疮疡可赖。木通腻苦，其体轻松，消热利溺，排脓通经。瓜蒂大苦，能吐痰涎，搐鼻取黄，顷刻立验。

滋谓润枯，阴液太虚，脏真损耗，索子鲍鱼。

滋药之中，地黄最良，益阴之君，烦热得康。甘草清滋，并可通脉，号称国老，调缓可赖。元参黑甘，滋阴良佳，滋而不腻，内外和谐。麦门冬者，清补肺君，令肃气降，烦渴尽退。花粉苦甘，虚热烦渴，燥能致痉，挛急亦得。饴糖温和，建中之需，谷精甘滑，能缓里急。大枣脾果，益土制水，阴虚挟痰，唯枣堪毗。知母凉肺，可消烦热，消中饮水，白虎之列。百合象肺，其性甘凉，药名命病，蕴热可尝。麻仁多油，润肠颇良，仲景复脉，岂但一长。

泻可去实，乃气有余，通剂去壅，内滞沮洳。二义相近，药机无殊，轻重之分，斟酌良图。

大黄咸寒，阳实结毒，痞满闷结，瘀血可除。芒硝咸苦，能软诸坚，肠中燥粪，服之能遣。巴豆辛烈，号称走马，寒冷宿食，顷刻可下。葶苈辛苦，泻肺之尊，炒黑捣泥，积水悉奔。甘遂苦辛，大腹积水。大戟亦然，中焦是理。芫花行上，咳噎可施。商陆有毒，峻下之剂。蜀漆常山，痰疟所资。射干辛寒，老血顽痰，喉痹疟母，皆可消痉。厚朴辛温，治胸胁满，排下痰水，上实可免。枳实苦酸，胁下结实，腹中胀满，诸聚水实。杏仁止咳，胸中停水，外溢形肿，表里相依。紫菀平凉，咳喘血痰。冬花性温，喘逆老寒。瓜蒌甘寒，胸痹痰饮，背痛彻心，服之可稳。薤白心菜，胸痹咳唾，止内衄血，毒痢苦疴。桑根白皮，亦利水气，其性柔和，咳家所贵。半夏辛敛，胃饮呕吐，心疼逆满，肠鸣咻咻。桔梗微辛，名列泻白，脓唾咽肿，气痛刀刺。覆花咸降，胸膈是责，咽中介介，能除呃殆。硝石火硝，上行而下，大消积滞，五石能化。

所谓重药，质多坚实，或其气降，功在镇谧。

丹砂汞化，安心第一，二气之精，水火既济。代赭石功，血中伏热，补血祛痰，一物三绝。镇静之药，经频牡蛎，祛饮潜阳，惊狂可制。磁石吸铁，引阳下潜，摄无根火，神功立现。铅丹化药，颇能敛阴，善除痰热，疮家亦钦。有二石英，镇奠胞宫，相火可消，喜占彤弓。

收可止耗，营卫散失，脱汗亡阳，莫待时日。

石膏甘寒，口苦干渴，大热汗出，白虎当遏。有麻黄根，功捷非浅。浮麦及麸，及时可选。酸枣根仁，游魂失眠，卫阳驰外，枕席虚旋。五味敛肺，止嗽宁气，伴佐桂甘，可抑冲逆。萸肉味酸，肝肾是收，遗精失溺，功率最优。乌梅酸烈，久痢肠澼，杀虫除积，并有妙机。

温热诸药，暖中祛寒，气机有障，用需识源。

附子天雄，性恶力烈，绝阳复起，从中达外。干姜脾药，五菜为充，崇土制水，寒饮有功。椒味辛芬，风寒湿痹，暖中下气，蛔痛可饵。

吴萸椒类，味苦而辛，饮逆呕冒，巅厥可伸。乌头亦附，多用醉人，大寒急痛，但可为臣。雄黄性温，能辟阴毒，杀虫除腐，石药力笃。

渗利之品，利湿引阳，诸肿溺艰，一应堪尝。

二术辛苦，燥脾利湿，骨痛湿痹，泄便频即。泽泻微苦，三焦停水，启肾致新，眩冒可医。猪苓性冷，能祛湿热，热而口渴，小便屑屑。茯苓甘利，五水主药，动悸冒呕，皆是水虐。防己去水，蓄脏膜外，金匮四方，尽随君制。泽漆佳品，四季生死，利水益阴，积毒悉去。海藻咸寒，瘿瘤结气，解凝利尿，本是海味。木通味苦，消热利尿，通经排脓，功效可靠。滑石通便，顺消诸淋，颇利暑气，六一是问。

塞多质涩，以固水谷，久利不禁，形气曷复。

赤石脂者，味淡色鲜，利在下焦，呕饮亦痊。禹粮石者，能疗肠澼，兼医肿胀，公孙方喜。诃子利气，善消水谷，但谓涩肠，弹雀以珠。秦皮苦涩，椿樗类耶，坚中除热，泻利最佳。龙骨化石，涩肠升阳，经配牡蛎，平调无方。

谓补药者，可以去弱，五脏司官，岂尽一度。

人参味甘，统补五脏，实为脾君，四脏仰望。汗吐下后，必有失丧，疲倦痿萎，怯弱皆尝。山药甘美，大益肺脾，虚热遗失，健忘堪忆。黄芪甘温，虚劳自汗，滕行元真，败疮毋惮。玉竹葳蕤，其味极甘，大补肾阴，仙经有谈。

麦为心谷，黍脾稻肺，肾菽肝麻，五养正溉。五畜为益，羊肝马心，犬肺豕肾。杀生益生，仁人特忌。

有血分药，曷以别出，鉴在妇人，金创跌仆。

牡丹皮者，血药第一，血内伏热，脉蒸可医。劳芎芳辛，行血中气。当归温补，二味相济。土瓜根者，壅肿留血，妇人带污，误服堕胎。桃仁苦甘，血瘀神品，内外经络，察之悉审。虻虫水蛭，土元三虫，大除死瘀，药力甚雄。蛴螬除瘀，血滞胁下。干漆勿生，其毒甚大。芍药敛阴，活血除挛，三妙具备，庸医谓寒，茜草通经。蒲黄入脑。王不留行，顾名即晓，勿谓物贱，及用为宝。蒲公英草，血热蕴毒，内外疮疡，如风吹烛。地榆为药，仙人化石①，血结阻脉，孰不用之。地锦血愁，止血甚良。或君或臣，各擅妙方。鲮甲穿石，大开经瘀，外科攻托，痈疽必乞。鳖甲破积，诸癖可抉。虫介角甲，并除大热。我作此韵，味数无多，要在实效，方堪除疴。

---

① 据说山中修行者，以之煮白石，即软化可食。

血为热体，热为血用，一气一血，阴阳相并。活血之剂，必加气药，气畅血行，芬温是靠。清火之法，妙在滋血，阴虚阳亢，妙义可抉。

医诀

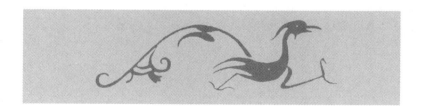

写在前面的话

　　《医诀》总四诊为诀，简而明了，要而不烦，好读易记，及方便学者。

　　《医诀》有三个抄本，互相校对，差异甚微，有出入处以周溥先生所抄做蓝本。

　　为方便读者，在整理过程中加入目录。

陈志欣

目　　录

外 诊 篇

一、色彩部

望诊：一面位、二官窍、三肢体。

总诀：诸病色暗者危笃；色鲜泽者易愈；色浮者病在外，多外感；色沉者，病在内，多内伤。五脏有专色，见克者凶，四时有旺彩，不符者灾。

歌曰：青主痛郁多外伤，赤主肿热或疮疡，黄色为湿痞食滞，白劳失血细端详，自来色黑占积饮，临证之时望为纲。

五脏专色：

肝胆色主青，小肠心乃红，脾胃占黄色，肺白肾黑通。

四时旺彩：

肝胆色青春，夏旺赤色心，秋肺白色是，冬肾黑明湛，四季黄色好，正合吾华人。

（一）面位分属

歌曰：

额主头面眉心喉，山根须将胸中求。

眼胞左心右主肺，胸内诸病总与谋。

下胞右肝左主脾，内眦胆胰一气投。

外眦鱼尾乃胁位，鼻柱中端胃正州。

挟胃两边大小肠，准上中端是膀胱。

兰灶两睾准阴茎，人中谷道唇合肛。

纹理交叉终身忌，斑痣颗陷亦非祥。

（二）官窍

眼乃肝之窍，肝藏血，眼涩则血分实，眼滑则血分虚。舌乃心之苗，心藏神。音善呓者神实，语声轻纤者神虚。唇乃脾之窍，薄而淡者，多中虚少纳，紫而厚者，多食而旺。鼻乃肺窍，癥痹者多气实，芃而吸微者多气虚。耳乃肾之窍，肾藏精，重听者实，聪极者虚。

（三）体内

肝在体为筋，其变拘握；心在体为脉，其变也挥舞；脾在体为肉，其变为沉堕；肺在体为皮，其变为战栗；肾在体为骨，其变僵硬（"变"指病变）。

（四）体外

甲为筋之华，反张者血燥，卷抑者血败，陷凹者血虚，节楞者血滞，有白点者食积。

发为脉之华，卷曲者脉滞，干黄者脉燥，柔白者脉萎，刚多污脉结，粘连成缕者虫积。

肌为肉之华，粘连者肉燥，隔离者肉虚，刚劲者肉滞，结节者肉瘀，肌下累累如杏核者虫积。

毛为皮之华，毛粗者皮实，毛细者皮虚，毛刚者皮燥，毛脱皮萎，毛卷者恶积。

齿为骨之华，蛀齿者骨燥，短齿者骨虚，污齿者骨腐，色齿者骨滞，缺锯齿者恶积。

二、闻诊部

总诀：喘息者实，息数者虚。

（一）呼吸

凡吸缓出猛，亢然有声音病在下；吸急呼缓惙惙而呻者，病在中，肩息倚坐者病在上。

抬肩而息者病在肺，不能报息者病在心，挺身而息者病在脾，倾身而息者病在肝，偻身而息者病在肾。

（二）体气

肝病者其臭膻，心病者其臭焦，脾病者其臭香，肺病者其臭腥，肾病者其臭腐。

（三）语声

实则谵语，虚则郑声。

角声主肝，之、尺、尸、日，牙音也。

徵声主心，得、特、呢、勒，舌音也。

宫声主脾，葛、渴、誐、喝，喉音也。

而玻、婆、莫、佛，为唇音，属胃。

商声主肺，吉、乞、尼、希，为鼻音。

羽声主肾，资、次、私，齿音也。

（四）呻吟

肝实则呼，虚则叹。心实则笑，虚则噫。脾实则歌，虚则吞。肺实则哭，虚则嚏，肾实则呻，虚则欠。

二、问诊部

总诀：神情了然者虚，呆痴者实。

（一）精神反应

1. 行动

肝实则怒，虚则忧；心实则笑，虚则悲；脾实则虑，虚则疑；肺实则哭，虚则恚；肾实恐，虚则好（喜好）。

2. 安居

阴盛则梦涉水而恐惧，阳盛则梦大火燔灼；阴阳俱盛，则梦相毁伤。上盛则梦飞，下盛则梦坠。肝气旺，则梦林木，好与人斗。心气旺则梦大火及婚嫁事。脾气旺则梦登高及施予人，肺气旺则梦悲丧哭泣及金钱，肾气旺则梦淫交雨雪大水。

（二）体征反应

1. 病部

邪在肝则两胁钝痛寒中，恶血在内则胕善瘈，节时肿。邪在心则心疼，善悲，时眩仆。

邪在脾则肌肉痛。阳气有余，阴气不足，则热中善饥。阳气不足，阴气有余，则寒中肠鸣腹疼。

邪在肺则皮肤痛，寒热，上气喘而汗出，咳动肩背。

邪在肾则病骨疼阴痹。阴痹者按之不得，腹胀腰痛，大便难，肩背颈项痛，时眩（以上出《灵枢·五邪第二十》）。

胆病者善太息，口苦，呕宿汁，心中澹澹然，如人将捕之，咽中介介然，数唾。

小肠病者，少腹疼，腰脊控睾而痛，时窘之后。

胃病者腹䐜胀，胃脘当心而痛，上支两胁，膈咽不通，食饮不下。

大肠病者，肠鸣切痛，气上冲胸，喘不能久立。

膀胱病者，小腹偏肿而痛，以手按之，即欲小便而不得。

三焦病者，腹中气满，小腹尤坚，不得小便，窘急，溢则为水，留则为胀（出《灵枢·邪气脏腑病形第四》又《灵枢·四时气第十九》集撰）。

2. 病时（发解）

春病在头，夏病在腹，秋病背俞，冬病腰肢。

每日病发解时间歌：

寅旦后顶卯当头，辰喉巳胸午脘求，

未居胁下并大腹，申主少腹酉阴收，

戌臀亥腰子正背，丑时肩胛真不谬。

伤寒发解时间歌：

外感伤寒经有传，六经欲解并发谈。若但据作逢旺讲，

文意不谋致失言。少阳发寅解尽辰，半表里地气转伸。

巳午未时本太阳，寒励之邪表阳伤。阳明日晡申酉戌，

里热邪深病势狂。太阴从亥至丑上，少阴夜半至寅当。

厥阴转机回阳时，从丑至卯细推详。

病痛所属歌：

酸为诸郁认要真，诸痒在血理谓心，

重麻湿邪疼在气，僵直几几寒邪论。

问症歌：

问身何处痛，恶寒发热否，起居及情志，梦寐安所有，饮食味好恶，二便燥泄走。病发解何时，天气关气候。前医投何药，曾经汗下否。妇人经血期，色量感何苦。小儿问惊食，哑科需细索。

内 诊 篇

一、切脉

总诀：诸软主虚，诸硬主实，长主在上，短主在下，大为中满，小为外萎，浮为在表，沉为在里，滑主实热，涩主虚寒，速为虚热，迟为实寒。

软、坚、大、小、长、短者为内伤，沉、浮、涩、滑、迟、速者为外感（六体为内伤，六用为外感）。

（一）秉生脉

歌曰：虚人脉软实人硬，高长矮短定不更。动浮静沉性情然，躁滑迁涩亦非病。聪明脉速痴人迟，瘦粗肥细体相称。

（二）四时脉

春弦夏钩秋曰毛，冬石为主季代调。弦即春脉浮即钩，毛短沉石依平陶，从后来者乃虚邪，前来实邪外感赊。我克不妨为微症，来克我者命将绝。

假设春日属木，当见脉弦而见沉脉，沉为冬脉属水，水生木为后来虚邪也，以其气不能达生，变为弦脉耳。如见浮脉为前来者，浮属火，为夏季脉，即实邪也。如见代脉，此属土，乃我克者，为微邪，虽有病不妨。若见短脉，短脉属金，金克木为贼邪，多危候。诸脏准此。

（三）外感脉

温病脉滑乃实热，暑热伤血脉速虚。
凉病脉涩寒脉迟，虚热实寒自清晰。

（四）内伤脉

肝病脉强气攻逆，心病仰脉定不虚，肺家病脉定转弱，肾伏多缘五水居。唯有脾胃主饮食，病脉缓代细推诸。

凡诊一切病脉，必须一合天时，二合秉体，三合本病为吉，若见反克者凶。

二、腹诊

总以按之软者为虚，按之触手而硬者为实。
诸痛喜按者为虚，拒按者为实。
打之音如鼓者虚，石者实。
凡身热如炙，病者不渴，脉静头不疼，二便不浊者，为假热真寒。
凡身冷如冰，病者口渴，脉速，头晕目赤者，为假寒真热。
凡手压痛各地部，一依新近解剖学为正，文不重录。

治 疗 篇

一、辨病因

（一）内伤（感情致病因）

嗔恚暴怒则伤魂，魂肝之藏也。
忧惕思虑则伤神，神心之藏也。
思愁不解则伤意，意脾之藏也。
喜乐无极则伤魄，魄肺之藏也。
悲哀动衷则伤志，志肾之藏也。
恐惧不解则伤精，精脑之藏也。
久行伤筋，久恭伤脉，久坐伤肉，持重伤气，久卧伤骨。
大辛伤脾，大苦伤心，大酸伤肝，大咸伤肺，大甘伤肾。
久视伤血，久语伤气，久哭伤神，极听伤精，重味伤营。
高居伤筋，阔居伤脉，卑居伤肉，狭居伤皮，露冷伤骨。

（二）外感（天气致病因）

太温伤营，大暑伤血，湿潮伤肌，风凉伤卫，酷寒伤气，风燥伤精。

二、认证

（一）内伤：二宗　六纲

二综 $\begin{cases} 阳症——表、热、实 \\ 阴症——里、寒、虚 \end{cases}$

阳 $\begin{cases} 实 \\ 虚 \end{cases}$ 外 $\begin{cases} 热 \\ 寒 \end{cases}$　　　阴 $\begin{cases} 实 \\ 虚 \end{cases}$ 内 $\begin{cases} 寒 \\ 热 \end{cases}$

阳 {
则外热——腠理闭塞，玄府不通。
虚则外寒——上焦不通，寒气独留。
}

阴 {
实则内寒——厥气上逆，寒气积于胸中。
虚则内热——下脘不通，胃气内热。
}

（二）外感：二宗　六纲

二综 {
发热恶寒发于阳——表、实、热。
无热恶寒发于阴——里、虚、寒。
}

三阳 {
太阳：发热恶寒，头项强痛，脉浮。
少阳：寒热往来，胸胁苦满、喜呕，脉弦滑。
阳明：汗出，不恶寒反恶热，胃家实，脉大。
}

三阴 {
太阴：腹满而呕，食不下，时腹痛自利，脉细。
少阴：脉微细，但欲寐。
厥阴：消渴气上冲心，心中痛热，饥不欲食，食则吐蛔，脉短涩。
}

三、治法

总诀：病发有余，本而标之；病发不足，标而本之。

（一）筹谋

诸病者皆当先治本，唯中满及大小便不利者，不分标本，必先治之。

病者重得新感，当先治新病，后治旧病。

病有轻重卒久、纯杂之别，故其治也，或从本，或从标，或为从治，或为逆治，是以当依类分别筹谋也。

（二）措施

卒病标治——施以急方。

久病治本——施以缓方。

轻病逆治——施以小方。

重病从治——施以大方。

峝病纯治——施以正方。

并病杂治——施以奇方。

（三）定法（六法）

虚则补之，实则泻之，寒则温之，热则清之，表则发之，里则收之。

（四）分剂

补可去弱
塞可止脱｝治虚

泻可去积
通可去滞｝治实

温可复阳
渗可祛湿｝治寒

清可存阴
滋可润枯｝治热

轻可去闭
宣可祛郁｝治表

收可止逆
敛可止耗｝治里

四、辨药性

总诀：气为阳，味为阴，味厚者为阴中之阴，薄者为阴中之阳；气厚者为阳中之阳，薄者为阳中之阴。清阳腠理实四肢，阴走五脏入六腑。

（一）单味

1. 五味
辛以散之，咸以软之，甘以缓之，酸以收之，苦以坚之。

2. 五气
辛药多香，咸药多腥，甘药多腐，酸药多臊，苦药多焦。

3. 五色
红色入心，多存神。青色入肝，多升越安魂。黄色入脾，多葆中。白色入肺，多敛魄。黑色入肾，多宁志（五色，凡诸药以色为重者，多治神志病者）。

4. 五触
辛药多麻，咸药多苤，甘药多滑，酸药多涩，苦药多腻。

5. 五性

辛药性温，咸药性热，甘药性平，酸药性凉，苦药性寒。

（二）重味

重温则升，重收则溃，重寒则裂，重热则凝，重缓则壅（此物极则反之理也）。

（三）合化（即二种异味合而变化而成者）

辛酸合化为甘，苦咸合化为酸，辛甘合化为苦，酸咸合化为辛，甘苦合化为咸。

附：合化味功用

辛酸化甘令气平，苦咸化酸令气降，酸咸化辛令气通，辛甘化苦令气宁，甘苦化咸令气柔。

合化诸剂名目（以便体会）：

辛酸化甘令气平，治咳及攻逆也——甘草五味细辛汤或桂苓五味甘草汤、芍药甘草干姜汤。

苦咸化酸令气降，治心气不足也——泻心汤。

辛甘化苦令气宁，治动悸不安——桂枝甘草汤类。

咸酸化辛令气通，治癃闭不通——如硝石矾石等散类。

甘苦化咸令气柔，治躁急也——甘麦大枣汤或炙甘草汤。

以上五合化剂所治攻逆、不足、动悸、癃闭、燥急五症。

（四）不合化（分功）

辛咸不合化，辛苦不合化，酸苦不合化，甘咸不合化，甘酸不合化。

辛咸除积滞，辛苦除虚痞，酸苦定烦乱以宁神，甘咸润燥以止失血，甘酸益阴以补津。

附：汤液经法不合化诸剂名目

不合化诸剂（以便体会）：

咸辛可祛积——大黄附子细辛汤类。

辛苦可祛痞——诸泻心汤类。

酸苦可定乱——瓜蒂散、栀子豉汤类、千金破棺汤。

甘咸可止血——胶艾汤、调胃承气汤类。

甘酸可益阴气——建中、地黄汤类。

以上不合化五剂，所治积滞、痞满、狂乱、失血、阴虚五症。

汤液经外感汤法分类：

轻可去闭——青龙汤类　　　　}表法
宣可去郁——橘皮苏叶类

重可止怯——镇心五石诸散类　}里法
敛可止耗——白虎汤类

清可去热——阴旦汤类　　　　}寒法
滋可去枯——麦门冬汤类

补可去弱——理中汤类　　　　}虚法
塞可止脱——桃化汤类

温可复阳——阳旦汤类　　　　}热法
渗可去湿——真武汤类

泻可去积——陷胸汤类　　　　}实法
通可去滞——三承气汤类

五、制剂大法

理旨：毒药攻邪，五菜为充、五果为助、五谷为养、五畜为益。

（一）主副体裁

主病为君，辅君为臣（即相得之，如当归得川芎良）。
相监为之佐（即相畏者，如黄芩畏生姜）。
相须为之使。

（二）病情宜用

病在上焦宜散，中焦宜汤，下焦宜丸。

外创肤病宜膏，急病以散汤，缓症宜丸膏。

附：病名要目

张仲景《金匮》方云：诸病阴病十八，阳病十八，五脏九十，六腑之邪各十八，妇人三十六疾，五劳七伤共二百八十病。晋、唐诸贤引《梵典》云：地水风火，四大生病各百二十，合四百八十病，虽具数目，而皆不笔症状。隋代巢元方撰《诸病源候论》，引证候一千七百二十六，可谓详矣，然泛博无约，学者病焉。仲景《金匮》二十三篇文简意奥，深悉治疗，至于病名涵义，尚未畅揭。余不揣浅陋，述经义而撰此篇，以贻后来。

1. 痞：堵塞不通，上下相膈义，虚而致，故脉多软。

2. 疝：积结也，从疒山，痼邪也，实也，脉多硬。

3. 㿉：支满也，从疒长，为外实内虚也，故其义亦然，脉多粗（"㿉"音丈）。

4. 痿：疲缩无力也，故从疒委，为内实外虚，故脉多细。

5. 癲：冲上病也，故字从逆。气实邪逆也，脉多长。

6. 痢：下失之病也。故字从疒利，虚邪也，脉多短。

7. 疯：气乱也，故字从疒风，脉多浮。

8. 癫：呆痴也，故字从颠也，主病在顶颠也。邪在内，脉多伏。

9. 疵：不通也，故字从疒必，脉多涩。

10. 痟：积热而渴也，故字从疒肖，脉多速滑。

11. 痨：虚损也，字从疒劳，热也，脉多速耗也。

12. 痹：气滞也，着而不去，故字从疒卑，脉多迟，实寒故也。

《金匮》经络三十六病辨认表

张仲景《金匮要略·脏腑经络先后》云：阳病十八，阴病十八，何谓也？历来诸家皆模棱言之，唯清代周扬俊注谓三阳三阴各六症，故每十八也。及乎名目实数，则不能确言。今校长沙马王堆出土古针灸医经三种，乃焕然有省，附表于此，当于诊断有一定价值也。

阳病十八表

1	头痛	太阳	在颠连目	少阳	在颊连耳	阳明	连齿
2	项痛	太阳	夹项为主	少阳	连颔	阳明	连颔
3	臂痛	太阳	连肩	少阳	连肘	阳明	连腕
4	背痛	太阳	近脊	少阳	傍胁	阳明	傍膺
5	腰痛	太阳	连尻	少阳	连髀	阳明	连股
6	脚痛	太阳	踵外	少阳	踝前	阳明	趺上

阴病十八表

1	上气	太阴	善噫	厥阴	上气	少阴	如喘
2	哕	太阴	食则吐	厥阴	呕逆	少阴	烦吐
3	胀	太阴	肠鸣而胀	厥阴	少腹肿	少阴	飧泻
4	咽	太阴	食不下	厥阴	噎	少阴	肿痛
5	心痛	太阴	急心痛	厥阴	主心痛	少阴	嗌干心痛
6	咳喘	手经	咳喘	厥阴	如笑不休	少阴	咳

六淫五衍用药法

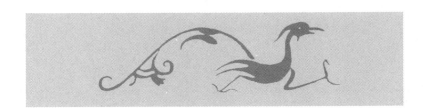

序　言

1979 年 5 月，应老中医之试。以国家深感中医缺乏，继承恐为断绝。"四人帮"执政之日，虽有中医等级学校，而诸青年蹈罹洪水之中，对实学毫无所得。当时之教材，夸空者大半，杜撰者在在，满篇阴阳，如同说鬼；全卷谎报，直似降神。当时世道糜乱，青年人见识浅薄，风格易变，非法为法，司空见惯，学业品德，孰堪设想？中医之珍贵经法道术，谓之秦始皇之曾祖婆，孔老二之臭狗屎。吁，祖国遗产付诸东流，牛鬼蛇神傲登西席，抿首往思，忍恔万分，悲忿万分。

槐花溽暑，士子如落水之狗；黄纸丹签，穷儒乃纵风之禽。余向隐农村，不慕延龄，安逸为乐。然体念国家之深衷，意动油然之情，形为心役，名登仕版。青山笑人，绿水逝夫，夫又何言。

至专区卫生局，为安置原驻军———医院内讲述医学。生徒庆聚，回炉秀才，白眼先生。执鞭训未及半月，险遭内讦之不测，于是抽身龟缩，明哲是则。南熏北窗，青眼与蓝，穷翁相望，东榻西案，长爪共管城子为依。

夫惟困乃思作，文王演羲皇之易；愤有所感，尼父订周公之文。我虽草莽，境同先贤，撰就此篇，微存立言之义。一念恻隐，曷谓非善？三飧粥食，尽难免愧情。其间是非真妄，春秋自有褒贬。况天长地久，来日方长，古人今人，华夏夷狄，同此心者同此道，通其理者通此心，乌谓近刑名，文墨小吏也。

一九八零年秋末
自述于邢台经训班

目　　录

六淫五愆用药法则略述

　　综述云：阴阳者，道之统也。阳为气，阴为形，积阳为天，积阴成地，天地旷廓，万品庶生。阳之精为日，其用在明，其功在热。阴之魄为影，其用为暗，其功为寒。故岁以日成，节以影生，寒往则暑来，日落则月升。少阳为春，太阳为夏，少阴为秋，太阴为冬，四季分焉。春温夏热，秋凉冬寒，物候知焉。春日草木萌动，故曰生；夏日万物繁张，故曰长；秋日天肃地敛，故曰收；冬日天严地封，动息蛰潜，故曰藏。夫天以气施，地以形生。天施者有六气，六气者风、温、热、燥、寒、湿是也。地以形生，木、火、土、金、水也。岁半以上，天气主之。天气之用曰风，风者，阴阳之动力也。风旺在丑，终以辰。春，长男也，天为父，故风功寄在春。风就动，故曰春生。然风行于上，潮润承于下，故春日天温地润，草木乃能萌生。

　　岁半以下，地气主之。地气之用曰雨，雨者，阴阳之静功也。雨气盛于未，终于戌。秋，长女也，地为母，故雨功竣于秋。雨就净，故知秋收。雨气收于下，燥气行于上，故秋日天凉地燥，百谷乃杀。

　　热者阳之功，显于夏。夏者，火也。在地应火，火炎上，位南方。是时天道北移，日启于寅，落于戌，昼八时，夜四时，万物受气于天，故长。寒者阴之功，显于冬。冬者，终也。在地应水，水潜下，位北方。地道北行，日启于辰，暮于申，夜持八时，昼存四时，万物形杀于地，故藏。

　　天有六气，天用为风，施于下化为木；地有五行，土为地之质也。人谓四季，天功寄春，地功竣在秋，土生金也。

　　天有六气，既施于地，地亦以气承之，承之则化，故成乎形者有五行焉。季运人间只四者，并天地之功也。验人事者必求于人。王冰以天健君火，无为显明，并功于少阳相火，以见天运之道，理诚是矣。天隙无涯，地区有异，此知理不通事，笑胡越裸体拥吻者也；知常不知变，强天下人削足以适履者也。然"空德之容"，虽圣人出亦不可变，天下岂无真理哉！冰之学识，非诬夸，理亦纯贞，文章措辞多有牵强，欲立新义，而不识旧；欲创新业，而不革旧章，浅就曲成，方枘而圆凿，致见笑于来人。余甚怜其往而颇有淑向之心，仅师之义，不蹈其迹，撰为此篇，庶后人有所榜望也。

一、天地人合参、变化图表三种

（一）六气分治图

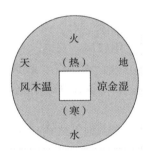

（二）六气致病五伤寒图

上施	天	风	喝	湿	燥	寒	表
中	人	动	肿	濡	干	浮	
下成	地	生	长	化	收	藏	里

（三）四邪图

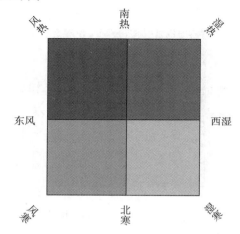

阳——风热、湿热；

阴——风寒、湿寒；

东北、东南、西北、西南谓之四邪。

二、六气五行四时药品性能图

天	风	热	湿地	燥	寒	君	性
平	辛	咸	甘	酸	苦	臣	味
淡	香	腥	腐	臊	焦	佐	气
清	滑	苤	腻	涩	黏	使	能

阳者承以味；

阴者治以气。

三、六气十二剂图

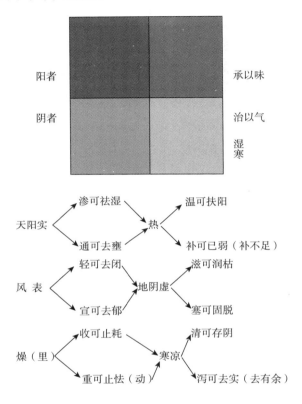

四、外感伤寒衍义

（一）外感伤寒只五论

《难经》伤寒有五，汉代张仲景疏其义：曰伤寒、温病、中暍、中湿、中风，与五行比例相吻，与六淫比之则少一燥证，无秋凉一法。后世聪智如刘守真、才高如喻嘉言，则谓为缺如之也，其知仲师中风一证则凉病是也，果否？煦煦之温风，岂能伤人，仲景无立温热，以故移就秋凉为一者也。

六淫之中，风为天用，天为气体，寂然不动，而气动则为风。风之为物，无地不有，《内经》独譬之春者，长男继父之义也，温之位反以被掩。详味之，其实未然。何者？夫温者寒热之间气也，风在其位，过动之则为风，热不及之则为风寒，其实春温夏热，纵或无情，则地气必承之，何能为灾？热极人感谓之中暍，果而静居防闲，何中暍之有？凡论曰"中"者，皆半由人为乎？及乎风寒、风热，纯天之作气，能遍一切处，能遍一切物，故岁时同病。证多类同而无殊，此即谓之疫。况风热、风寒，邪隅之位，其理可悉也。《素问》无此风率春权，故不言温主，而言风主。风无位，借春之位也。

地者形也，质也。形质之聚谓之阴，金、木、水、火皆有质。四行不能凭空而生，故皆附于地。天为气，无形者无方；地有质，有质者有位。所谓位者，丑、辰、未、戌四隅是也。然丑、辰者，天，阳，实为其统，故二者或谓之阳土；五行一木、二火、三土、四金、五水，三为夏秋之交，正是未位。故六月为长夏，谓之土月。天用东春，地功在秋，故秋杀百谷，万物成熟。然地为质，用其气，虽温不能遍一切处，四行虽赖得持之，而含分有多少，所含之重者，唯金水焉，故地得统秋冬也。然者土为三位，兼湿热者明矣，而不云兼湿凉乎？此盖因秋凉之时，天用告退，地功告竣，当此之时，水、火俱少，故其气谓燥，其功为收。然秋之权，实地阴主之，水之气，至阴也，地面生气虽收，而地之真阴不绝，直与水同故，为之湿寒，不云凉湿也。言秋气为燥令，表湿之气已收，湿燥合化而为之凉，凉者，秋之正德也，故诸病无燥病，而只有中风，亦风寒之轻辞也。

夫天势重，故占春位而代春功，地权卑，故掩秋势而留其位，故经有秋燥之辞，果而秋之权势者何？即杀德也，死事也，于治曷存哉！

夫天六地五，行者唯四时，其间位分尊卑有序，河间、喻昌增出燥病，真蛇足矣。

夫戌已近寒，未本近热，热隅亦邪也，薮也，识上义，则此真不足言矣。

夫三千年来，伤寒有五，扁鹊在前，仲景在后，《内经》悬照如日。读书真容易乎？

（二）伤寒证治述要

1. 治热法

经云"热盛则肿""寒胜热""苦胜热""热伤气"。

论曰：热，阳也，在地应火，在人应心，旺于夏时，位南方至阳之位，热用为光，故盛则庞大病肿，热为阳，阳伤阴。

热在心为本邪自伤，在脾为虚邪，在肝为实邪，在肾为微邪，在肺为贼邪。肺属金，金畏火克故也，故经亦云"热伤气"，气为肺所藏也。

治热总诀：

君以苦味，助以甘腻，益以酸味之药。心苦缓，急食酸以收之也。

诸脏热：

心热者，黄连主；肝热者，龙胆草主；脾热者，苦参主；肺热者，黄芩主；大肠热，黄柏皮主；肾热者，地黄主；包络热，栀子主；小肠热，大黄主。

本脏所属诸热：

经云"心恶热"，言气太过也。心热者，黄连主。

在体为脉，牡丹、茜草、百脉根、地锦；其充为营，苦苣、败酱主；其华在发，蓟、桑椹主；开窍于舌，朱砂主；其液为唾，戳酱主；其识为神，犀角、牡蛎主；心包热，鸡子黄、栀子主；小肠腑热，大黄主；其气噫，代赭石主。

2. 治寒法

经云"寒盛则浮"，寒盛于外，表里不通也。"湿胜寒"，土克水也。甘胜寒，寒伤骨。

论曰：寒，阴也，在地应水，在人应肾。旺于冬时，位北方至阴之位。寒为瞑，故闭外而内不通也。寒为阴，阴伤在阳。

寒在肾为本邪自伤，在肺为实邪，在肝为虚邪，在脾为微邪，在心为贼邪，水克火也。

治寒总诀：

君以甘味，臣以酸臊，益以咸味，肾苦燥，急食咸以润之也。

诸脏寒法：

肝寒者，吴茱萸主；心包寒者，豆蔻主之（心无寒证，心寒则死）；肺寒者，细辛主；脾寒者，干姜主（或云：心寒以细辛主，肺寒以冬花主亦通）；本脏寒者，桂主之。

本脏所属诸寒：

经云"肾恶寒"，言气太过也。

肾寒者，桂主之。

在体为骨，薯蓣主之；在充为髓，胡桃、大豆主；在华为齿，豆卷主；开窍于耳，云母主；其液为唾，附子主；其舍为志，鹿茸主；其府三焦，茯苓主；其气为暍，栗仁主。

3. 治风法

经云"风盛则动""燥胜风""风伤筋"。

论曰：风者，天之用也，在地应木，在人应肝，旺于春时，位在东，少阳之处也。风功在散，春德在温。散盛故病动，变温为暴也。风旺在丑，是月天气尚寒，故风来挟寒，谓之风寒。风终在辰尾，天气入热，故风终则爆热，此谓之风热。

风寒、风热行于丑、辰，丑、辰邪隅也，故二者为邪疫。

（1）治风寒总诀

风寒则僵。

君以甘味，臣以酸臊，佐以辛香，使就温也。

（2）治风热总诀

风热则枯。

君以酸涩，臣以苦味，佐以甘腻，使就缓也。

风在肝为本邪。经云：肝恶风，在心为实邪；在脾为贼邪，木克土也；在肺为微邪，在肾为虚邪。

（3）治风总诀

君以酸味，臣以焦苦，佐以甘味，肝苦急，急食甘以缓之也。

（4）诸脏风主药

风在肝，芍药主；风在心，山萸肉主；风在脾，枳实主；风在肺，黄芪主；风在肾，蒺藜主。

（5）肝脏所属诸风主药

肝脏所属，足厥阴经，王瓜根主。

在体为筋，葛根、旋覆根主；在充为血，茼茹、新绛、韭主；其华在爪，龟胶、鹿胶、阿胶主；开窍于目，雀卵主；其液泪，鲍鱼汁主；其舍为魂，石决明、龙骨主；其气喷，李子主。

4. 治湿法

经云"湿胜则濡""风胜湿"淡胜湿"湿伤肉"。

论曰：湿者，地之用也。在天应雨，在人应脾，旺于岁下，位在地中，为至阴之气也。湿功在润，其德为缓。湿甚气，萎不收，故病濡。雨旺在未。是时也，天气尚热，故湿来兼热，谓之湿热。湿热则病酶腐。湿终在戌末，天气转寒，故湿终则露寒，此谓之湿寒，湿寒则洞下。

湿热、寒湿二气，起于四隅，故为邪疫。湿在脾为本邪，经云：脾恶湿。在心为虚邪，在肺为实邪，在肝为微邪，在肾为贼邪。

治湿热总诀：

湿热则腐。

君以焦苦，臣以平淡，佐以涩味，使就凉也，菖蒲、木香主。

治湿寒总诀：

君以平淡，臣以甘腐，佐以滑味，使就温也。

治湿总诀：

君以辛味，臣以咸腥，佐以苦味。脾苦湿，急食苦以燥之。

治诸脏湿：

湿在脾，泽泻主；湿在肝，瞿麦主；湿在心，茯苓主；湿在肺，滑石主；湿在肾，猪苓主。

治本脏所属部之湿：

脾脏：经云"脾恶湿"，足太阴经，术主。

在体为肉，黄芪主；其液为涎，半夏主；其充精，干姜主；其舍为意，石脂主；其华肌，防己主；其气为吞，生姜主；开窍于唇，诸椒主。

5. 治燥法

经云"燥胜则干"，热盛燥，辛胜燥，燥伤皮。

论曰：燥，阴邪也，地之用也。在天应燥，在人应肺，旺于秋时。秋时天气上升，地气下降，水火俱收。故其气为凉，功在肃。天净水澄，草木萎脱，万物干枯。燥即枯故，燥无生德，故为阴邪也。

燥在肺为本邪，在脾为实邪，在肾为虚邪，在心为微邪，在肝为贼邪，金克木也。

治燥总诀：

君以咸味，臣以甘腐，佐以辛芳，开诸窍，以通闭，气得以行也。

治诸脏燥主药：

肝燥，旋覆花主；心燥，牡丹皮主；脾胃燥以大黄主；肺燥以葶苈主；肾燥以泽泻主。

本脏所属燥治：

肺恶燥（收、闭、枯也），葶苈子主。

在体为皮，白芷主；其充为卫，葱白主；其华在毛，茅草主；开窍于鼻，辛夷主；其液为涕，杏子、苍耳子主；其舍为魄，钟乳主；其气为嚏，牙皂主。

燥为死德，非易为疗，如按仲景用药秘义，治燥者盖五仁也。肝燥用李仁，心为桃仁，脾为麻仁，肺为杏仁，肾为栗仁。

谨将陶氏所录《汤液》五劳大汤列下，真开天之秘文也。

附：五劳大补汤

肝损养神补肝汤

桂枝三两　牡丹皮六两　芍药三两　桃奴十五枚　葱二茎　清酒五升

水七升，煮取四升，日三，夜一服。

补心汤心动悸

牡丹皮三两　地黄六两　云苓三两　藿连叶三尺　栗仁十五枚　白戴浆五升

水五升，煮取四升，日三，夜一服。

脾动建中汤

甘草三两，炙　桂枝三两　芍药六两　大枣十五枚　生姜二两，切　饴糖一升

水八升，煮取四升，去滓，内饴糖更上火令烊，分四次，昼三夜一服。

补肺凝息汤

麦门冬三两　黄连六两　丹皮三两　韭一握　李三十枚

右以水七升，苦酒一升，共煮取四升，日三夜一服。

补肾固元汤

地黄三两　人参六两　杏仁三十枚　苣一握，切

上方以水七升，清浆水三升，共煮分四服。

三焦胞络述

天地之间有六气，升降往还，以成生、长、化、收之德。人身亦备六气，以供充百骸之养也。六气者何？营、卫、气、

血、津、液也。

经云：天食人以五气（臭），故天气通于鼻，地食人以五味，故地气通于咽，此气此味，天地又变藏于谷饮之中。

水谷入于胃，也有四变焉。内之清者为津，发腠理，外行润肤毫之为汗；饮之浓者为液，内注于骨，以利屈曲，补益脑髓，使内外光泽柔和。

谷，气也。清利而滑悍者，透行于脏腑诸隙之间，以温内，谓之气，纵于经渠之外，卫外以护表，谓之卫。

谷之味浓者，浊徐而柔和，是为之营，必乃趣身中固存之，阳色变而为赤，受遏于脉，是谓之血。营为血始，血为营变，血随脉行五脏、六腑之深处，营流支络，泽躯骸之浅地。

如斯论之，三焦为诸经之网；而津也、卫也、气也，三焦为其通行之道。胞络者为诸脉之统，而液也、营也、血也，胞络为其通行之经也。三焦所行为阳。阳以气为体，脏腑之隙，骨骼之骼，肌肤之腠，诸隙、孔窍等皆为其通道，西医谓之淋巴管。管即古之脘字，细处谓之腺。如求其所属类也，似如下云。

在体为脂，所充者为气，其华在光，开窍前阴，其液气为溺，其气欠。

胞络为诸脉络之统，主脉、孙脉、输脉、回脉，则或为在体为絮，所充为营，其华在色，开窍在后阴，其液为粪，其气为鼾。

三部气法（涉及诸脏类）

肝气枳实主，心气旋覆花主，脾气川朴主，肺气大黄主，肾气茯苓主。

三部水法

水滞：上部猪苓主，中部泽泻主，下部茯苓主。
水蓄：上部芫花主，中部大戟主，下部甘遂主。

三部血法

血滞：上部紫葳主，中部蒲黄主，下部桃仁主。
蓄血：上部虻虫主，中部水蛭主，下部蟅虫主。

诸血包络涉及各脏类者

肝血芍药主，心血牡丹皮主，脾血干姜主，肺血葶苈子主，肾血地黄主。

水不化气，三部灾沴（阳虚主）

上部为痰，中部为饮，下部为痰
发外为肿，上逆为痫。

血不化神，三部灾沴（阴虚主）

上部为脓，中部为瘀，下部为污带。
发外为疮，上逆为疯。

以上二篇，三焦以行气液论义，皆是各脏液条，此不赘述。诸血皆五脏所充者，所变义要合，悟之可也，故亦不赘论。

急证方

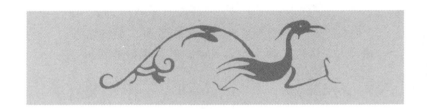

写在前面的话

《急证方》序言中云："若夫病起仓卒，暴变顷刻，瞬息沦于冥途。幸有医者趋救，地僻乡穷，方药莫致，或医少阅历，扼腕奈何？所以古来贤哲，如张仲景、葛稚川、陶隐居、孙真人皆存急要之籍，其为心也，溥矣。迩来德风渐泯，医者寡于学术，售技以食，惟利是务，虽院所林立，而夭枉实多，徒委诸天命而已。静思此事，甚怆心腑。乃探古索今，集成此册，方必实效，亲试皆验，证务清详，同异区分，以贻诸同好，惠我胞民可也"。师写《急证方》是在缺医少药时代，想病人所想、急病人所急的一本急救良方。

《急证方》有两个稿本，一是原稿本，将作为蓝本，称甲本。二是手抄本，称乙本。经数次相互对照、参校，最后定稿集出。

为保持原貌，书写中坚持一字不动，凡存疑者，以注标出。

"乙本衍方"系晚年增补方，附在后面，加注说明。

原"甲""乙"两本均无目录，系整理时加入。

陈志欣

目　　录

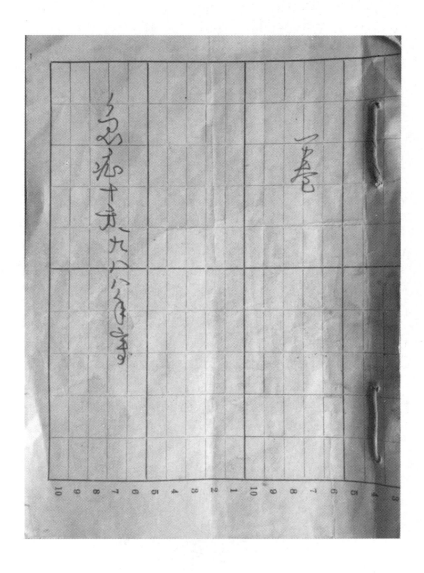

集记方序

人寿百岁为终身，必罹疾病，势必夭，病势有缓急，之别，急病难治，久者易治，缓则医之，详细治之，持得痊愈，若夫病危急，急则治之，缓则瞬息，端于冥冥之间，医者遍视如别方，亦莫能或医者阅，而托瑛奎，侣行乎古素贤哲如邵伯华高熔之，夫逐本德风，浙派医者留心于技以济民利是为验院，所林立为夫杜宏，宽手学术纪，比技以济民，朝地每古壮李令传，好徒遍垂远生命，尝已静心有心，旆乃摺古索令徐，成知世界方必究敦秘试留验记事法详全异医验知贻法，全子贵我乡民等也。

公元一九八八年岁 我孙 张大昌 識

序

　　人寿百岁，而终身不罹疾病者甚少矣。然病势有缓急之别，愈否有久暂之分，缓则委顿床枕，迁延时日，倘或得遇明①医，安详处治，不难除瘥。若夫病起仓卒，暴变顷刻，瞬息沦于冥途。幸有医者趋救，地僻乡穷②，方药莫③致，或医少阅历，扼腕奈何④？所以古来贤哲，如张仲景、葛稚川、陶隐居、孙真人皆存急要之籍，其为心也，溥矣。迩来德风渐泯，医者寡于学术，售技以食，惟利是务，虽院所林立，而夭枉实多，徒委诸天命而已。静思此事，甚怆心腑。乃探古索今，集成此册，方必实效，亲试皆验，证务清详，同异区分，以贻诸同好，惠我胞民可也。

一九八八年　威县张惟静撰⑤

---

① 《经法述义》将"明"改为"名"字。
② "地僻乡穷"乙本句前有"而"字。
③ 甲本"莫"字，乙本作"难"字。
④ "扼腕奈何"，乙本作"对证不识"。
⑤ 乙本序后"一九八二年，张惟静撰"。

一、急性胆囊炎

多发右上腹部局限疼痛，伴有腹胀或串痛，往往可放射至右肩背部，并伴有恶心、呕吐、发热，胆囊区有明显之压痛和肌紧张（急黄症）。

栀子大黄汤

治酒疸心中懊恼，或热痛者。

栀子十四枚　大黄一两　枳实五枚　豆豉一升（此处皆用汉制，一两＝15克）

上四味，以水六升，煮取二升，分温三服

若呕者加生姜五两；若胀满起卧不安者加厚朴四两，俱去大黄。若右上腹绞痛，呕吐频繁，而寒战，及高热，可摸到胆囊，有黄疸结石者，可于本汤加金钱草一两，火硝二钱，并可选用《金匮》大黄硝石汤也。

治结石方（肾、胆结石）

栀子　豆豉　枳实　细辛　生姜　甘草　火硝

若有苔或苔白者加陈皮，尿结石加瞿麦。

又　治各种结石方

柴胡　甘草　生姜　枳实　白芍　火硝　细辛　香豉栀子

又　治结石方

栀子　豆豉　火硝　枳壳　桔梗　元胡①

二、胆道蛔虫（元代沙园穆苏《瑞竹堂经验方》）

突然心窝部或心尖偏右，有剧烈绞痛，呈阵发性，或呕出胆汁，阵歇后则爽然如常人，但不久又突然复发。

葱白二至三两，捣如泥，以香油调和，吞服之。

---

① 上三方，系"乙本"，1988 年 7 月补入方。原方皆未注明用量，盖请医者自酌。

又方　韭根一把　乌梅十四枚　吴萸半升，炒

以水一斗煮，取病柿内之，煮三沸，取三升，分再服。

三、胃及十二指肠穿孔（即中医胃痈、小肠痈也）

其症腹痛剧烈，持续性，间有阵发性加剧，病人不敢改变体位，起初痛在上腹，渐波及全腹，由于高度剧痛，腹肌紧张，全腹可呈板状硬，肠鸣音消失。

方　胸痹缓急者，薏仁附子散主之（出《金匮要略》此方汉制用量）。

薏苡仁十五两　大附子炮，十枚（附子半两准一枚）

共为细末，服方寸匕，日三服。

又《千金》肠痈汤①（见《千金衍义》）。

冬瓜子二升　丹皮　桃仁各三两　苡仁一升

清水煎服。

四、急性阑尾炎

以腹痛为主，但有转移性在上腹或脐周围，为阵发性渐次加重，数小时至一天后，转移到右下腹，呈持续性疼，在髂前上棘与脐连线的中外三分之一点，交胃前处可用手触按而反跳剧痛。

治法：作一面剂圈绕痛处，次用大蒜二头，打如泥，放敷面圈内，可引致炎症集中，约半小时许，局部皮肤发红即去蒜泥，次用芒硝二两，川军二两，共末以醋和如泥，安放圈内，不断用醋润之，痛止气泄而愈，或加内服大黄牡丹皮汤。

大黄四两　丹皮一两　桃仁五十枚　瓜子半升　芒硝三两

水煎顿服。②

---

①　此汤，量上（甲本）作70克、60克、70克。（乙本）分别为7.0克、6.0克、7.0克。《千金衍义》作薏苡仁一升，牡丹　桃仁各三两，瓜瓣二升（唐制）。

②　方出《金匮要略》，汉制一两约今15克。

五、肠梗阻

腹中胀急而痛，肠鸣音低或消失，呕吐气闭。

（一）三物备急丸主，干霍乱者，气胀而痛，或呕出粪便，或欲排气不得，谓之关格（方见《金匮要略》）。

大黄　干姜　巴豆炒，各一两（汉制）

共和蜜，打丸如兔粪大，白饮下一丸，得吐利必愈。

又一方

干马粪一丸，烧成灰

黄酒二杯，煎服，登时气通而愈。

（二）嵌顿疝

先有狐疝，偶尔下嵌致阻，肠不通，平日予服蜘蛛散有效。

壁钱蜘蛛十四枚，炒焦　肉桂半两

共为细末，每服半钱七，水下一日二次。

（三）肠粘连

治心腹大寒痛，呕吐不能饮食，腹中寒，上冲皮起，现有头足，上下疼不可触近者，大建中汤主之。

川椒二合，汗　干姜四两　人参二两　饴糖一升①

《千金方》有半夏一升，干草（炙）、生姜各二两。里急加芍药、桂心各三两，手足冷加附子一枚（炮），劳者加黄芪一两。以水四升煎取二升，烊饴，取一升顿服。

---

① "乙本"此处，多出一段文字附后："唐柳柳州纂《救死三方》，元和十一年十月，得干霍乱，上不可吐，下不可利，出冷汗三大斗许，气即绝矣。河南房伟传此方，入口即吐，绝气复通。一法，盐一大匙，熬令黄，童子小便一升，和合温服，少顷吐下即愈。《千金》《外台》皆云治杂中、尸遁、尸疰。其状腹胀，急冲心，或块起牵引腰脊云云。"

"夫物理上窍闭，则下必不通。如上启则下利矣。不论任何急暴邪塞，胃肠急症，关格不通，此法尚为救命要方，幸勿浅视。"

"近时家家有碱面，以汤化之，灌入探吐即可。"

（四）肠套迭

多伴有血样便，与毒性痢同法。

栀子二十枚　豆豉半升　枳实　大黄各二两　薤白三两

水煎服（唐制）。

六、急性胰腺炎

胰腺炎多见于左上腹疼痛，范围呈束带状，向一侧腰背放射，剧者，如刀切样，时发休克，诸逆心痛。

桂枝　生姜各三两　枳实五枚

水六升，煎取三升，分三服（汉制）。

又：金铃子散

川楝子　元胡各等分

为末，每服二钱许。

七、心绞痛

左上胸当虚里痛如刀刺，放射左肩胛，胸腔憋闷万分，多呈有舌青唇绀者。

真枪药三钱（硝石、木炭、硫黄配制）

烧酒送服，立瘥，神方也。

八、急性腹膜炎

排脓汤

枳　桔梗　白芍　生姜　大枣各等分

水煎服，治小肠炎均效。

九、论《金匮要略》三方

（一）大黄附子细辛汤

治胁下偏痛，其脉弦紧，此寒也，大黄附子细辛汤主之。

治文虽只云此，但细详其药理，非仅仅也。细辛一味，

《本经》主头痛，脑动，佐以大黄，可降逆上巅顶①之势，附子温经是正面，如在使方，可起到麻醉镇痛作用也。观续命汤，每制以石膏，其理可悟也。吾家一牙痛方，即此四味，煎成，随漱随咽，顿刻可笑颜矣，借用治颜面神经、三叉神经及肩臑神经痛，皆有捷效。类推扩用之，则脑溢外亦范围事也。药之寒热，病之虚实，医者非不可斡旋而施，真存乎其人也。

（二）栀子豉大黄枳实汤

此方可治结热充蓄三焦，其内感烦热懊恼，起卧颠倒，胸心窒痛，少气呕吐，皆上犯者也，及乎其在下，二便不畅，癃闭不开，着手可雪也。观酒疸，可识其运化之机，纵尔厥热内闭，曷能出此范围，况小小胆囊炎哉。

（三）薏苡附子散

治胸痹缓急者，文略，义却深隐，如加详，应连作"胸痹，心痛彻脊，欲缓救其势者云云"。看肠痈条，多一败酱，云有脓，脓者腐物也，肠已腐烂，其穿孔可待矣。

穿孔是炎症顶亟之候，前胸痹仅薏附二味，正是于未穿孔前筹瘳预为也。

观天地间湿热生腐，是一大祸，无怪子和云："万病能将湿热解，打开轩辕无缝锁。"此三方者如然者哉。

十、破伤风方

破伤风者，必角弓反张，牙关噤急，双目天吊，而面呈苦笑状。一凡妇人产后及小儿撮口，皆用此方，无不效者。

方药平淡，功效实卓，勿为庸平而轻之。

荆穗　防风　丹皮　青皮　甘草各三钱

水煎如常法，顿服必愈。反痉甚者，可加蜈蚣一条焙末伴

---

① 乙本此句后，有"巅顶汤"，附于下。
治火眼爆发肿痛难忍，及耳内发痛如刀锥，牙痛，及偏正头风，俱效如手捻。
细辛、石膏、大黄、川芎各三钱。
水二小杯，煎取一杯，随漱随咽，登时见效，稳睡片时即愈，连进二剂为佳。

服，余用此方数十年，从无失手，万勿以俗浅轻之。

十一、治颜面神经痛、牙痛、耳痛俱效方

细辛　石膏　川军　川芎各三钱

水煎，连吃两剂，必愈，喝时随漱随咽，登时见效。

十二、治烧伤方（南镇村一邻人留方）

不论沸水滚油，任烫伤俱可。

寒水石　川军　赤石脂　牡蛎　地榆各一两

共为细末，蜡油或麻油调抹，如有泡必撕破之。抹上即痛止，如日久者已化脓，可干药末撒上。

十三、治内衄吐血方

或从胃中呕出，或从肺中咳出，俱效，此是当代圣僧释印光大师方。

带皮大蒜，随病人年岁，一岁一瓣，随用秤称之，看多少重，加白糖如蒜数，即是蒜糖并重。放锅内加水煮开，开后即用纸褙一喇叭筒，大口对锅，小口对病者嘴，随将蒜气吸入之。待蒜熟了，去皮，连汤带蒜吃了，即愈。

十四、外创方

（一）接骨

1. 接骨方

土元微炒，一两　自然铜煅，五钱　小瓜子仁一两　马钱子土炒，刮去皮，一两　乳香三钱　没药三钱　麻黄三钱

共为细末，每服一钱，温黄酒送下，少时浑身骨节作响，即效，不论伤在何部俱可。

2. 接骨膏方

治四肢浅部骨折，先使手法对正，即贴此膏，外用夹板扎定，一两天即愈，如骨折在深部，总上方为准。

（二）止金创出血方

生石灰二两半，拌入皂矾末五钱，久置密瓶中，越久越好，如遇血出不止者，撒上立止。

（三）火烫伤（方见上页）

十五、乙本衍方

（一）展子明接骨膏

牡牛角一个　榆树皮三钱　白杨皮三钱　黍米面三钱　花椒七粒

先将牡牛角在火上炙一层，刮一层，再合诸药共为细末，酌量加陈醋熬成稀糊，一顺搅成拔丝状为度，摊青布上，贴患处，外夹以木板固定，贴后少时，即听患处骨声作响即效矣。

（二）治烫伤方

石灰一斤，烧炒开，入大黄二两，急手拌动，看石灰作桃花色，离火，即栲去大黄不用，但留石灰，名曰桃花散。

（三）中暑

夏日如天气过于燥热，赤日如火，人于田郊劳动，或远行路途，被烈日暴晒，忽而晕仆，急移病者于凉爽之地。用一半开水加一半好醋，搅均服之，谓之醒心汤。往年村坊小店多识此法，不论正作何急饭，必立与办此汤以救人。近日下道德已微，无人传此事也。

又方

取路旁净土一撮，和大蒜数瓣，共捣如泥，温水搅和，少澄片刻，取汤灌下即可。

中暑系热气内陷而然，千万不可急饮凉水，则热气内遏，其人必死，切之。

（四）冻死

冬日外出，或值暴寒衣薄，或误陷雪冰之内，多有被伤、僵仆者，急移入温室之中，灌以冷烧酒半杯即可活，万不可近火烤烘，不然四肢必烂掉也。

（五）中煤气毒

用生白萝卜切碎，打烂，拧取汁，灌之，无不活，凡中一切烟呛死者皆可服。

（六）误吞金属物

误吞纽扣、铁钉、戒指、针头等物，

韭菜一把煮熟吃了，第二天大便时即包裹而出。

（七）误被蜂蜇、蝎子蜇

用硇砂研末，水和敷立止。

（八）误被毒蛇咬

雄黄　五灵脂　白芷各一钱

共为细末，水调抹上即愈，如出血不止，撒药面即可。

（九）食物中毒

1. 醉酒

（1）饮烧酒大醉，用盐卤一小盅，和水灌之，即醒，加白糖少许也可。

（2）醉酒，真绿豆粉芡一两，和鸡子一枚，白水一杯，共和服之立解。

2. 卤水中毒

卤水中毒，急灌以酒则活，缘卤可凝心血，酒可活血故也。

3. 食物过敏

凡饮食皆有触及不相宜者，服淀粉胃痛，服麦芽立解。炒杏仁六七枚亦可。

4. 吃鸡子胃痛

吃鸡子心胃疼，煮蒜吃即解。

5. 吃杏仁中毒（米汤煮泡好者亦可中毒）

煮杏核皮水，喝了即好。

6. 食积方

凡食某种食物过多，则难化，而内痛成积，找原食烧灰服之则解，此村妇皆知之事也。

此皆物理相制之妙，要平日注意即得矣。

妇科治疗要诀

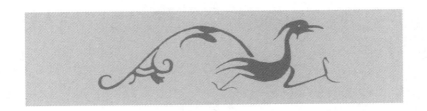

写在前面的话

　　1978年冬的一天晚上，老师讲授妇科，言道"妇道人家病，唯有经水特殊。今一夜将其讲完，以后不再做妇科讲述"，故笔记本扉页书名"一夜师授"。

　　将近四十年过去了，当时老师无讲稿，听课时只有我一个人在场，笔记只有一份，无资料考据。现将笔记梳理，按顺序排列，有不妥处，望有识之士指正。

　　所附"妇科验方"，摘自老师的学习笔记和我的学习笔记，附在《妇科治疗要诀》后面，目的一是为了将妇科的内容更集中，二是分流篇幅较长的《医话》。

　　《妇科治疗要诀》是《辅行诀传人张大昌遗著》的一部分，故将其一同出版，愿与大家共赏，共同学习，共同探讨。

陈志欣

二零一六年十二月十九日

目　录

妇科疾病，唯经水特殊。

一、月经病

（一）月经赶前或错后

月经浓度大，色彩鲜或黑暗（热极似火），多痛的、多胀的、有块的皆属于阳。

月经稀淡，色彩暗或淡黄如水的，痛而喜温、喜按的皆属于阴。

（二）月经淋漓

月经色淡，量少，淋漓不断属阴。

月经色重，量大，淋漓不断属阳。

（三）闭经

体质虚弱，恶寒，脉弱乏力，无血可下属阴。

骶骨头痛，气血瘀滞，脉滑，实热证者，皆属于阳。

治疗：

上证均以四物汤为主方，只需辨证加减。

四物汤：

枳实　芍药　川芎　当归各12克

水500毫升，煎至200毫升，一次温服。

诸实皆热，上方加黄芩、山豆根、地骨皮、牡丹皮、生地。

诸虚皆寒，上方加肉桂、炮姜、吴茱萸、附子、熟地。

疼重加白芍，痛而憋胀加枳实。

（四）痛经

实证者：经血或早或晚，色紫有块，胀痛多腥，带下恶腐，脚足冷，此属热，有瘀血。

虚证者：经血或早或晚，色淡清稀，腹痛喜温欲按，恶寒，得热则安，此属寒，阳不足。

1. 经前痛

（1）血瘀者，桃仁承气汤主之（经前三天用）。

桃仁承气汤（方见《伤寒论》）

桃仁五十个，去皮，尖　大黄四两　桂枝二两，去皮　甘草二两，炙　芒硝二两

上五味，以水七升，煮取二升半，去滓；纳芒硝，更上火微沸，下火，先食温服五合，日三服，当微利。

（2）血虚者，当归四物汤主之。

四物汤（方见《旅舍备急方》）

当归　白芍药　川芎　熟干地黄各一两

上为散，每服三钱。水一盏入生姜三片，同煎至七分，去滓，温服。若漏胎，及崩中，每服入炙阿胶二片，熟艾半鸡子大，同煎。若产后，每服入童子小便少许。

2. 经中痛

枳实芍药散（方见《金匮要略》）

产后腹痛，烦满不得卧，枳实芍药散主之。

枳实烧令黑，勿太过，芍药等分。

上二味，杵为散，服方寸匕，日三服。并主痈脓，以麦粥下之。

3. 经后痛

黑神散、当归芍药散主之。

黑神散

益田京墨　木炭　四物汤此方无出处

当归芍药散（方见《金匮要略·妇人妊娠脉证并治》）

妇人怀妊，腹中绞痛，当归芍药散主之。

当归三两　芍药一斤　茯苓四两　白术四两　泽泻半斤　芎䓖半斤

又六味，杵为散，取方寸匕，酒和，日三服。

4. 虚寒证典型者

温经汤主之。

温经汤方见下条

二、带下病

带有五色，皆阳化不足。

凡色重多浓，味腐腥，下重属阳。

色淡液清稀，麻痹，属虚属阴。

白色带属气，赤色属火，黄色属湿，青色属风，黑色属寒。

（一）实证带下

经水不利，少腹满痛，经水一月再见者，土瓜根散主之。

土瓜根散

土瓜根　芍药　桂枝　䗪虫各三分

上四味，杵为散，酒服方寸匕，日三服。

（二）虚证带下

小温经汤

吴茱萸三两　当归　芎䓖　芍药　人参　桂枝　阿胶　丹皮去心　生姜　甘草各二两　半夏半升　麦门冬一升，去心

上十二味，以水一斗，煮取三升，分温三服。亦主妇人少腹寒，久不受胎，兼取崩中去血或月水过多，及至期不来。

附：《千金》温经汤

主妇人小腹痛，多脓腥臭，时带下。

云苓六分　土瓜根　芍药各三分　薏苡仁八分

黄酒二两，泡一夜，明日加水三大杯，煮取一杯，分二次服。

（三）带下验方

1. 饮食减少，体瘦而虚。家传方

海蛸　白术　麦芽　山萸肉各等分

上四味，共为末，温黄酒送服，二至三分。

2. 妇人阴中冷，带下清稀，蛇床子丸主之。

蛇床子丸

蛇床子二分　枯矾一分　杏仁一分

共捣为散，布包纳阴户中。亦可矫正宫体，并治无子。经水前后三至五日忌用。

3. 如圣丹（方见《济阴纲目》）

治妇人经脉不调，赤白带下方。

枯矾四两　蛇床子二两

为末，蜡丸弹子大，臁脂为衣，绵裹放阴户中，定坐半日，热极再换。

4. 枯矾　川乌等分

共为细末，蜜丸如弹子，用法同上方。

5.《千金》治妇人白漏不绝，马蹄丸方。

马蹄丸

白马蹄四两，炙令黄　乌贼鱼骨　白僵蚕　赤石脂各二两　禹余粮　龙骨各三两

上六味，捣为末，炼蜜和丸如梧子大，酒服十丸。不知，渐加至二十丸。

三、杂病

（一）重症脏躁

妇人时悲，睡醒后身麻木，脊背沉重，时而不知饥，时而空心饥（属胃），头顶猛痛，两肋迫酸，多梦，多怒，肝气之实也（在肝）。治疗以泻肝汤加木香、乌药，不饿胃满加二丑、香附，空心嗜饥加山药、甘草。

小泻肝汤（方见《辅行诀五脏用药法要》）

枳实　白芍　生姜各三两

上三味，以清浆水三升，煮取一升，顿服之。不瘥即重作服之。

大泻肝汤即小泻肝汤加大黄、黄芩、甘草各一两。

（二）脏燥证

妇人脏躁喜悲伤，欲哭，有如非己所作，数欠伸。

甘麦大枣汤（方见《金匮要略》）

甘草三两　　小麦一升　　大枣十枚

上三味，以水六升，煮取三升，温分三服，亦补脾气。

加紫石英三十克，效果更显著。

日本《处方入门》用生姜泻心汤，治妇人脏躁。

生姜泻心汤（方引《宋本伤寒论校注》）

生姜四两，切　　人参三两　　半夏半升，洗　　甘草三两，炙　　黄连一两　　黄芩三两　　干姜一两　　大枣十二枚

上八味，以水一斗，煮取六升，去滓，再煎取三升，温服一升，日三服。

（三）梅核气

妇人咽中如有炙脔，半夏厚朴汤主之。

半夏厚朴汤（方引《金匮要略今释》）

半夏一升　　厚朴三两　　云苓四两　　生姜五两　　苏叶一两

上五味，以水七升，煮取四升，分温四服。日三，夜一服。

（四）癥瘕积聚（实质性病变）

1. 输卵管不畅

其证善攻两胁，腹直肌紧张，呕吐烦闷，少腹下迫痛疼。

2. 宫体后倾

每喜腰痛，及臀部酸楚。经期每发遗尿、迫急感染，并发有梅核气症状。

治法：

没药丸

乳香　　没药　　血竭　　儿茶各三分　　巴豆七个，去油

葱白捣丸，绸衣纳阴道内。每丸二至三钱重，怀孕不明，带上即坠胎，宜慎用。并治阴道狭窄。

3. 子宫肌瘤

实热型，桃仁承气汤主之。

桃仁承气汤方见痛经条

虚弱型，阳和汤主之。

阳和汤加味

熟地_{一两}　肉桂_{去皮，研粉，一钱}　麻黄_{七分}　鹿角胶_{三钱}　白芥子_{二钱}　姜炭_{七分}　甘草_{一钱}　三棱_{三钱}　莪术_{三钱}

上九味，以水七百毫升，煮取三百毫升，分两次一日服。

四、仲景方

（一）抵当汤（方见《金匮要略》）

经水不利下，抵挡汤主之。

水蛭_炒　虻虫_{各三十个，炒}　桃仁_{二十个，炒分，醋炒}　大黄_{三两，酒洗}

上四味，以水五升，煮取三升，去滓，温服一升。不下，加大黄三钱，更服。

（二）桂枝茯苓丸（方见《金匮要略》）

妇人素有癥痼，经血淋漓不断，桂枝茯苓丸主之。

桂枝　云苓　丹皮_{去心}　桃仁_{去皮、尖，熬}　芍药_{各等分}

上五味，末之，炼蜜和丸，如兔矢大。每日食前服一丸，不知，加至三丸。

（三）当归芍药散（方见《金匮要略》）

妇人怀娠，腹中疠痛，当归芍药散主之。

方见上条

（四）温经汤（方见《金匮要略集注》）

问曰：妇人年五十所，病下利，数十日不止，暮即发热，少腹里急，腹满，手掌烦热，唇口干燥，何也？师曰：此病属带下。何以故？曾经半产，瘀血在少腹不去。何以知之？其证唇口干燥，故知之，当以温经汤主之。

吴茱萸_{三两}　当归　芎䓖　芍药_{各二两}　人参　桂枝　阿胶　牡丹_{去心}　生姜　甘草_{各二两}　半夏_{半升}　麦门冬_{一升，去心}

上十二味，以水一斗，煮取三升。分温三服。亦主妇人少腹寒，久不受胎，兼取崩中去血，或月水来过多，及至期不来。

凡治虚的类方均可安胎，反之治实的均可坠胎。

（五）茯苓汤僧深方

治月经至，绞痛欲死，茯苓汤方。

茯苓三两　甘草二两　芍药二两　桂心二两

凡四物，切，以水七升，煮取二升半，分三服。

（六）疗月水腹痛（方见《广济》）

当归　甘草各八两　芍药　云苓　桂枝各十二分

以水六升，煮取二升，绞去滓，分温三次云云。

附　妇科验方

第一方　治乳房瘰疬、结核方

血竭花　黄芩　乳香　龙胆草　燕屎公者为良，炒，各6克

共为细末，用烧酒，一次服下，以微醉为度。一晌时，周身发红疹为佳。两副即消。

第二方　治乳痈方（方见《灵苑方》

北来真桦木皮烧存性，研末，3克

无灰酒送服，服后即卧睡，醒后即差，日一服。

方出沈存中《灵苑方》，我地折辱人曰"千层桦皮驴"，言其层层皆皮也。对上皮之增生有特效。

第三方　治吹乳

枯矾3克，研为细末

蜡、蜜各十克，共化开，温和为丸，分三次服之，即效。

又方　治吹乳

清夏6克　葱白3根

上药共捣为丸，塞于对侧鼻孔内，约半小时许，日二次。

又方　治吹乳

牛蒡子叶干者，10克，鲜者30克

水煎服。

局部红肿，硬结者，皆效。

第四方　治白带久不止方

海蛸 30 克　　麦芽 5 克

上药共为细末，每服 10 克，黄酒送下，每日早晚各一次。

第五方　治崩中漏下

贯众炭 30 克　　海蛸 12 克

上药共为细末，每服 8 克，日三次。

又方，崩中漏下（方出《孙氏集验方》）

黑木耳炒，见烟，为末，1 份　　头发炭 3 份

上药为末，好酒调服适量，出汗即愈。

第六方　治阴癀子宫脱垂

地龙焙，3 克　　木鳖子仁炒，一个

上二味，共为细末，蜜和为丸，纳子宫内。

第七方　治妇人痛经，子宫久痹不孕方

当归 10 克　　白芍 10 克　　卷柏 12 克　　乌贼骨 8 克　　甘草 6 克

上方水煎，将乌贼骨为末，冲服其末。若下重者，加大黄醋炒 6 克，土元三枚；若上逆，加旋覆花 10 克，葱白一茎为引，极有神效，每经前服三四剂，三月必愈。

第八方　治妇人血崩方

小白碙一撮，入甜酒内煮，乘热顿服，神效。

此为咸，化水以制火。经方胶艾汤，生地等，胶咸同煮殆此义耳。

第九方　治产后腹肿，水气不通方（方出《李降兵部集》）

麦芽 30 克

上药为末，和黄酒服，良久水通气转。麦芽能回乳，下胎，治产后腹痛胀气，坐卧不安甚效。

第十方　黑虎丸治经闭方出长垣县，毛怀新祖传方

大黄 22 克　　灵脂 6 克　　红花 8 克　　百草霜不拘多少

上药共为细末，水打为丸，每次六至八克，日三次。

第十一方　治妇人一切气疾

白芷　　首乌　　木香　　山慈姑各等分

上药共为细末，每服6克。

第十二方　治月经不调兼种子方

川芎120克　核桃仁6克　小枣去核，21枚　杏仁去皮尖，2枚
绿豆一撮

上药共为细末，枣泥为丸，每丸重10克。

经色黄者，黄酒下；经色淡者，红花汤下；月经先后无定
期者，白水送下，每服一丸。日一次。

第十三方　治妇人赤白带下

黄芥子60克，炒黑为末

上末，米糊为丸，每服6克，灯心汤送下。

第十四方　治血崩

破故纸30克　韭菜子30克

上二味，加红糖30克，水煎一次服下。

第十五方　赤芍药散（方出《博济方》）

治妇人血虚，滞而不行。

丹皮　黄芩　赤芍　白芷　甘草各30克　柴胡90克　干姜
90克　大枣90克

上七味共研末，枣泥为丸。每丸重10克，每服一丸，日
二次。

第十六方　小桃红散（方出《外台》）

治产后余血不尽，腰脚痛及恶露不下方。兼治一切宿血及
损伤瘀血在腹内，不问新久，兼妇人胎气不通，产后恶血
不下。

大黄　芒硝各60克　桃仁20枚

上三味，各捣四五十杵，以酢二升半，渍一宿，搅调空腹
顿服之。不能顿服者，分作二服。良久先下屎，次下如豆泥汁
或黑血为验。强人日一服，弱人两日服之。

第十七方　泽兰汤（方出《陶隐居效方》）

治产后恶露不止，腹痛往来，兼满少气者方，产后欲死得
此则差。作散服用，三五日后，大下瘀垢，腹中反爽快然，诸

证皆退。

泽兰八分　　当归三分　　生地三分　　　芍药十分　　甘草炙，六分
生姜十分　　大枣十四枚

上七味，以水九升，煮取三升，分三服。

本汤之义旨，乃《伤寒论》栀豉汤治属，皆虚滞为病者。此等病情难以疗差，不期偶尔体会得之也。

第十八方　治跌打伤胎

天茄子全棵，不拘分量，水煎服。

第十九方　习惯性流产

纻麻大指粗一绺，长尺余，粳米一把。

先熬纻麻二沸，去渣，入粳米，食饭，二次即可。

第二十方　扶胎手法

令孕妇仰卧屈腿，双手指散开，两手分别从小腹两侧上收，然后令孕妇慢慢将一只腿伸直。医者十手指慢慢隔指放开，使胎上移，气下充，反复二至三次。次日做二次，因坠胎皆为气不挟胎之故。

第二十一方　万金散

治妇人血崩不止（方见《良朋汇集·卷六妇女杂病》）

香附四两，炒　　当归尾一两二钱　　五灵脂一两，炒烟尽

上药共为细末，每服五钱，醋调，空心服，立愈。

引以治妇人，血崩不止，子宫癌下污物。

第二十二方　下翻丸

治妇人五带淋下，宫体不正。

血余炭五钱　雄黄二钱　硇砂少许　枯矾二钱　杏仁七个　蛇床子炒，钱

上四味为细末，杏仁、蛇床子别研极细，然后同研为膏，如干燥加蜡（熬）和成膏做五丸，不用衣，纳入阴户。

第二十三方　深师方

治月经腹痛欲死，少腹迫急，小便难方。

云苓三两　干姜　芍药　桂心各二两（此方系汉量）

凡四物，水入四升，煮取二升半，分三服。①

第二十四方　白带坐药

血余炭一两　雄黄二钱　枯矾四钱　杏子炒，三钱　冰片三分
铜绿一钱

共为细末，醋和为丸，每二钱一丸。

第二十五方　赤白带神方（方见《菉竹堂集验方》）

棉花籽半斤，烧存性，取一两　柏子一两，烧存性，取三钱

上二味，共为末。空心，淡酒调服三钱。

第二十六方　产后热方（方见《伤寒论》）

四肢若烦热，有头痛小柴胡汤主；无头痛，四肢若烦热，
三物黄芩汤主之。

第二十七方　不孕

男服：

男子精虫少，或功能低下（阳痿），或伴脓球者。

菟丝子　车前子　覆盆子　五味子　枸杞子　山药　山萸
肉　巴戟天　附子　茯苓　泽泻　熟地　韭子　蜂房　淫羊藿
各15克

水煎服，或炼蜜丸服均可。

女服：

①内补丸（方见《良朋汇集》）

萆薢四钱　牛膝四钱　白术二钱　枳实二钱　乌头二钱　丹参
一钱

蜜丸如梧桐子大，酒服二十粒，午、晡各一次，一个月即
怀孕。

②川芎四两　核桃仁三钱　小枣二十一个　杏仁二十一个，去皮
尖　绿豆粉芡一撮

共为细末，炼蜜为丸，重三钱，每服一丸，一天一服。经

---

① 《广济方》：当归八两，干姜、芍药、云苓、桂心各四两。

此方较《深师方》多当归。其中加减，若腹中冷痛加当归，若少腹坚痞硬着
加枳实。

色黄，黄酒送下，经色红，红花送下。

第二十八方　妊娠腹痛

杜仲三钱　山萸肉三钱　熟地三钱　当归七钱　白芍三钱　川芎二钱　山药五钱　川断三钱

水煎，分二次，一日服。

癌症治疗要诀

写在前面的话

　　《癌症治疗要诀》系先师晚年之作。时年临床上遇见疑难病多，癌症多，常常为病人痛苦所感伤。有一次跟师巨鹿出诊看一肝癌患者，在那里住了三天，老师讲述了癌症治疗法则。回来后他又将其整理成稿，即今天所引用《癌症治疗要诀》书稿。

　　原稿字迹清楚，保存完整，无缺失。

　　原稿没有目录，系整理时加入。

　　"附"癌肿验方是从老师的学习笔记、我的学习笔记中摘录、《医话》中分流出来的。

陈志欣

目　　录

一、认识概念

　　此证，不论由于神经中枢之钝感、激素失调及抗原低弱等之内因，或由化学、物理、生物学因素之外因而形成者，皆应湿秽、结毒为最要害。庄生有云："乐出虚，蒸成菌。"论其治法当依癌症之特性、共性，而措置。

（一）癌肿之共性

1. 损伤性——对机体之局部组织破坏严重。
2. 转移性——续生力强，易于扩散感染。
3. 反应性——对吞噬细胞及药物等具抗拒力。
4. 傍涉性——各项器官功能衰退，抗原减低。

（二）癌与肿之差异

1. 干扰 $\begin{cases}肿—植物神经\\癌—交感神经\end{cases}$ 互具紊乱 $\begin{cases}分泌\\感觉\end{cases}$ 早期

2. 损伤 $\begin{cases}肿—对皮肤\\癌—对腺体\end{cases}$ 互具糜烂 $\begin{cases}浸润\\裂缺\end{cases}$ 中期

3. 反应 $\begin{cases}肿—生长慢\\癌—生长快\end{cases}$ 互具抗药 $\begin{cases}中和化\\不吸收\end{cases}$ 中晚期

4. 转移 $\begin{cases}肿—由血道\\癌—由淋巴\end{cases}$ 互具扩散 $\begin{cases}脏器\\躯干\end{cases}$ 晚期

二、治疗方略

（一）增添抗原力之本治

1. 增添纤维和皮质素为主。
2. 以清除气分或血分之湿秽为主。

（二）制续生之标治

1. 防扩散施用收敛药。

2. 防坏死施用生新药。

（三）治疗法度

1. 选择无反应、不中和、易于吸取之药物。
2. 辅生营养性大，而且嗜受感者。

（四）治疗主题

祛除脾脏湿秽为主（经云脾，相当于现代医学之肝、消化系统）。

1. 初期阳症反射者以泻法，经云："苦能胜湿。"
2. 中期阴症反射者以补法，经云："风能胜湿。"

三、治法方例

总体上认为湿邪为其主要因素，但亦应知必系体内抗力低弱。如《内经》所说："邪之所凑，其气必虚。"气即抗力也，亦即阳气也，如之则为阳虚。故外侵不能抗，内受不能遣，邪气所聚，即成虚病灶矣。

（一）认证

1. 主要类型

（1）早期对体质损伤不甚，故内之反应为阳性。加以主因之湿，为"湿热型"，属实证。

（2）晚期体质损伤已大，反应为阴性。加以主因之湿，为"湿寒型"，属虚证。

2. 分别类型

（1）气分——在外（经络、皮表），在上（头面、四肢、胸膈），必先犯肺及其腑之大肠，继之逆传心脏，与其腑小肠，意谓受外界浸染为因。

（2）血分——在内（脏腑），在下（腹腔、生殖器、排泄器），必先犯肾及其腑膀胱，继之逆传脾脏及其腑胃，意谓自内脏生出病毒为因。

（二）治疗措施

1. 气分类，如经云"风可胜湿"。结合方剂，宣可去瘀、轻可去闭。

2. 血分类，如经云"苦可胜湿"。结合方剂，敛可止散、重可止怯。

3. 药物选择，以容易吸收，并性巨力胜，不被其他抵消中和者。

4. 食品选择，以味美嗜受，营养性高，并可辅助疗效者。

（三）禁忌事项

1. 饮食忌易糜烂食品，酱、豉、乳酪、败酱、瓜果、鱼虾、蕈菌、恶酒、宿茶。饮宜温，食宜热。

2. 起居戒急躁，断淫欲，省忧思，欠嗜好，暖室温床，静坐导引，乐趣自适。

（四）内服汤药选用诀（按五脏体用病性而选之）

1. 脾脏

（1）以呕为用（指机能、功用。下同）病，宜大半夏汤。

大半夏汤（方见《外台秘要·卷八·胃反方》）

《集验》疗胃反不受食，食已即呕吐大半夏汤方。

人参一两　茯苓四两　青竹茹五两　大黄六两　橘皮　干姜各三两　泽泻　甘草炙　桂心各二两

上九味，切，以水八升，煮取三升，服七合，日三夜一。已利去大黄，用泉水、东流水尤佳。忌海藻、菘菜、生葱、大醋。

又方　医门方（方见《医心方·卷九·治胃反吐食方第九》）

医门方疗胃反不受食，食讫呕吐方。

半夏一斤洗　人参三两　生姜三两　橘皮二两　大枣十二枚　白蜜五合

以东流水七升，煮取二升半，去滓，纳蜜，更扬三百下，煎三五沸，分温三服，服相去八九里。

（2）大便溏泻者为体（指机体、组织，下同）病，宜大神后方。

大神后汤（方见《经法述义·汤液经拟补》）

治肠澼下利脓血，痞满腹痛不能食者。

芍药二两　干姜三两　附子二两　甘草三两　禹余粮三两　赤石脂一斤　粳米半斤

上七味，以水一斗，煮米令熟去滓，温服七合，日三服。

2. 肺脏

（1）以喘为用病，宜青龙汤。

青龙汤（方见《金匮要略集注》）

病溢饮者，当发其汗，大青龙汤主之，小青龙汤亦主之。

麻黄去节，三两　芍药三两　干姜三两　细辛三两　桂枝三两去皮　五味子半升　半夏半升，汤洗　甘草三两，炙

上八味，以水一斗，先煮麻黄减二升，去上沫，内诸药，煮取三升，去滓，温服一升。

（2）咳为体病，宜补肺汤。

补肺汤（方见《外台秘要·卷十·肺气不足口如含霜雪方》）

《深师》疗肺气不足，逆满上气，咽喉闭塞，短气，寒从背起，口中如含霜雪，语言失声，甚者吐血，补肺汤方。

五味子三两　干姜二两　款冬花二两　桂心一尺　麦门冬一升，去心　大枣一百枚，掰　粳米两合　桑根白皮一斤（《广济》《集验》有石英、钟乳各二两，当从）

上八味，以水一斗二升，先煮枣及桑根白皮、粳米，五沸后，内诸药，煮取三升，分三服，忌生葱。

3. 肝脏

（1）肝脏以攻逆为用病，宜天阿汤。

大天阿汤（方见《经法述义·汤液经拟补》）

治胸膈气满逆上，咽中塞，食已即吐者。

生姜六两，切　半夏六两　厚朴三两　橘皮三两　桂心三两
茯苓三两　大枣十二枚

上七味，以水七升，煮取四升，分温四服，日三夜一服。

（2）挛急为体病，宜建中汤。

小建中汤（方见《金匮要略集注·血痹虚劳病脉证并治第六》）

虚劳里急，悸，衄，腹中痛，梦失精，四肢酸痛，手足烦热，咽干口燥，小健中汤主之。

桂枝三两，去皮　甘草三两，炙　生姜三两　白芍六两　大枣十二枚　胶饴一升

上六味，以水七升，煮取三升，去滓，内胶饴，更上微火消解，温服一升，日三服。呕家不可用建中汤，以甜故也。

4. 肾脏

（1）以癃闭为用病，宜大云苓汤。

大云苓汤

治小便不利，口渴欲饮水，头眩呕吐者方。

云苓半斤　泽泻四两　白术三两　桂枝三两　生姜四两

上四味，以水一斗，煮取三升，内泽泻再煮，去滓，得二升半，温服八合，日三服。

（2）以遗尿为体病，宜黄芪汤。

黄芪汤

疗虚乏四肢沉重，或口干，吸吸少气，小便利，诸不足方。

黄芪三两　云苓　桂枝　芍药各二两　甘草一两　半夏三两
生姜五两　当归一两　大枣三十枚　人参二两　桑蛸三十枚，熬

上十一味，以水一斗，煮取四升，分温服一升。

5. 心包

（1）以悸痛为用病，宜桂枝七物汤。

桂枝七物汤（方见《外台秘要·卷七》）①

桂枝二两　枳实三两　生姜五两　川朴半斤　甘草炙，三两 大黄三两　大枣十枚

呕者加半夏五合，下利者去大黄，寒多者加生姜、半夏。

（2）以吐衄下血为体病，宜黄土汤。

黄土汤（方见《金匮要略集注·惊悸吐衄下血胸满瘀血病脉证治第十六》）

干地黄　黄芩　附子　阿胶　白术　甘草各三两　灶中黄土半斤

上七味，以水八升，煮取三升，分温三服。

四、治疗总例

早及中早期宜依《辅行诀五脏用药法要》泻脾汤义为用。

1. 泻脾汤（方见《辅行诀五脏用药法要·辨脾脏病证文并方》）②

附子　干姜　甘草炙，各三两　黄芩　大黄　枳实熬，各一两

上方六味，以水五升，煮取二升，温分再服，日二。

阳起石　雄黄　石膏　代赭石　禹余粮　枯矾　无名异 荜茇　草果　桦皮　槐米　五灵脂　赤石脂　珊瑚　合欢　凝水石　羊矢　儿茶　阿胶　首乌　蟹壳　柏实　鹿角霜　盐豉　琥珀　晶石　海藻

上药任择选，必要精审，固定君、臣、佐、使，共为细末，醋、蜜、蜡三物各等量为丸，每丸重三钱，每服一丸，日二次，按证服汤药一剂即可。如体质健壮，可不用蜜、蜡二

---

① 《外台秘要》未查到桂枝七物汤，附厚朴七物汤于后。《外台秘要·卷七心腹胀满及鼓胀方》千金厚朴七物汤：主腹满气胀方。厚朴半斤，炙甘草、炙大黄各三两，大枣十枚，枳实五枚，桂心二两，干姜五两。上切，以水一斗，煮取五升，去滓，纳大黄，取四升，服八合，日三。呕者加半夏五合，利者去大黄，寒加生姜至半斤，忌海藻、菘菜、生葱、羊肉、饴。

② 方下附有石药，药味如下（有药无方无剂量）。

物，以醋煮蒜，打泥为丸。癌急发期更良，及至中晚期，当依《辅行诀五脏用药法要》之大补脾汤为例证。

2. 丸剂与之方如下

人参　甘草炙　白术　干姜炮　枳实炒　芍药　云苓　石脂　石膏煅　垔土　雄黄制　矾石烧　河车　滑石

上药为极细末，用真蜂蜡、真芝麻油，共溶化合药粉为丸，每丸重三钱，日2~3次。

亦可随适应汤药送下。

五、内外通用方

1. 癌症在外者以此膏贴之，在内者内服亦可。

膏药方

文蛤（五倍子）微炒，一两　壁钱五钱，带蛛者，焙　地龙焙，三钱　儿茶三钱　黄蜂房炒，三钱　松香制白，五钱　蓖麻子三钱　真黄蜡　真香油各一两

内服，上药别研为末，化蜡下油，待微冷，急搅，快手为丸，如豆大，每服三钱，亦可服膏。外用，上药为膏摊涂。

2. 秘方四圣丸

治各项癌，急慢性白血病、再生障碍性贫血。

雄黄制　矾红炒　灵脂炭　枣肉炒焦

共为细末，以猪胆汁为丸，每服二至三钱。

六、白血病急性高热型者治在督脉与阳明

（一）血液病内服方

何首乌君　术臣　白芍臣　地骨皮　防风佐　贯众　甘草使水煎分次服。如系慢性者以术为君，人参、炙甘草为臣，肉桂为佐，狗脊、云苓为使。治在任脉与太阴也。

（二）血液病外贴膏

白血病肝脾肿大。

雄黄君　白矾臣　冰片佐　青黛使

此阴证配法，即无热型。如阳证有热型者，则以白矾为君，雄黄为臣，青黛为佐，冰片为使。

上药共为细末，水调为糊，贴痞上。

七、癌症辨证要点

（一）神经失常占查法三条

1. 凡忽患失眠，或无故失常，烦乱不安者，而梦像断绝者。

2. 凡内分泌紊乱，而暴然消瘦者。

3. 眠梦多见家族先已者。

（二）形躯变化占查法

1. 病灶所在检查法

（1）不论何处有圆形的点，如筷头蘸粉所点，微有光泽者。

（2）白点聚处多系病灶所在地。

（3）如周期（半月或一月）发热如疟状者。

（4）每喜扭腰岔气者。

（5）足手爪形纹多变，立埯如瓦屋顶，如（///）型，多肝癌。

（6）目白睛下半血络多呈（^）型。

（7）无故声音嘶哑者（饭后在肺，空服在肠）。

（8）口腔腮帮两旁紫筋呈玫瑰紫色。

（9）皮面光亮如涂脂。

（10）皮内多黑褐色，隐隐伏如浊点。

（11）睛巩膜及两眦，发暗褐色如烟熏，加有黑点者，多肝胰癌。

2. 病灶扩散检查法

（1）白点散放线路所向处，即扩散方向。

（2）病灶区青筋紫络特别明显，外放射所向，即欲扩散处。

八、止痛方例

总体上认为病势放射之故然其基因，气虚生滞，而为痛苦生出之根本，故其治法当补正驱邪，以行其气。及乎病灶所处之部位，亦如前论及，身半以上形骸之外者，以敷药敷之，身半以下凡属脏器者，皆如苦能胜湿为准则。但六腑以通为补，五脏以补为泻，其措施之妙不得违犯。虚滞之前提，应牢记之。

身半以上形骸之外者，通胸肺，五积散主之。

五积散（方见《局方》）①

苍术　桔梗　枳壳　陈皮　生姜　云苓　甘草　白芷　当归　川芎　白芍　桂枝　半夏各三钱

共为细末，姜葱汤送服半两。

身半以下，躯壳之内，五灵丸，通二便阴器。

五灵丸②

灵脂一两半　川乌　乳香　没药各五钱

共为细末，每服二钱，酒下。

九、灵药

水银六　火硝七　红矾（亦名黑矾）八　雄黄三

上四味，先以火上溶化，待冷，装瓷罐内，上扣一碗，然

① 与《仙授理伤续断秘方》五积散，剂量上不同。

② 与《杂病源流犀烛·六淫门》卷十三方，量及服法有异。

后用盐泥封固其口，少时晒干。先以文火至无声后，再武火煅至米开花为度（碗底放米），然后取出去火毒。

去火毒法：灵药用纸包好，然后再加兽皮包好，埋湿土中3～5天。取出，每服2～3分，水冲服，日一次。

附　癌肿验方

内腑痛方 （癌痛）

乳香　没药　麻黄　细辛等分

共为细末，每服一至二钱

虚脉软大用黄芪，脉细微用附子，但细用桂，细而痛用乌头。

宣乌汤

癌症止痛。

乌头五钱　木瓜三钱　黄芪三钱　人参三钱　甘草三钱

水煎顿服。

五疣用药 （方见《千金要方·去疣目方》）

脉疣——韭菜根、杏仁。

筋疣——香附、木贼。

骨疣——生姜、苦酒。

皮疣——附子、薏米。

肉疣——木香、故纸。

风后四扇散

五灵脂三两　仙灵脾三两（肾）　柏壳三两（血）　泽泻三两　术二两　干姜二两（脾）　地黄五两（肝）　毛菖蒲三两　桂三两　云母粉四两（肺）

共为细末，炼蜜为丸如梧桐子大，每服三十丸，日二至三次。

病在何脏以何脏药为君。

治一切肿瘤方

杏仁炒，打，十分　香豉六分　发灰六分　胡椒微炒，六合共为细末，枣泥为丸，每丸二钱，日服二次。

危缩散曾计云方

治乳岩、乳癖。

槐米微炒　细辛　雄燕屎微炒　乳香各三钱

共为末，分四次服，日二次，温酒下。

乳癌膏

白头翁150克，熬成膏，加冰片1.5克，外用。

蜡矾丸

治癌世无良方，病者目为死症，甚伤人心，余留念数十载，迄今悽然，近日构一方如下。

硫黄　半夏　矾石烧　雄黄　灵脂　柏壳　滑石　甘草　五倍子　蜂蜡　香油为丸

治气滞便秘，及暴下不止，胃中多涎，结为巢血，变转成内疽、恶毒，发为膈胀、噎疾、妇人内崩久淋等症，久则毒势遍染五脏，必致死亡。

内含方（1）朝真丹，治气虚暴泻；（2）半硫丸，治老人风秘；（3）二味拔毒散；（4）蛇伤仙方；（5）血痰结方；（6）推车丸，治诸蛊胀；（7）帖癖膏；（8）蜡矾丸；（9）天水丹；（10）拔毒生肌膏。

治疗疮方

核桃仁一个　古铜钱一个

二者一同细嚼，黄酒送下，不过两服，其效如神。

五脏癌肿

胃癌

1. 膈食方

寸冬十分　蜀椒三分　远志　附子炮　干姜　人参　桂心　细辛各六分　甘草炙，十分

上九味，蜜丸如弹子，含咽其汁。

2. 灵脂炒黑，15克　甘草炒，15克

为细末，每服6克，日三次。

3. 治食道癌，化噎丸方

白豆蔻 15 克　广木香 10 克　乌梅肉 10 克　硼砂 12 克

上药，共为细末，白蜜为丸，共为十丸，日一丸，白水送下。

4. 治噎嗝、食后即吐、呃逆、痰涎上壅等，并治慢性胃炎。

白蔻 去皮，15 克　硼砂 10 克　广木香 10 克　乌梅肉 10 克　白及 10 克　黄丹 8 克　雄黄 3 克

上药各别研，共为细末，炼蜜为丸，重 3 克，每次一丸，日二次，饭前白开水下，或在口内徐徐含化。

该方配制甚妙，乌梅酸，硼砂亦酸，酸可涤垢去污，黄丹、雄黄降逆而化阴，白及黏敛是本能，木香解秽，白蔻理中，胃家佳品。故效。

5. 治食道癌方

象牙屑 0.6 克　紫硇砂 0.3 克　玉枢丹 0.9 克　人工牛黄 0.9 克 冰片 0.3 克

上药别研，共为细末，以生半夏 1.5 克，生姜 3 克浓煎和上药顿服，日一次，连用三天。

6. 治噎嗝方

山慈菇 120 克，破开　蜜 120 克

以清水先煎慈菇取浓汁，去渣，加蜜稍炖为膏，每次服 10～15 克，日三次。

7. 治胃癌方

蜈蚣 6 条，炒　冰片 1.5 克

共为细末，分装入三个鸡蛋内搅匀，外包以泥，火上烤熟。顿服之，干嚼下。服药期间，不得加服他药。服此药者，大多不噎不呕。

邱县陆某某，患胃癌，服此方而愈，后又有多人曾用此方皆效。方中蜈蚣涂脚鸡眼即脱，腐蚀之力甚强，余意于方内再加白及、阿胶以增护胃膜，以防癌脱落，致胃穿孔之虞也。

8. 胃癌方

治十二指肠溃疡、胃癌等。

甘草炙，三钱　乌头三钱　川柏四钱　白芷三钱　赤石脂四钱

共为细末，每服二钱，日三服。

9. 内脏溃疡散家藏方

苡米六钱　海蛸六钱，去皮　白芷三钱　半夏三钱　赤石脂四钱

共为细末，每服二钱，日二至三次。

10. 软疔回生散

山慈菇　冰糖等分

研末每服二钱，日三次。

肝癌白血病亦在治疗范围

黑矾煅　熟鸡子黄　枳壳　五灵脂烧，烟尽　阿胶　当归
神曲各等分

共为细末，白水送服三钱，每日三次。

肺癌《本事方》

1. 息贲五灵丸

五灵脂拣如鼠屎者，二两半　马兜铃仁去壳，炒，一分　木香半两
葶苈子苦者，隔纸炒香，一分

上为细末，枣肉和圆如梧子大，每服二十丸，生姜汤下，
日三服。

2. 松柏脂合和，涂之，一宿失矣。《千金要方·疥癣第四》

3. 咳血方亦治肠血

生姜一两　杨花一两

水煎，一次服。

4. 麻黄　米壳米壳可五味子代　阿胶　杏仁炒，各五钱　石膏
一两　甘草五钱

水煎，分两次服。

5. 治肺癌胸痛方

郁金 10 克　元胡 10 克　儿茶 10 克　山豆根 30 克

上药共为细末，每服 6 克，日三次。

肠癌

1. 五香丸

五灵脂一两，炒烟尽　香附炒，五钱　二丑炒，五钱　木香五钱
共为细末，醋糊为丸，姜水送下。

2. 肠癌、子宫癌又治老年白带、崩漏、痔、痢、脓血

槐米炒，三钱　山楂炒黑，六钱　卜子微炒，三钱
共为细末，每服三钱，白水送下。

3. 直肠癌方

白松香一两（白松香制法，小白硇水煮松香，水发白去水，留松香，连续三次）　五灵脂五钱　蒜醋煮熟，打为泥，一两半

上两味，共为细末，蒜泥为丸，每服二至三钱。

4. 脏毒肠癌

并治顽痢、久痔。

萝卜籽炒　山楂炒　桦皮灰　槐米　枳壳各三钱
上五味，共为细末，年久不愈加辣椒籽十余粒，每服三钱

肾癌

五灵脂一两，炒烟尽　猪苓五钱　滑石五钱　木香三钱　白矾五钱
共为细末，浆水送下（或淡醋水）。

皮肤癌

柏子壳焙，为细面，香油调涂患处。

《本草别说》云：恶疮久不愈，以柏枝烧沥取油敷之，三五次无不效。亦治马疥。本县从容村张某某，患皮癌于眉上，焙柏子壳，香油调抹而愈。

治各种癌症

砒石　雄黄　硼砂　黄丹　火硝　矾石各等分
上药俱如法制，共为细末，甘草膏、蜜或醋为丸，重3克。每服一丸，日二次，黄酒送下。

砒石改用阳起石亦可，治各种癌有效。

治骨癌外贴方

五倍子炒半熟，研为细末，以醋调敷患处，并内服秽灵丸
见本篇。

治癌方

猪油 200 克　白糖 6 克

先将猪油煎熬去渣，然后加入白糖混合吃。待 20 分钟，其人必发渴，即将茶叶泡好饮之。茶后隔 10 分钟，即煎下药：茶叶 15 克，川芎 6 克，白芷 10 克，生地 6 克，枳壳 6 克，血竭 10 克，生姜 10 克，临睡前服之。

红鱼散

鱼鳔 24 克，土炒　伏龙肝 12 克　天灵盖 6 克，煅

上药共为细末，每次 6 克，日二服。配用五毒散方：斑蝥七个，巴豆七个，独头蒜一头，葱头（烧），七个，生姜七片，蜘蛛带网七个（焙），狼毛 3 克（或用头发灰代之），胡椒七个，核桃仁七个（焙），蛇蜕七寸，红矾 6 克。共研为末，每用少许，搐鼻闻之，每日一次，汗出为度。

秽灵丸

香附 30 克，生炒各半　朱砂 10 克，另研　五灵脂 20 克，生炒各半
良姜 15 克　白芷 15 克

上药共为细末，以好醋为丸，如豆大，每服 10 克，白水送下。

若加雄黄、硼砂更妙矣。

治癌膏

蜂蜡　香油各等分　松香适量

上三味，共捣成膏，摊白布上，外贴患处，一日数换，极有效。

灭毒膏

川椒　菖蒲　川乌各 12 克　生半夏 10 克　南星 10 克　细辛
12 克　白芷 30 克　血余 12 克　松香 3 克　蛇蜕 10 克

上药纳入桐油 250 克，菜油 500 克，香油 250 克，熬焦去

渣，再入四季葱八根，广丹 300 克，熬至滴水成珠，出火气，再入麝香 3 克，搅匀为膏，贴患处。如系内癌，亦可用此膏贴于病处皮肤。

《五脏法要》释

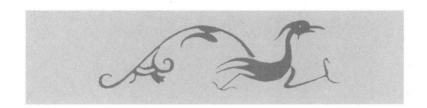

写在前面的话

　　《五脏法要》系南北朝时期陶弘景绝版佳作，又遇见先师这样的学者作释，真是一部难得的继《汤液经》《伤寒论》后的经方代表作，其在医学界影响，及贡献是难以估价的。本书以《汤液经》拟就，其中五脏用药为主，养生为辅，体用分补泻，阴阳为综，五行辨证。如环无端，丝丝入扣，制度极其严谨，这就是经方与其他学派不同之处。

　　整理这本书，我抱着一颗十分敬畏之心，认真地进行了整理，将衣之镖抄本、刘德兴抄本、周溥抄本，几个抄本反复校对，有不同个别字做了选择录用，并加注说明。

　　《五脏法要》原文用加黑字，释文用标准宋体字，以相区别。

陈志欣

二零一八年五月十六日

序

　　《辅行诀脏腑用药法要》一书，系先祖父偓南公于民国七年游敦煌时，购于某道士手。途经西安，得装潢成轴，珍密于家者数十年。抗战期间，辗转收藏，虽屯而无损。孰知六六年六月竟遭横祸，四代之蓄缥帙万卷尽被掠劫，付之一炬。幸学生两人存有抄本，急索回，凭夙忆为校定之，草成一册，于七五年呈卫生部审阅。迄秋，由中医研究院王雪苔同志，至余家咨访源委，并切面助重校，订为此本。余才也驽，沧桑感怀，岁更健忘，悴心为此，依章范像而已。今冬诸门生辈，勉余注释此书，以为学者之便。此书历代无录，绝世已久，所引经文虽不出《灵枢》《素问》，而章句每多异同。剂名方药除《伤寒》《金匮》外，亦希参考处。其本原制度，皆以《汤液经法》图表为规范，语既质简，意极渊微。余虽潜心此书三十年，正如盲人摸象，谓柱谓钩者也。无已，随文就势，略为之述。殆以抛砖引玉，投瓜报瑶，冀博知同仁，共扶此书，使陶氏千载幽光，得以重辉，而其德泽溥沾人间也。

一九七九年

威县张唯静序

序

梁·华阳隐居陶弘景撰

隐居曰：凡学道辈，欲求永年，先需祛疾。或有夙痼，或患时恙，一依五脏补泻法例，服药数剂，必使脏气平和，乃可进修内视之道。不尔，五精不续，真一难守，不入真景也。服药祛疾，虽系微事，亦初学之要领也。诸凡杂病服药，汗、吐、下后，邪气虽平，精气被夺，至令五脏虚疲，当即据证服补汤数剂以补之。不然，时日久旷，变为损证，则生死转侧耳。谨将五脏虚实证候，悉列于左（下），庶几识别无误焉。

目　　录

辨肝脏病证文并方

肝虚则恐，实则怒。

引见《灵枢经·本神第八》。经文义以诸脏气虚则所胜者反来侮之，肝虚则脾来侮，"恐"字应是"忧"字之讹。肝为将军之官，气并而实则怒，虚则失于管制之力，故脾来侮之而忧也。

肝病者，必两胁下痛，痛引少腹。虚则目䀮䀮无所见，耳有所闻，心澹澹然，如人将捕之。气逆则耳聋，颊肿。治之取厥阴、少阳血者。

引文见《素问·脏气法时论第二十二》，"胁下痛"句，无下"痛"字，"少腹"下有"令人善怒"四字。"耳有所闻"句，作"耳无所闻"，并有"善恐"二字。"将捕之"句下直接"取其经厥阴少阳血者"下始接"气逆"句，结尾有"取血者"三字，此陶氏抉要之文也。

《素问》此篇论五脏虚实皆以脏病为实，腑病为虚者，举体用而言也。陶氏宗之，《法要》各篇前例尽同。

邪在肝，则两胁中痛，中寒，恶血在内，则胻善瘈，节时肿。取之行间以引胁下，补三里以温胃中，取耳间青脉以去其瘈。

引文见《灵枢·五邪第二十》，"温胃中"句下有"取血脉以散恶血"七字，文同。

陶云：肝德在散，故经云：以辛补之，酸泻之。肝苦急，急食甘以缓之。

肝脏属木，以舒散为正用，五味之中，辛味性散，若肝用不足，则当借辛味之药以补助之。酸味主收，与辛散为反对味，若动用之势太过，则以酸味收而对治，此段示明肝脏用药之定规。下句"肝苦急，急食甘以缓之"，上"急"字作"迫"讲，下"急"字作"快"字讲，此言肝之用势太甚，则必兼用甘味之药，盖甘味有和缓之力也，为方剂中之巧使耳。

小泻肝汤：治肝实病，两胁下痛，痛引少腹迫急者方。

枳实熬　芍药　生姜各三两

上三味，以清浆水三升，煮取一升，顿服之。不差，重作。

此书凡小汤皆三味，两正品，一反品。如此汤二正皆酸，一反味辛。而酸为正治者，殆即经云泻肝以酸，酸性收，收可制散，散者肝之功力太过，不与体相协，因而致病，泻之以酸，使其承平而已。然非抑用致绝，故仍存反味之辛以防过枉。况辛酸化甘，存之成甘以缓，而成甘酸益阴，实方外之良佐也。

夫各脏之体用也，承平则无疾，偏倾者成病，所谓治法者，过则减之，欠则增之，调其偏辟，令就承平，此即补泻之定义。

然泻必有余，法当用抑，其数少。补治不足，法当用益，其数多。夫有余而往，不足随之；不足而往，有余随之。虚虚实实，其机甚微，方之制岂易言哉。

大泻肝汤：治头痛，目赤，时多恚怒，胁下支满而痛，痛连少腹迫急无奈者方。

枳实　芍药熬　干姜切各一两　黄芩　大黄各二两　甘草炙，三两上六味，以水五升，煮取二升，温分再服。

此书凡大泻汤皆作六味，是以原小汤加添使品而组成者。盖小汤病轻，但具反正自成佐使而已。如陶氏后图辛酸化甘是也。至如大汤证增病焉，内脏机能已渐衰疲，小汤之制，自致佐化或不能成，此汤添入甘草，以成品为承调以就其使。黄芩、大黄二味，本泻心汤药，曷以泻子加之？盖木能生火，火木相滋，不予泻之，则肝木将有灰烬之祸。况头痛、目赤其兆已露，不先治，则噬脐不及矣。此书大汤之制，皆同此理。

小补肝汤：治心中恐疑不安，时多恶[①]梦，气上冲心，越汗出，头目眩运者方。

桂枝　干姜　五味子各三两　大枣十二枚，去核（一作薯蓣当从）

上四味，以水八升，煮取三升，温服一升，日三服。

心中悸者，加桂枝两半；冲气盛者，加五味子一两半；头苦眩者，加术一两半；干呕者，去枣，加生姜一两半；中满者，去枣，心中如饥者，还用枣；咳逆头苦痛者，加细辛一两半；四肢冷，小便难者，加附子炮，一枚。

上方三加、二增、一易、一或，共七加减。

此小补汤凡四味，桂、姜二辛为正治，经谓"补肝用辛"者是也。一酸之五味子为反佐，如陶氏汤液经法图，辛酸化甘以承之者是补法。以益为制，故药多于泻。虚为正气不足，虽云责固在用，而体恐亦随之虚，故亦不能废去酸品，又加大枣十二枚者，谓五脏各有所常性，肝为将军之官，动每辄甚，枣之甘缓，宁非为顾常而设哉，是以此书虽补汤中亦每存使承

---

① 衣之标抄本作"妄"梦，刘德兴抄本作"恶"梦。

者，为原本法度也。

大补肝汤：治肝气虚，其人恐惧不安，气自少腹上冲咽喉，呃声不止，头目苦眩，不能坐起，汗出心悸，干呕不能食，脉弱而结者方。

桂枝　干姜　五味子各三两　旋覆花　代赭石烧
竹叶各一两　大枣十二枚

上七味，以水一斗，煮取四升，温服一升，日三夜一服。

上汤是小补汤之变局，加入补心汤内旋覆、代赭二味，义仍如泻汤。大小之别，在病情轻重而分。肝木虚极必累及所生之心火，先为之筹，以防未萌，子盛无索于母，肝脏庶得安养，此一举两全之谋也。

辨心脏病证文并方

心虚则悲不已，实则笑不休。

引文见《灵枢经·本神第八》，悲为肺金之气，心火虚则肺反来侮，故悲不已也，气并则心实而为之笑不休。

心病者，必胸内痛，胁下支满，膺背肩胛间痛，两臂内痛。虚则胸腹胁下与腰相引而痛。取其经手少阴、太阳及舌下血者，其变刺郄中血者。

引文见《素问·脏气法时论第二十二》，“心病者，必胸内痛”之“内”字，原作“中”字，“胁支满”下，《甲乙经》有“两胠下痛”四字。

胸中是心体所处之位，胁是心与小肠两经相衔之处，腰背为小肠映射之地，膺背肩胛是小肠经线所过也，脏腑相关如此。

邪在心，则病心中痛，善悲，时眩仆，视其有余不足而调之。

引文见《灵枢·五邪第二十》。

经云："诸邪在心者，皆心包代受。"证故如是。

陶云：心德在软。故经云：以咸补之，苦泻之；心苦缓，急食酸以收之。

引文亦采《素问·脏气法时论》，心者神明之官，以脉为体；其用也，运行血液以润养全身者，故云其德在软。若其功用不足者，当从咸能软坚之药以辅助之；如用太过，或累及心体，则自应与苦味之药以抑其用，故云泻之。若软过渐而为缓，急与酸味佐而收之，以倍坚功力也。

小泻心汤：治心中急痛，胁下支满，气逆攻注膺背肩胛间，不可饮食，饮食则反笃者方。

龙胆草　栀子打，各三两　戎盐烧赤，如杏子大三枚

上三味，以酢三升，煮取一升，顿服之。少顷，得吐利则瘥。

此汤三味，龙胆味苦善祛肝阳上逆之热，栀子亦苦，能除心包之蕴热，既二药合施，其病必系木火相并上侵，横暴可想。佐以戎盐汤，以酢作酸苦涌吐，毒从上越，毒去神宁，痛烦顿减，此项秘诀，非陶氏无由知，急病急治，适当其情机，神哉！

大泻心汤：治暴得心腹疼，痛如刀刺，欲吐不吐，欲下不下，心中懊恼，胁背膺胸支满，腹中迫急不可奈者方。

龙胆草　栀子各三两　戎盐如杏子大三枚　升麻　苦参

各二两　豉半升

上六味，以酢六升，先煮前五味，得三升许，去滓。内戎盐，稍煮待消已，取二升，服一升。当大吐，吐已，必自泻下即差。

此方于葛洪《肘后方》见之，详其病情与前汤颇相近，其区别处，小汤逆上之势甚，故从上而越之，大汤之治挟及腹痛如刀刺，支胀迫急难奈，其病皆内之蕴毒闭塞于上焦，药后上焦畅通，津液得下，气通则脉舒，脉舒则血活，证自尔脱然。汤之大小，决在病势，小汤味少，大汤味多，亦定例也。

小补心汤： 治胸痹不得卧，心痛彻背，背痛彻心方。

栝蒌一枚，捣　薤白二两　半夏洗去滑，半升

上三味，以白蔹浆一斗，煮取四升，温服一升，日再服。

上方见张机《金匮要略》，薤白味辛而甘，是五辛菜中属于心者，善能排胸中寒涎而下气，半夏除饮止呕，二者皆辛，瓜蒌味甘，大降心胸间气，三者相协，如汤液图辛甘化苦，似属泻方，蔹浆为承，颇合其法度，盖胸膻之阳，总为奇恒，邪实祛而阳用自复，即泻亦谓之补也，故列于此篇内。

大补心汤： 治胸痹，心中痞满，气结在胸，时从胁下抢心，心痛无奈方。

瓜蒌一枚，捣　薤白八两　半夏洗，半升　枳实　厚朴各二两　桂枝一两

上六味，以白蔹浆一斗，煮取四升，每服二升，日再。

胸痹之来，《金匮》谓胸中阳虚，饮邪逆上而然，小汤祛

邪之功虽巨，胸胁相连，不加枳朴，恐不胜任，不加桂枝，阳亦难复，故方组如此，要以比前证重一步看。

又心胞气实者，受外邪之动也。则胸胁支满，心中澹澹然大动，面赤目黄，善笑不休。虚则气少，善悲，久不已，发癫仆。

心包者，心之外围也。经云：心者君主之官，神明出焉，百邪不犯，犯之则死，有邪则心胞代之，故如此云。

小泻心汤：治胸胁支满，心中跳动不安者方。

黄连　黄芩　大黄各三两

上三味，以麻沸汤三升，渍须臾，绞去滓，顿服。

此方黄连为泻心之主，黄芩泻肝之主，木以火为标，火以木为根，故二苦君臣，标本兼施，大黄咸苦为二者之佐，如汤液图咸苦化酸以制原性也。小汤治纯，心用而偏盛，稍加折抑即气机畅调，无须成品为添也，此方与仲景《伤寒论》同。

大泻心汤：治心中虚烦，懊憹不安，胸膺痞满，口中苦，舌上生疮，面赤如新妆，或吐血、衄血、下血者方。

黄连　黄芩　大黄各三两　芍药　干姜炮　甘草各一两

上六味，以水五升，煮取二升，温分再服，日二。

上即小汤加芍药味酸入血者为承使，兼加泻脾汤中姜草二味，谓是心功太强，逼血外溢，伤及心体，脉破内衄，故加芍药敛固阴气为之使，姜草辛甘适心化而全脾性，预防累及，辛甘化苦，子反助母，大小之比重情以为之，理之常也。

小补心汤：治血气虚少，心中动悸，时而悲泣，烦躁，汗自出，气噎，不欲食，脉实而结者方。

代赭石_{烧赤，以醋淬三次，打} 竹叶 旋覆花_{各三两} 淡豉_{一升}

上方四味，以水八升，煮取三升，温服一升，日三服。怔惊不安者，加代赭石两半；咽中介介塞者，加覆花一两半；心中室痛者，加豉一两半；烦热汗出不止者，去豉，加竹叶至四两半，身热还用豉；气苦少者，加甘草三两；胸中冷而多睡者，加干姜一两半；心下痞满不欲食者，去豉，加人参一两半。

上小方三增、二加、一易、一或，共七也。

代赭、旋覆二咸以补心用，竹叶微苦为之反佐，淡豉酶酸之品，防本之设也。

大补心汤：治心中虚烦懊恢，心中不安，怔忡如车马惊，饮食无味，干呕气噎，时或多睡者，其人脉结而微者方。

代赭石_{烧赤，以醋淬三次，打} 旋覆花 竹叶_{各三两} 淡豉_{一升} 人参 甘草_炙 干姜_{各一两}

上方七味，以水一斗，煮取四升，温服一升，日三夜一服。

原小汤加理中补脾之半，子以感母，可以无虞，其力亦笃。

辨脾脏病证文并方

脾虚则四肢五脏不安，实则腹满飧泄。

上引《灵枢·本神第八》文，作"实则腹胀，经溲不利"。

　　脾病者，必腹满肠鸣，溏泻，食不化。虚则身重，苦肌肉痛，足萎不收，胻善瘛，脚下痛。

　　引文见《素问·脏气法时论第二十二》，而虚实句相反。

　　邪在脾，则肌肉痛。阳气不足则寒中肠鸣，腹痛；阴气不足则热中善饥，皆调其三里。

　　此条引自《灵枢·五邪第二十》，"脾"字下脱一"胃"字，"阳气不足"下略去"阴气有余"句，"阴气不足"下略去"阳气有余"句，"则"字下脱"热中"二字。

　　按《素问·脏气法时论》原文与《灵枢·五邪》文意相同，《灵枢·本神》文必《素问》简错，五邪、本神原自一经，易差误如此。陶氏此书内亦每多缀语，恐系后人传抄之误。

　　陶云：脾德在缓。故经云：以甘补之，辛泻之。脾苦湿，急食苦以燥之。

　　小泻脾汤：治脾气实，下利清谷，里寒外热，肢冷脉微方。

　　此条文与前提纲不属，必系讹误，准前例文应作："治一身沉重，肌肉时痛，足萎不收，胻善瘛，脚下痛者"方。

　　附子一枚，炮　干姜　甘草炙，各三两
　　上三味，以水三升，煮取一升，顿服。

　　按以上二篇诸小汤三味，量皆为三两，独此汤附子以枚论，曰一枚。陶氏《本草经说》云附子去皮，皆以半两准一枚，若齐三两者当六枚为是，今用一枚抑少矣。此汤虽与伤寒四逆汤相同而法度有异，四逆为虚寒设用，附自少；此汤为寒实设，故用附子多。试观《金匮》乌头煎，历节乌头汤之身痛可知矣。下方大汤枳、军共伍，寒实之义自详。

大泻脾汤：治腹中胀满，干呕，不能食，欲利不得，或久利不止者方。

附子　干姜　甘草炙,各三两　大黄　黄芩　枳实熬,各一两

上方六味，以水五升，煮取二升，温分再服，日二。

脾家寒实，非姜附以温煦，阴何以化，久积之邪，非军、枳无以驱之，如《伤寒论》桂枝加大黄汤，《金匮》寒疝大黄附子细辛汤，《外台》温脾之类是也。

又按："腹中"下疑脱"痛疼"二字。

小补脾汤：治饮食不消，时自吐利，吐利已，心中善饥，无力，身重，足痿，善转筋者方。

人参　甘草炙　干姜各三两　白术一两

上四味，以水八升，煮取三升，分三服，日三。

若脐上筑筑动者，去术，加桂四两；腹中满者，去术，加附子一枚；吐多者去术，加生姜三两；下多者，还用术；心中悸者，加茯苓一分；渴欲饮水者，加术至四两半；腹疼者加人参一分；寒者，加干姜一分。

上方与《伤寒论》人参汤、理中丸同。

大补脾汤：治饮食不消，时自吐利，其人枯瘦如柴，立不可动转，口中苦，干渴汗出，气急，脉微而结者方。

人参　甘草炙　干姜各三两　白术一两　麦门冬　五味子　旋覆花各一两

上七味，以水一斗，煮取四升，温分四服，日三夜一服。

此汤即理中加补肺之麦冬、五味、覆花三味。覆花当承使，亦疑讹错为竹叶，谓脾病累肺者如期，此书唯本篇颠乱无次，确系后人有所改窜者。

辨肺脏病证文并方

肺虚则鼻息不利，实则喘咳，凭胸仰息。

《灵枢·本神第八》作"鼻塞不利少气"，作"胸盈仰息"。

肺病者，必咳喘逆气，肩息背痛，汗出憎风。虚则胸中痛，少气，不能报息，耳聋，咽干。

按此条是陶氏依《素问》等诸经本抉要撰者。

邪在肺，则皮肤痛，发寒热，上气喘汗出，咳动肩背。取之膺中外俞，第三椎旁，以手按之快然，乃刺之，取缺盆以越之。

引见《灵枢·五邪第二十》文。

陶云：肺德在收。故经云：以酸补之，咸泻之；肺苦气上逆，急食辛以泄之，开腠理以通气也。

此条亦陶氏依《法时论》抉择而定者，"开腠理以通气也"七字原在肾条下。

小泻肺汤：治咳喘上气，胸中迫满，不可卧者方。

葶苈子_{熬黑，打如泥}　大黄　枳实_{熬，各三两}

上三味，以水三升，煮取二升，温分再服，喘定止后服。

葶苈经火变咸，大黄亦咸，二者为正泻，枳实一酸为佐化，《汤法》咸酸化辛，暗寓气苦上逆与辛药以开腠理，达毛孔使郁散气畅，肺量畅然矣。夫小汤皆不设直承而从暗化，期为经方之秘，谛学者当拭目细观。

大泻肺汤：治胸中有痰涎，喘息不得卧，大小便闭，身面肿，迫满，欲得气利者。

葶苈子熬黑，打如泥　大黄　枳实熬，各三两　甘草炙
黄芩　干姜各二两

上六味，以水五升，煮取二升，温分再服，日二服。

小汤之中加甘草、黄芩制肾气之洄澈，加干姜辛者承之，仍其旧，金水相关，必也如此设制乎。

小补肺汤：治汗出，口渴，少气不足息，胸中痛，脉虚者方。

麦门冬　五味子　旋覆花各三两　细辛一两

上四味，以水八升，煮取三升，每服一升，日三服。

若胸中烦热者，去细辛，加海蛤一份；若胸中满痛者，还用细辛；咳不利，脉结者，倍旋覆花一份；苦眩冒，去细辛，加泽泻一份；咳而有血者，去细辛，倍门冬一份；苦烦渴者，去细辛，加粳米半升；涎多者，加半夏（洗），半升。

上方门冬、五味酸收胁肺用以为正补，旋覆咸软饮结可开而暗化，佐细辛开通肺窍，又防制节之官收复于甚者。

　　大补肺汤：治烦热汗出，少气不足息，口苦干渴，耳聋，脉虚而数者方。

　　麦门冬　五味子　旋覆花_{各三两}　细辛　地黄　竹叶　甘草_{各一两}

　　上七味，以水一斗，煮取四升，温分四服，日三夜一服。

　　小补汤内加补肾汤之大半，使子富无索于母，肾制火邪，母亦免克，汗、渴、耳聋随之尽愈。

辨肾脏病证文

　　肾气虚则厥逆，实则腹满，面色正黑，泾溲不利。

　　此陶氏抉要而撰者，大抵《灵枢》本文之义。

　　肾病者，必腹大胫肿，身重嗜寝。虚则腰中痛，大腹小腹痛，尻阴股膝挛，腨胻足皆痛，清厥意不乐。

　　此条见《素问·脏气法时论第二十二》，原系于肺条下，尻阴至足皆痛是太阳经病，当应属肾，此亦陶氏别有见地而撰者欤！

　　邪在肾，则骨痛，阴痹。阴痹者，按之不得。腹胀腰痛，大便难，肩背项强痛，时眩仆。取之涌泉、昆仑，视有余血者尽取之。

　　引见《灵枢·五邪第二十二》文。

　　陶云：肾德在坚，故经云：以苦补之，甘泻之。肾苦燥，急食咸以润之，至津液也。

　　小泻肾汤：治小便赤少，少腹满，时足胫肿者方。

　　茯苓　　甘草　　黄芩各三两

　　上三味，以水三升，煮取一升，顿服。

　　小泻肾汤苓、草之甘，二甘一气一味，甘淡为泻肾正品，佐以黄芩之苦，为反佐，能使肾用平调，而暗寓化机在内也。

　　大泻肾汤：治小便赤少，或时溺血，少腹迫满而痛，腰中沉重如折，耳鸣者方。

　　茯苓　　黄芩　　甘草各三两　　枳实　　芍药　　干姜各一两

　　上方以水五升，煮取二升，日二温服。

　　即前小汤加泻肝之枳、芍，以病波及少腹而溺血，故汤制如此。

　　小补肾汤：治精气虚少，骨蒸羸瘦，脉駃者方。

　　地黄　　竹叶　　甘草各三两　　泽泻一两

　　上四味，以水八升，煮取三升，日三服。

　　若小便血者，去泽泻加地黄为四两半；若大便下血者，去泽泻，加伏龙肝如鸡子大；若遗精者，易生地为熟地黄二两；小便冷，茎中痛，倍泽泻为二两；少腹苦迫急，去泽泻，加牡丹皮一两半；小便不利，仍用泽泻；心烦者，加竹叶一分；若腹中热者，加栀子（打）十四枚。

　　地黄、竹叶二苦为补肾之正品，甘草以保肾体，甘苦化咸致津液而燥自除，甘苦并行，阴气静密，相火乃伏，精脏完固也。

　　大补肾汤：治精气虚少，腰痛，骨痿，不可行走，虚热冲逆，头眴目眩，小便不利，腹中急满，脉软而駃者方。

地黄　竹叶　甘草_{各三两}　泽泻　桂枝　干姜　五味子_{各一两}

上七味，以长流水一斗，煮取四升，温分四服，日三夜一服。

此即小汤加入补肝汤内之桂、姜、五味，于《金匮》青龙五案是镇冲之术、降相火之道也，识之。

此书幽潜千载，历朝少见。然视其当时已有别本，观其文气，非经一人之手，其间错讹倒置不处无之，而细读书内体制法度，皆基于五行生克之理、阴阳生克之道，方方对承，药药互根，斡旋如连环无痕，谨严似轮齿纤恰，迹象昭明，事理兼备，今者就科，列表缀于篇末，庶或得失之有补云尔。

大小泻汤药味五行生克示意图

大 泻 汤								
肝	芍药	枳实	干姜		黄芩	大黄	甘草	
心	黄连	黄芩	大黄	左皆克胜为事然内寓化机	干姜	甘草	芍药	左亦克胜为事而兼承以所生之味 左以格式论心条 芍药应是枳实
脾	附子	干姜	甘草		大黄	枳实	黄芩	
肺	葶苈子	大黄	枳实		甘草	黄芩	干姜	
肾	茯苓	甘草	黄芩		枳实	干姜	大黄	
	小泻汤							

大小补汤药味五行生克示意图

大 补 汤								
肝	桂	干姜	五味子	枣	左亦克事然是全面体用,而以成味为承,虚亦不能自化也	赭石	旋覆花	竹叶
心	丹皮赭石?	旋覆花	竹叶	豉		人参	甘草	干姜
脾	人参	甘草	干姜	术		麦冬	五味子	旋覆花
肺	麦冬	五味子	旋覆花	细辛		地黄	竹叶	甘草
肾	地黄	竹叶	甘草	泽泻		桂	干姜	五味子

左补子扶母,制贼伏侮者也

小补汤

大枣为脾果,见于损方内,豉仅反见。代赭石药,不宜与草品为伍,又见于石药,殊表内恐系简错者

陶曰:又有泻方五首,以救诸病误治,致生变乱者也。

泻肝汤:治误用吐法,其人神气素虚,而有痰癖,呕吐不止,惊烦不宁者方。

枳实　芍药　代赭石_烧　旋覆花　竹叶_{各三两}

上方五味,以水七升,煮取三升,温分再服。呕甚者,加生姜作六味。

此汤之组成是泻肝汤二味,补心汤三味。盖误以吐越引起心中虚阳之上逆触动肝风,下煽痰癖,阴邪得随势而作逆,宜为惊烦呕吐焉,此方要妙在于酸苦除烦为口诀也。

泻心汤:救误用清、下。其人阳气素实,外邪乘虚陷入,致心下痞满,食反不下,利反不止,雷鸣腹痛方。

黄连　黄芩　人参　甘草_炙　干姜_{各三两}

上方五味，以水七升，煮取三升，温分再服。下利甚者加大枣作六味。

此方几与仲景《伤寒论》泻心三汤同，虽其主因缘误下中虚，邪气内陷乃而成痞，其证呕甚，利甚，呕利并作，核检主治仍在中虚而为痞，如汤液图法辛苦除痞为诀窍，其间分量如伤寒之灵活转变为心得也。

泻脾汤：救误用冷寒，其人阴气素实，而阳气遏阻不行，致腹胀满，反恶寒不已者方。

附子炮　干姜　麦门冬　五味子　旋覆花各三两

上方五味，以水七升，煮取三升，温分再服。一方有细辛作六味。

此方系阴寒之人，又兼误用寒冷，致阳气削落，以至不振，非姜附无通阳之力。麦冬、五味保肺以供化气之助，覆花驱胸中浊阴以畅气之途径，其手眼在辛咸除积上。一方有细辛者，以其能通心络，可助宣畅气机，故当从之。况前方皆有云六味者乎。

泻肺汤：救误用火法，其人血素燥，致令神识迷妄，近似于痴，吐血，衄血，胸中烦满，气结不畅者方。

葶苈子　大黄　生地黄　竹叶　甘草各三两

上五味，以水七升，煮取三升，温分再服（依上方例，恐此句下有缺，应□□□作六味者）。

此方是泻肺汤二味加补肾汤三味，依陶氏图法谓是甘咸除燥者为主。火逆动血，同类相引，火能克金，邪必犯肺者亦常情也，夫气为血帅，泻肺母乃宜乎然。然不滋不清，曷以奏功。大黄、生地并用，《千金》称为秘方，允哉！

泻肾汤：救误用汗法，其阳气素虚，阴气致而逆升，心中动悸不安，冒，汗出不止者方。

茯苓　甘草　桂枝　生姜　五味子各三两

上方五味，以水七升，煮取三升，温分再服。（按下当有□□□作六味云云，按佚药当是白术）

本方前二味是小泻肾汤原药，后三味是补肝汤之半。

若依陶氏图表释者，乃酸甘除□（□原脱失字）法，却与《金匮要略》痰饮篇内误与小青龙汤之救法之桂苓味草汤同，其因亦同，盖肾心虚之人，浮火愈多。一经误汗，幸而未致亡阳暴脱，内之水浊必乘虚而逆上来冲心，动冒不安之态于是出焉。《金匮》曰冲气，此曰阴逆，名虽殊而理事同也。观《伤寒》欲作奔豚，心中悸都从苓、桂、草，启示汝意晓半矣。名以泻肾者，肾邪乃水气也。

陶云：经方有救诸劳损病方五首，然综观其意趣，盖亦不外虚候诸方加增而已。录出以备修真之辅，拯人之危也。然其方意源妙，非俗浅所识。缘诸损候，脏气互乘，每挟滞实。药味寒热并行，补泻相参，先圣遗奥，出人意表。汉晋以还，诸名医辈，张机、卫汜、华陀、吴普、皇甫玄晏、支法师、葛稚川、范将军等，皆当代名贤，师式此《汤液经法》，愍救疾苦，造福含灵。其间增减，虽各擅新异，似乱旧经，而其旨趣，仍方圆之于规矩也。

养生补肝汤：治肝虚，筋极，腹中坚癖，大便闭塞方。

蜀椒汗，一升　桂心三两　韭菜切，一把　芍药三两　芒硝半斤　胡麻油一升（一本无芍药有桃奴十四枚）

上六味，以水五升，先煮椒、桂、韭叶、芍药四味，取得二升讫，去滓。内芒硝于内，待消已，即停火。将麻油倾入，乘热，急以桑枝三枚，各长尺许，不住手搅，令与前药相和合为度。共得三升，温分三服，一日尽之。

调神补心汤：治心劳，脉极，心中烦，神识荒忽方。

旋覆花一升（一方作丹皮四两）　栗子打，去壳，十二枚　葱叶十二茎　豉半升（一作山茱萸）　栀子十四枚　人参三两（一方无）

上六味，以清酒四升，水六升，煮取三升，温分三服，日三。葱一本作苣。

建中补脾汤：治脾虚，肉极，羸瘦如柴，腹中拘急，四肢无力方。

桂枝二两　甘草炙，二两　生姜切，三两　芍药六两　大枣十二枚　黄饴一升

上六味，以水七升，煮取三升，去滓。内饴，更上火，令消已，温服一升，一日尽之。

宁气补肺汤；治肺虚，气极，烦热，汗出，口舌渴燥方。

麦冬二升　五味子一升　芥子半升（一本无芥子有李子半升）竹叶三把（一本竹叶作藿，当从）　旋覆花一两　白蔹五升

上六味，但以白蔹浆共煮，取得三升，分温三服，日尽之。

固元补肾汤：治肾虚，精极，遗精，失溺，气乏无力，不可动转，唾血、咯血方。

地黄切　薯蓣切，各三两　薤白四两　甘草炙，三两　干姜二两　苦酒（酢也），一升（一本无薯蓣、甘草、干姜，有附子炮，三枚，竹叶三两，苦杏去核，十枚）

上方以井水五升，合苦酒内诸药，煮取三升，每服一升，日尽之。

陶云：经云毒药攻邪，五菜为充，五果为助，五谷为养，五畜为益。尔乃大方之设，今所录者，皆小汤耳。

陶隐居云：依彼《神农本草经》及《桐君采录》，上、中、下三品之药，凡三百六十五味，以应周天之度，四时八节之气。商有□（□系原脱失字）相伊尹，撰《汤液经》三卷，为方亦三百六十首。上药为服食补益方者，百二十首；中品中药，为疗疾祛邪之方，亦百二十首；下品毒药，为杀虫辟邪痈疽等方，百二十首。凡共三百六十首也。实乃万世医家之规范，苍生护命之大宝也。今检录常情需用有六十首，以备山中预防灾疾之用耳（以上残缺不知字数）。检用诸药之要者，可默契经方之旨焉。经云：在天成象，在地成形。天有五气，化生五味，五味之变，不可胜数。今者约列二十五种，以明五行互含之迹，以明五味变化之用。

如后：

味辛皆属木，桂为主。椒为火，姜为土，细辛为金，附子为水。

味咸皆属火，旋覆花为主。大黄为木，泽泻为土，厚朴为金，硝石为水。

味甘皆属土，人参为主。甘草为木，大枣为火，麦冬为金，茯苓为水。

味酸皆属金，五味为主。枳实为木，豉为火，芍药为土，薯蓣为水。

味苦皆属水，地黄为主。黄芩为木，黄连为火，白术为土，竹叶为金。

此二十五味，为诸药之精，多疗五脏六腑内损诸病，学者当深契焉。

此表系陶氏归纳诸补、泻汤归纳，分类而列者，含义殊深，直明五行五函之迹，变化之情，今依情义释之如下，庶有证于讹失焉。

小泻心汤是水克火，黄连为水中火，用之为主，虽克而无伤。黄芩为水中木，用之为副，木火相通矣。反佐之大黄为火中土（证见金条），与为主之黄连相生。小泻心汤仅具三味，其神奥如此，难怪为千古师式，若以此汤类推，表义应如下。

味属 互涵	中之木	中之火	中之土	中之金	中之水
味辛 皆属木	桂	姜	附子	细辛	生姜
味咸 皆属火	旋覆花	丹皮	大黄	葶苈	泽泻
味甘 皆属土		甘草	人参	薯蓣	茯苓
味酸 皆属金	芍药	萸肉	五味子	麦冬	枳实
味苦 皆属水	黄芩	黄连	术	竹叶	地黄

若即诸补汤而观之，以生为事。如理中补脾之制，君药人参，土主也。甘草臣，火生土也。而干姜为佐者，木中土也，虽克义而寓生事，所谓不克不化，克而始化也。术为水中之

土，因之土虚之病，则为侮邪伏也。他补汤义通此，果如其义，则此表似为妥稳。火条牡丹、土条薯蓣，就一本当从文合入，土条为木者，仍缺如，俟有见之同仁，嵌金可也。

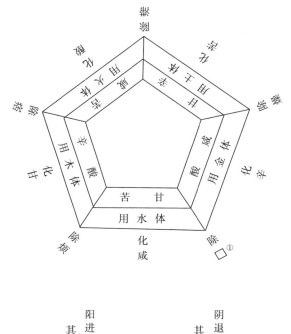

经云：主于补泻者为君，数量同于君而非主，故为臣使。阴退为泻，其数六，水数也；阳进为补，其数七，火数也。

---

①注：□系原稿脱失字。后同。

陶隐居曰：此图乃《汤液经法》尽要之妙，学者能谙于此，则医道毕矣。

经云：主于补泻者为君，数量同于君而非主，故为臣，似于佐监者为使。

按：此条似是旧经释语，存疑不述。

汤液图法释

此图阐明五行生化消长之义，而其子目应分四项，总以证明五行运用之事迹，俾学者实用无误焉。

（一）五行单方体用补泻之定义，谓以用为补，以体为泻。

所谓用者，即本位之气势也；体者，本位之实质也。如木位其用味为辛散，而体位酸收为收敛，他位通同。

（二）五行全局之体用补泻定义，即所谓木用土体，土用水体，水用火体，火用金体，金用木体，一制一承，一克一生，自然生机不息也（泻则克我，补则我克）。

（三）五行本位合化之结果，所谓合化则变异。如辛酸化甘，如经云：肝苦急，急食甘以缓之，缓肝急也。如下苦甘化咸，治在肾云云，此指五脏自位正证之治，明示物虽化而性不亡，变生另种功效也。

（四）五行傍位分行之功效，谓异位并举，所谓起之效果也。如辛苦除痞，辛咸除滞，甘咸除燥，甘酸除□（脱失字），苦酸除烦，此五证者，由非本生，概以客淫，势分偏盛，情机恶暴，必寒热兼行，表里分攻，上下和济，始得痊可，故如是立。

如据以上四义，陶氏于论图以前，突出君臣之旨者，宁非经方之制，以全局体用补泻为之君主，单方补泻为臣制，本位相化者理纯证，异位分行者理杂证，二者为佐为使，此图缄秘如斯，真开天之鸿宝也。

及乎图下两条，曰阳进为补，其数七，火数也；阴退为泻，其数六，水数也。此河图水火之成数，缀此何意，则不得而知，缺如可也。

五行五味之说，启于《尚书》之洪范篇，水曰润下——作咸；火曰炎上——作苦；木曰曲直——作酸；金曰从革——作辛；土爱稼穑——作甘。此经典之明文，先圣之法言，秦汉诸子百家风生，凡涉及五行五味者，无不遵而述之，莫敢非背。独淘氏于千载之下，明体用以证其讹，验施用而知其非。夫善言不辩，辩言不善，弘景深得老氏之旨欤？阴阳五行易蹈空谈，陶氏一力求实，细阅此图，即今日以科学观点分析之，亦不能否认其功，史书称陶氏为山中宰相，真无愧色。

隐居曰：外感天行之病，经方之治，有二旦、六神、大小等汤。昔南阳张机，依此诸方，撰为《伤寒论》一部，疗治明悉，后学咸皆奉之。山林僻居，仓卒难防，外感之疾，日数传变，生死往往在三五日间，岂可疏忽！若能深明此数方者，则庶无蹈险之虞也。今特录而识之。

小阳旦汤：治天行病发热，汗自出而恶风，鼻鸣干呕脉弱者。

桂枝三两　芍药三两　生姜切，三两　甘草炙，二两　大枣十二枚

上方以水七升，煮取三升，温服一升。服已，即啜热粥一器，以助药力，稍稍令汗，不可令汗流漓，则病不除也。若汗不出，可随服之，取瘥止。若加饴一升，为正阳旦汤，治虚劳良。

小阴旦汤：治天行病身热，汗出，头目痛，腹中痛，干呕下利者。

黄芩　芍药各三两　甘草二两，炙　生姜二两，切　大枣十二枚

上方以水七升，煮取三升，温服一升，日三服。服汤已，如人行三四里时，令病者啜白酨浆一器，以助药力。身热呕利自止也。

小阳旦汤即《伤寒论》之桂枝汤也。读《外台》卷二伤寒中风方九首，条内引《古今录验》阳旦汤即桂枝汤，其内黄芩系误入者，其后文曰：虚劳里急者正阳旦汤主之，云内胶饴半升。此盖指建中而言，二汤权制虽异，药性无殊，桂枝饮粥，建中用饴。饴，黍之精也。旧本仍一途也。小阴旦即《伤寒论》之黄芩汤，桂为阳主，芩为阴宗，他药尽同，桂啜粥，芩啜白酨浆，意旨亦通也。

大阳旦汤：治凡病汗出不止，气息惙惙，身动无力，每恶风凉，腹中拘急，不欲饮食，皆宜此方。若脉虚者，更为切症（后八字疑系注）。

黄芪五两　人参　桂枝　生姜　甘草炙，各三两　芍药六两　大枣十二枚　饴一升

上七味，以水一斗，煮取四升，去滓。内饴，更上火，令烊已。每服一升。

大阴旦汤：治凡病头目眩运，咽中干，每喜干呕，食不下，心中烦满，胸胁支痛，往来寒热者方。

柴胡八两　人参　黄芩　生姜各三两　甘草炙，二两　芍药四两　大枣十二枚　半夏洗，一升

上八味，以水一斗二升，煮取六升，去滓。重上火，缓缓煮之，取得三升，温服一升，日三服。

两大汤皆小方加味而成，但阳旦七味，阴旦八味。阳旦之证越虚越笃，阴旦之证是越实越危。阳旦加参有由，阴旦用参

曷来。小汤啜醙浆，大汤或有加苦酒之设，满者大枣亦恐非法。

小青龙汤：治天行病发热，恶寒，汗不出而喘，身疼痛，脉紧者方。

麻黄三两　杏仁熬，打，半升　桂枝二两　甘草炙，两半

上方四味，以水七升，煮麻黄，减二升，掠去上沫，次内诸药，煮取三升，去滓，温服八合，必令汗出彻身，不然恐邪滞不尽散也。

大青龙汤：治天行病，表不解，心下有水气，干呕，发热而喘咳不已者。

麻黄去节　细辛　芍药　甘草炙　桂枝各三两　五味子洗，半升　干姜三两　半夏半升

上方八味，以水一斗，先煮麻黄，减二升，掠上沫。内诸药，煮取三升，去滓，温服一升。一方无细辛，作七味，当从。

此书小青龙即《伤寒论》麻黄汤，此无他征。如与《伤寒论》之白虎汤名义相对，观之，允然。继观两大汤，药数对同，则抑再似者。大小之变，通于始，必不异于终也。

小白虎汤：治天行热病，大汗出不止，口舌干燥，饮水数升不已，脉洪大者方。

石膏如鸡子大，打，绵裹　知母六两　甘草炙，二两　粳米六合

上四味，先以水一斗，煮粳米，熟讫去米。内诸药，煮取六升，温服二升，日三服。

大白虎汤：治天行热病，心中烦热，时自汗出，口舌干躁，渴欲饮水，时呷嗽不已，久久不解者方。

石膏 如鸡子大，打　麦门冬 半升　甘草 炙，二两　粳米 六合
半夏 半升　生姜 二两，切　竹叶 三大握

上方七味，以水一斗二升，先煮粳米，米熟讫去
米。内诸药，煮至六升，去滓，温服二升，日三服。

小朱鸟汤：治天行热病，心气不足，内生烦热，
坐卧不安，时时下利，纯血如鸡鸭肝者方。

鸡子黄 二枚　阿胶 三锭　黄连 四两　黄芩　芍药 各二两

上五味，以水六升，先煮芩、连、芍三物，取得
三升，去滓内胶，更上火令烊。尽取下，待小冷，下
鸡子黄，搅令相得。温服七合，日三服。

大朱鸟汤：治天行热病，重下，恶毒痢，痢下纯
血，日数十行，弱瘦如柴，心中不安，腹中绞急，痛
如刀刺者方。

鸡子黄 二枚　阿胶 三锭　黄连 四两　黄芩　芍药 各二两
人参 二两　干姜 二两

上药七味，以水一斗，先煮连、参、姜、等五味，
得四升，讫内醇苦酒一升，再煮取四升，讫去滓。次
内胶于内，更火上令烊。取下，待小令，内鸡子黄，
搅令相得即成。每服一升，日三夜一服。

朱鸟大小二汤，即《伤寒论》少阴篇所载之黄连阿胶汤，
治少阴证心烦不得眠，而似与证例不合。如《千金》驻车等
类汤丸，治文皆系以下利脓血、腹疼迫急，则与此书治文契
合，抑或是其原义乎？

小玄武汤：治天行病，肾气不足，内生虚寒，小
便不利，腹中痛，四肢冷者方。

茯苓 三两　芍药 三两　术 二两　干姜 三两　附子 炮，去皮，
一枚

上五味，以水八升，煮取三升，去滓，温服七合，日三服。

大玄武汤：治肾气虚疲，少腹冷，腰背皆沉重，四肢清冷，小便不利，大便鸭溏，日十余行，气惙力弱者方。

茯苓三两　术二两　附子炮，一枚　芍药二两　干姜二两　人参二两　甘草炙，二两

上七味，以水一斗，煮取四升，温服一升，日三夜一服。

玄武小汤与《伤寒论》同，大汤《伤寒论》不载，要似前五补汤大汤义理相通，谓病笃正虚，当各有药品增益也。

陶氏云：阳旦者，升阳之方，以黄芪为主；阴旦者，扶阴之方，以柴胡为主；青龙者，宣发之方，以麻黄为主；白虎者，收重之方，以石膏为主；朱鸟者，清滋之方，以鸡子黄为主；玄武者，温渗之方，以附子为主。此六方者，为六合之正精，升降阴阳，交互金木，既济水火，乃神明之剂也。张机撰《伤寒论》，避道家之称，故其方皆非正名，但以某药名之，亦推主为识之义耳。

上说系疗治外感之要剂，陶氏谓仲景避道家之称而易名，得无《汤液经》诸汤，将别有命名之义理在乎！

陶隐居曰：治中恶卒死者，皆脏气被壅，致令内外隔绝所致也。仙人有开五窍救卒死中恶之法五首，录如后：

点眼以通肝气：治跌仆，腰挫闪，着滞作痛，一处不可欠伸动转方。

矾石烧赤，取冷，研为细粉。每用少许，以酢蘸目大眦，痛在左则点右眦，痛在右则点左眦，当大痒，泪出则愈。

吹鼻以通肺气：治诸凡卒死，息闭者，皆可用此法活之。

皂角刮去皮弦，用净肉，火上炙焦，如指大一枚次加细辛等量，共为极细粉。每用苇管吹鼻中少许，得嚏则愈。

此即后世通关散法也。

着舌可通心气：治中恶，急心痛，手足逆冷者，顷刻可杀人。看其人指爪青者是。

硝石五钱匕　　雄黄一钱匕

上二味，共为细粉。启病者舌，着散一匕于舌下。若有涎出，令病者随涎咽下，必愈。

《集玄方》治诸心腹痛，药味与此方同，云点眦内，名火龙丹。大抵后世之人马平安散，皆以此方化出。

启喉以通脾气：治过食难化之物，有异品、有毒，宿积不消，毒势攻注，心腹痛如刀搅方。

赤小豆　　瓜蒂各等分

上为散，讫加盐豉少许，共捣为丸。以竹箸拗病者齿，温水送入喉中，稍时得大吐愈。

熨耳以通肾气：治梦魇不寤。

烧热汤二升，入戎盐七合，令烊化，切葱白十五茎纳汤内。视汤再沸，即将葱取出，捣如泥，以麻布包之，熨病者之耳，令葱气入耳，病者即寤也。

上五方，乃神仙救急之道。若六畜病者，可倍用之。

　　（木）石青木　石胆火　石硫黄土　矾石金　淄石水

　　（火）代赭石木　矾石火（以下残断）

　　附：《五脏法要》药释

　　谨以《法要》订正二十五味表式以为行次，采注于《神农本草经》及《名医别录》为主，以此二书皆陶氏手订，于情义不致违远者也。

　　桂：味辛温。主温经通脉，止烦热汗，调营卫，舒散诸结，除冲逆，伐肾邪，为通肝主。

　　干姜：味辛温。主温中散寒饮。

　　生姜：味辛芬。除秽恶，通诸经滞气，为止呕圣药。

　　细辛：味辛，气芳烈。主温中开胸，咳逆头痛，行络血，百节拘挛。

　　附子：味辛烈。温中暖下元，通身关节，除阴逆厥冷。

　　上五条为肝家之正属，皆辛散以应肝德也，故能解逆散滞。

　　旋覆花：味咸质轻。除喉胸结气痰水，心下结气，上逆作呃。

　　丹皮：味咸苦。除血瘀，癥坚血风痉急，为心之主药。

　　大黄：味咸苦寒。除食水，下瘀血闭结，利大肠气。

　　葶苈子：味咸苦。主通利水道，下气开郁。

　　泽泻：味咸淡。主宿水在中，利小便。

　　上五条为心之正属，味咸皆可软坚，实心之正德，故能推陈致新也。

　　甘草：味甘。通脉长肌肉，止挛急疼痛，生津液。抑百草毒，调协诸药。

　　人参：味甘。补五脏诸虚，为脾之主。

　　薯蓣：味甘滑。主补虚瘦，长肌肉，益气力。

　　茯苓：味淡微咸。主水气上逆，心中动悸不安。

上四条皆属土，土性缓徐，诸药得之，能令势力增长，副毒尽消也。

芍药： 味涩甘。主邪气腹疼，除血痹，益阴气。

山茱萸： 味酸温。温中益精气，止小便利，逐寒湿痹，生血脉。

五味子： 味酸温。益气劳伤羸瘦，咳逆上气，补不足，止汗。

麦门冬： 味涩甘微酸。主伤中脉绝，虚劳客热，气乏燥渴，保定肺气，强阴益精，愈痿蹶。

枳实： 味酸芳苦。利五脏，除胸胁痰癖，破结消胀痞逆气。

上五条味涩酸属肺，性收涩为正德，故能止耗汗泄利遗失也。

黄芩： 味苦涩。主诸热黄疸，肠澼下利不已。

黄连： 味焦苦。主心烦动悸不安，洞泄肠澼，吐衄失血。

术： 味微苦平。主湿痹泄利，除热消食水。

苦竹叶： 味苦平。止烦渴，下气止咳逆，筋溢出。

地黄： 味苦甘。主男妇内崩出血，补不足，益力气。

上五条，皆苦以应水德，以坚为用，故治文皆以静固为主也。

桃奴： 味辛温。可发汗去风邪，疗中恶腹痛，杀百鬼不祥。

栗： 味咸。去结痰留饮，利小便，止喘息宁心气，愈下痿。

枣： 味甘。补中益脾，疗心中悬饥，生津液。

杏： 味酸。收耗气，止汗出。

李： 味苦寒。除痼热，调中。

上五果。

韭： 味酸，无毒。调血脉归于心。

苣： 味苦。主五脏邪气，厌谷，胃痹肠澼，消渴热中，诸毒恶疮，安心益气，令人聪察少气。

葱：味辛散。伤寒发汗，去表热，通经脉。

薤白：味甘。止利下肠澼，止脾痹痛，止一切失血、衄血。

藿：味咸。归心，除胃中积。

上五菜。

胡麻油：温滑润肠，出便秘，外敷生肌，除火疡。

麦酒：补心调脉。

饴糖：补脾缓中，益气消食。

白截浆：润气燥，止胸痛。

苦酒：醋也，消肿下痢。

上补劳损诸方内药。

柴胡：味苦平气芳。主伤寒邪在少阳经，寒热往来，胁下支满而痛。

麻黄：味苦。轻发表解汗，去表热怫郁邪气，止喘息。

杏仁：味苦温。主咳逆上气，解肌，消风水。

半夏：味辛。去胸腹痰水，止呕吐，心痛坚痞。

知母：味苦寒。止渴热，生津液，保肺气。

粳米：保肺气，生津液，去烦热。

鸡子黄：补心中真阴，除热毒，涂火伤。

阿胶：味甘平。主心腹内崩出血，劳极阴气不足，脚酸不能行，养肝气。

瓜蒌实：味甘。主胸痹，下心胸痰水。

栀子：味苦涩。主五内邪热，心烦懊忱。

龙胆草：味苦。除胃中伏热，时气温热，热泄下痢。

豉：味酸寒。主伤寒头疼，寒热瘴气，恶毒，烦躁满闷，虚劳喘吸。

瓜蒂：苦寒。病在胸胃，皆吐去之。吹鼻除息肉，黄疸。

戎盐：火上烧赤，和汤服，入口可吐宿食、痰水，止心腹急痛。

苦参：大苦。主心腹邪热结气，和醋吐一切热痰恶涎。

代赭石：味咸平。养血气，除五脏血脉中热，血痹血瘀，止噫气。

石膏：味甘涩。除营卫中大热，解燥毒，止消渴及中风痿痹，收耗汗。

处方正范

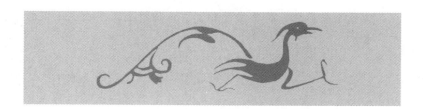

写在前面的话

方之多，多至不可计数，仅《本草刚目》附有 11000 多个方子，中医书籍汗牛充栋，究竟方有多少？就今之电子计数，怕也是难以统计的。师在序言中说："医学中处方一道，本属关键，而今日更值一壶洪流，滔滔者天下皆是，一再延误，积重难返，将有不可收拾之势。"方剂之多，让后来学者感到茫然，师书《处方正范》提纲挈领，以博返约，为我们学习指明了方向。

《处方正范》系先师 1982 年著作，经过了三番五次修改，遗稿抄本不一。选择周溥抄本，字迹工整，完整无缺，内容与已出版大体相同。选此做蓝本，也是为了保存此原稿。

在整理中，有些不明了处，互相做了对照，并请周溥大师兄做了审阅修改，凡有引用者，一一做了校对，并以"注"做了说明。

为了不失原貌，将其修改和加页，均附上，并加注，以醒示读者。

陈志欣

二零一七年四月一日

序

　　为医之道，一曰认证，二曰处治，明白此二者，则医之能事毕矣。但是，要想实际掌握住这两项要点，却非容易。况且今日之社会，以科学为背景，光、电、原子等技术的应用，已遍及人间角落。在医学方面，诊察则光透、化验，药治则元素、核子，可谓神巧之至焉，与祖国之旧医学相比，何啻霄壤！然天地之间事类万殊，尺有所短，寸有所长。今人常见之科学事物，固非古人所敢梦想，然而在哲学、文学、音乐、工艺的某些方面，今人反有不及古人之处。盖由历史社会之种种背景使然，非无因而致者。就中医学说，其蕴藏极富，潜力极大，很值得以今日的科学手段去发掘它，学习它，应用它。

　　我国医学起于远古，迨传及两汉，已具有相当高的学术价值。历代医家在实践中又积累了很多经验，逐步建立起系统的理论，并且写成了《内经》《汤液经》《本草》等著作。这些书籍在诊断和治疗上都是十分可靠的，因之后代的学者，皆奉之为准则，尊之为经典，以为万世不易之法。

　　处方一项，传说起自伊尹之《汤液经》，而其书久佚，仅在史籍中存其目录而已。唯汉人张仲景撰用论广为数十卷，有晋太医令王叔和选编甚精，诸方之名次、治宜，皆赖存于《伤寒论》中。这些方子，体裁制度都十分谨严，理论和实际也结合得很紧密。按论施治，效果往往出人意外，当世医方无足与相比者。故尔从汉朝到现在，历一千余年，不论在国内或国外，它一直被认为是一部卓绝的著作，其中方剂被推称为"经方"。

　　到隋唐时候，医界诸公用药渐趋广泛，但在方剂配伍上，或有脱于统序，因之就损害了药物的功能，当然也减低了方剂的效果。好在他们去古未远，学有所自。虽然，而不至太甚。宋元以降，医家门户蜂起，又深受运气学说熏染，遂使理论涉于玄渺，治疗半属推测。他们的方剂不是失于板实，便失于夸诞。因为肤浅易懂，所以在一般人中流传甚广，这类方子通称"时方"。

虽然时方在学术造诣上比之经方差距很大，但尚有循规矩，不致泛滥难收，总比今天国内某些医家所处之方好得多。一方用药多至数十味，药量辄重八九两，性能主次不分，炮制多属离奇。病重药夥，病奇药精，理所当然，而视其所施，实又非是，制寸锥之囊而残匹帛，为杯水之饮而举鼎釜，若初学之士，固不足怪，赫赫耆宿亦复如是，岂非笑柄耶？古人说得好，不依规矩不能成方圆，不依六律不能定五音，老生常谈，竟何忘之！

物久置则腐，学而不讲则废。医学中处方一道，本属关键，而今日更值一壶洪流，滔滔者天下皆是，一再沿误，积重难返，将有不可收拾之势。余有感于斯，不揣浅陋，写成此册。形骸之传，诚无足观，或允为步阶之坯可耳。

　　　　　　　　　　　　　　　　　　　　一九八二年

　　　　　　　　　　　　　　　　　　威县张唯静序

目　　录

上篇

下篇

上 篇

一、综述

处方识病的前提条件，是对症状的认识。症状是人体机能的反映现象，医家依就这些现象，寻求其产生和存在的原因，以便进行治疗。可是，这里的治疗，并非从一方面着眼，头痛医头，脚痛医脚，而是运用四诊八纲，从整体上观察，详悉认证，全面地进行医治，或说"依证知因，从因论治，就治论法，以法制剂"。即所谓"理、法、方、药"，以此为本，构成完整的方剂学说。

治病如兴师讨贼一样，必须先详细地了解敌情，如据地之险夷，将士之勇怯，兵卒之多少，及主管行哨、车马辎重、出入时间、布阵格局等。然后据情遣兵，或马或步，或水或火，或缓或急，力敌智擒，直截旁剿，一战而胜。医道也是这样，欲治病而不认症，如盲人瞎马，冥夜妄行，虚虚实实，岂非以救生之道成杀人之罪乎？辨证之学，不外八纲，即阴阳、表里、虚实、寒热是也。结合实际而谈，阴阳是说病种的类型，表里是说病在的部位，寒热是说病体的机能反射，虚实是说病的机制和成因。据理而分，阴阳为六者之综，表、热、实三者统于阳，里、寒、虚三者统于阴，斯六者为其目而已。此阴阳之综，犹如《周易》之乾坤定位，三阴三阳，犹六子用事，故曰二综、六纲。次则以证筹法，依法定剂，以调剂之，表示如下：

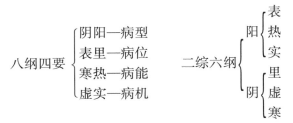

　　证既认清，当求对治之法。所谓法，无非是对病证的类型筹而划之，即衍生对治八法，但仍不外乎以阴阳为纲，而汗、下、温、清、补、泻以为目属。其含义为"阳以动之，阴以静之，汗以发表，下以通里，温以制寒，清以制热，补助不足，泻抑有余"，务使内外调协，通体泰然而已。这是从辨证直接推论的，是主要矛盾和矛盾的主要方面。实际上治疗还必需兼顾其次要矛盾和矛盾次要方面。所谓纯阳不生，纯阴不长，阳中有阴，阴中有阳，二者相反相成。治疗学也以此为理论依据，它的目、属，也是如此。如表中有里，里中有表，表里分深浅之度，寒中有热，热中有寒，寒热有真假之别，虚中有实，实中有虚，虚实有纯杂之挟。因之在治疗用药时，也必须各方面兼顾，始为恰当。故而治表之剂分"轻、宣"，治里之剂分"重、收"，治寒之剂分"温、渗"，治热之剂分"清、滋"，治实之剂分"通、泻"，治虚之剂分"涩、补"。这样区别对待，才符合辩证法原理。通达这项基本理论，便掌握了治疗的原则。这里依阴、阳归纳为二综、十二剂，列表如下：

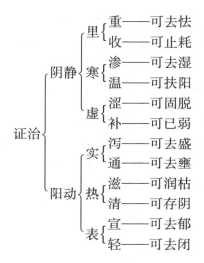

二、标本治疗法则

　　兴师治兵，庙算虽是先决条件，可是临敌之宜，帷幄筹策，却又是根据当时各种客观情况而决定的。治病的法则，务本第一。本固则疾自平，此是指一般规律而言。然疾病从发生到平复，其病位和病时决不能一成不变，也有时遇到某些特殊情况而续生他虞。必须认清这一点，知常达变，灵活运用，便可左右逢源了。

　　二综六纲运用于诊断，重点在认清疾病所占据的空间范围，这是原则的认识，而灵活运用的治疗，重点在于观察病证演变的过程，在时间之转换上体会。《内经》[①] 说："先病而后逆者治其本，先逆而后病者治其本，先寒而后生病者治其本，先病而后生寒者治其本，先热而后生病者治其本，先热而后生中满者治其标，先病而泄者治其本，先泻而后生他病者治其本。先病而后生中满者治其标，大小便不利治其标，必且调之，乃治他病。人有客气，有同气。谨查间甚，以意调之。"

　　————————

　　① 见《黄帝内经素问》卷十八标本病传论篇。

间者并行（通治），甚者独行（专治）。显然这里重视的是治本。但不能认为是绝对的，还要细密地观察疾病的演变过程及时间的转化，从它的"特性"和"共性"上去灵活地抉择，实情地治疗，方可收到满意的效果。今归纳为"四要八目"，略释如下。

一病情有缓急顺逆之分，二病次有先后原续之别，三病势有发解间甚之动，四病况有标本同异之应。此等病情、病次、病势、病况谓之"四要"。则其缓急、先后（原续）、间甚（发解）、标本为八目。此所谓应变之策，以匡常规之不逮也。

表如下：

$$\text{辨证四要八目}\begin{cases}\text{病情——缓急}\\\text{病次——先后}\\\text{病势——间甚}\\\text{病况——标本}\end{cases}$$

夫疾病之生起也，由二因焉。一外因，乃天之六气，阴晴、寒暑、风雨也。内伤之因，乃人之六欲、七情也。外邪所侵，为皮肤、腠理、筋脉、骨骼也。其所耗者，营卫、气血、津液也。内伤所病者，五脏六腑也，其损者精神、意志、魂魄也。邪在为有余，正夺为不足。虚则寒生，实则热发；表则经络闭，里则水谷壅。此皆人体机能自然反映之形势，发于内而形诸外，此谓之证。医者即依此证而求其理，依其理而准其事，据其事而设其治。约阴阳为综，就六纲分剂，而为治疗基本法则也。

（一）阳综

1. 病在表者二剂。表是指躯干之外，皮肤、肌肉、腠理，而胆与膀胱属腑阳也，心肺三焦以在上腔阳位故也。

（1）轻可去闭，发营卫也。

（2）宣可去郁，畅气血也。

2. 病势反应为热者二剂，阳盛阴虚则发热也。

（1）清可存阴，抑亢阳也。

（2）滋可润枯，益津液也。

3. 病邪实者二剂，邪气盛则正气被阻也。

（1）通可去着，去六腑积滞之邪也。

（2）泻可去盛，调五脏有余之气也。

（二）阴综

1. 邪在里者二剂。里是指脉络、骨骼，及大小肠、心包、肝、脾、肾也，脉络为表之里，骨骼为躯干之里，大小肠为腑之下位、为里，心包、肝、脾、肾为阴脏，故属里也。

（1）收可止耗，敛魂魄也。

（2）重可去怯，宁神志也。

2. 病势反应为寒者二剂，阴盛则阳虚而寒也。

（1）温可扶阳，除阴翳也。

（2）渗可去湿，兴意志也。

3. 正气夺损者二剂，正气损则邪易生也。

（1）涩可止脱，固谷气也。

（2）补可已弱，助精气也。

这十二剂契于阴阳的"相对性"和"统一性"。表里、深浅、寒热、真假、虚实、倾欹为对症的区分，症状明了，即可确定治疗的原则。若能对症灵活妥帖地运用方剂中的缓急、大小、单复、正奇各类，则能收到圆满的效果。

三、方剂组织法则

（一）基本制度

古方制度，有君、臣、佐、使之说，以便组织药物。其中君药是主治药，臣是对君药有裨助药，佐是调和药，使是导引药。《本草经》载，药有七情：单行、相须、相使、相畏、相恶、相反、相杀。所谓君药，即单行者，以其有特殊功能故，如麻黄发汗，大黄泻下者是也。相须者即臣药也，如以当归为君以调血，而血无气不行，川芎行血中气，故取配为臣，以助其行血之功。又如呕家用半夏，以其有毒，蜇人咽喉，必佐生姜，以半夏畏生姜也。使药者，剂中主副等药，得此品可速达病所，故谓之使。但方情不同，君臣不得无，而佐使可存可舍焉。比如伤寒，表闭无汗而喘，应用麻黄汤，方中麻黄能通卫气，是解表发汗的主药，既要发汗必使津液充沛，以免造成津液消耗之后患，故加甘草，生津益阴以为臣。加杏仁者，杏为心果，心乃肺之官，故杏仁能利肺气，止咳喘，肺与皮毛相合，肺气开，毛孔疏，汗自出矣，宜之为佐。而麻黄松懈心肌，心阳虚者，致生亡阳之祸。故佐杏仁兼壮心阳，添上桂枝，温经调营。营者，卫之里也，二者并行肤表，可导致药力直抵病所，故为使药。这样组剂，则可获到全面疗效。这病在《伤寒论》上，是按表实处治的。又如桂枝汤，治中风虚邪，汗自出者。桂枝解肌驱风、温中调营为君药，甘草通经生津为臣药，芍药敛阴止耗、益血气以为佐，生姜味辛，大枣味甘，虽是果、菜，而辛甘为阳，乃充助之良使。又啜粥一升，以助药力，意在中焦化赤，使营气续生。服已温覆取汗，使营气与卫相协，则正气充而邪自已。

从以上两个方释中，应可明了君、臣、佐、使的端倪。为了认清它的底蕴，不妨进一步谈谈。药剂中所制的君、臣、佐、使，是根据它在矛盾过程中，在器质与机能彼此转化和影响中，应发挥的效力而选定的，这里分两层说。

君臣药之对立和统一性，在器质与功能当中所起作用的关系。凡阳型的病，以治功能性疾患的药为君，而必以产生此功能之实质药物为臣。如卫气实用麻黄汤，以麻黄为君（主），甘草为臣（须），是生津药，津是卫之体故也，无津便无卫，这是统一。反之津不供则表竭，卫不化水则生喘，这是相对性。本证是表闭无汗而喘为直接关系，依此来看，主副药的选择便可确定了。凡阴型的病以治实质疾患的药为君，而必以产生此实质之功能药为臣。如桂枝汤本为调和营卫而设。其证的基本原因是营弱卫强，方意在助营气，使与卫相协。主药桂枝以调营，甘草为臣生津，津为卫之前身，卫即营之用也，此是双关意。

佐使药的特性与遍性，对君臣药能起到"相抑"及"相助"的作用。佐药能抑制君药的劣性，使之化劣为良，其所化之良性功能，并可预防续生疾患，使药则襄助君臣药之良性，巩固疗效，促使更快地康复。

其次略说君佐等权宜分量，凡君药以性能专治而定，不拘有毒与否（毒字指性力而言）。若有毒性，则用佐以防暴虞，臣药与君药的关系，如鱼水相须，鱼虽少，水当倍之。使药与君药两相协和，用量亦必酌量，须看其性而定。总之，治虚证君药量小，犹治乱时，权宜在下，功在官吏；实证则君药量必大，权宜在上，犹如临治则政令必行。从上述理由看来，君臣药与病理为直接关系，佐使药为间接关系，这是处方学的基本制度。

（二）体裁的变化及运用

任何事物的规律都是相对的，没有绝对的。在事物发展过程中，即使相同的客观条件，也能引起不同的变化。要使方药治愈疾病，也必须依据客观条件，结合具体情况去筹划选用不同类型的方剂，灵活运用，正如前面四要八目部分所阐述。

1. 方类之适宜

方类既已了解，二综、十二剂，可知对证治疗的一般规律，但必须熟练掌握、灵活地运用，疗效才会完美。古语说"用之有方"，方的意义即在于此。

（1）病情治宜者二方：（1）缓方；（2）急方。

病情缓而靖者，治宜缓方，此方之设有四义：一沉疴日久，二虚实偏杂，三聚多广益，四药性柔和。大凡久疴之疾，邪气必相夹杂，顽痰死血凝混一隅，虚则精血亏少，形气失于所养，如五劳七伤等症；实则经络壅塞，肢体残废，如顽痹偏枯等症，必多选柔润通调之品，如雨露滋生，必待时日。其汤如复脉、续命、肾沥、建中等，其丸如大黄蟅虫丸、薯蓣丸、肾气丸等。缓方配伍制度为君一、臣四、佐二、使二。

病情紧急而逆者，治以急方。急方之设有四义：一病起仓促，二急脱暴闭，三药性剧烈，四药味数少。急脱暴疾亦有虚实之分及内外之别，外则酷暑严寒、瘴雾毒气，内则七情薄厥，饮食犯忌，实则外闭内壅，虚则脏元脱失。一息不续，生死攸分。非药用峻烈，斩关夺帜，立竿见影，入口神苏则无遑他顾矣。如三物备急丸、白散、走马汤、返魂汤等。急方配伍制度为君一、臣一、使一。

上缓急二方，着重在药性。

（2）病次治宜二方：（1）复方；（2）单方。

先夙旧病治以复方。复有四义：一夙疾触动，二异位同发，三品味夥集，四异功同举。

大凡旧病夙根之人，多有宜忌，或因天时，或由饮食，一有触犯，新旧并起。这时表里皆病，异位同发，或上热下寒，或左虚右实。邪非一类，痛非一处，二感直中，并病合病，因人而致，是非一局所收功，必复方之可顾。其用药也，品味虽繁而有一定之约束，药性殊途，疗效有共襄之妙，结构之巧，为方类之尤者。如柴胡汤、葛根汤、越婢加桂汤、黄土汤等。复方配伍制度，君一、臣二、佐二、使二。

新发后续治宜单方，一味单药，无与配伍者。单有四义：一病邪单纯，二邪伤一部，三一味单行，四分量不拘。

单方虽无配伍，而其药多为主治之品，如麻黄发表，橘皮解郁，黄芩清热，阿胶益阴，大黄攻阻，枳实理气，龙骨止怯，石膏敛耗，桂之温中，术之渗湿，人参补中，石脂涩脱。后续之病，枝叶小邪，固不需多品，但捡一物，对症施用，即可收效。而细检诸复方内，凡属特加，多是此品，故知其功非鲜少也，无怪单行诸药，多为君主耳。

上单复二方，意义着重于药味繁简。

（3）病势治宜二方：（1）小方；（2）大方。

病邪发时有间止者，治宜小方。小方有四义：一病位非要，二有时自解，三配伍简单，四分量微小。

疾病之加于人身也，邪毒有轻重，部位有要闲，如犯非要害之处，痛有自解之时，譬葸尔小寇，什伍之兵即可扫除。然古谚云："星星之火，足可燎原；涓涓不塞，将为大川。"防患于未然，小方有必焉，方如芍药甘草汤、甘草干姜汤、桔梗甘草汤、大黄甘草汤、桂枝甘草汤等。小方配伍制度，君一臣一。

病邪发起无时间止者，宜大方。大方之设有四义：一邪犯要害，二痛无解时，三药味繁多，四药量重大。

大方之设，谓邪气横盛，危害性强，外则经络闭塞，营卫不通，如中风痱痹，瘟毒发斑等。内伤则亡阳脱血，四逆吐痢等。

邪势猛暴，如强寇搅犯域内，必遣重兵大旅，百万貔貅冀在必胜也，如八风续命、大承气、大青龙等汤。大方配伍制度，君一、臣二、佐三、使二。

上大小二方，以药量轻重为喻（为数以八味为妥）。

（4）病机治宜二方：（1）奇方；（2）专方。

凡病显于标，其气相同者，治宜奇方。奇方有四义：一病形外显，二异病同因，三药性通融，四方制简要。

诸病之在标者，内腑气不畅外，多经气有余，如腒胀、癃闭多系含水积滞，窍病疮疡，皆本风热外壅，疟痢同治，痰吐并消，设一方而尽蠲，有谓奇矣。然病不同因，治乃可通，所谓奇而不奇焉。约其病机，属实者多宜，如麻附辛汤之辟瘟，麻术草汤之醒睡，橘皮半夏汤治岔气，柏叶汤治久痢，三物黄芩汤治蛔痛是也。奇方配伍制度，君一佐使各一。

病发于本，其气特异者治以专方。专方有四义：一病发于内，二专部损伤，三药必族属，四配伍并严。

一脏有一脏的性情，一官有一官的功能，如泾渭不同，江河异流，人体亦然，经络之行径不同，汗、下、温、清各殊，譬如器具的用途，矩不可为圆，规不可为方，况药之与病乎，唯其专治之方，不能他借，专一为用，故其组织井严，伦续攸分，如阴旦、阳旦、白虎、朱雀及五脏补泻等汤者是。

专方配伍制度：君、臣、佐、使各一。

奇、专二方以药物组织为主。

奇（通）、专二方，是依药剂的组织去定义的，其次，专方虽特主功效，而在同时同地，遇到异类症状，可有增加之宜，因之便衍出一种"正加方"。奇（通）方本已具有变通义，如具体用于某种时地，更加衍生一种"变加方"，因而"正加""变加"，便是专、奇二方的副方了。专、奇二方，虽以组织为主，然依另一义，它是与权衡相应的，其他方伍，则不允有副方。

制方之意虽依四要，而与辨证之八纲理事相通，不相违背，如纯邪多是阳症，复邪多是阴症。急病多热，缓病多寒，小邪犯表，大邪犯里，奇病多实，专病多虚。这样结合起来看，八纲辨证依感觉认识而定，四要处治依事物反应而措置，这是很符合逻辑的。

又大抵八纲辨证，以阴阳为六者之统，处方八目以单、复为其统，因小、急、单方统于正方，而大、缓、复方统于变方之中。列表于下，因名八方系统表：

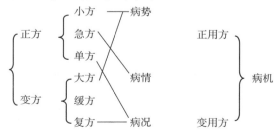

此表二统六目而赘以正用方、变用方二者，以正变二方是

一局之式，如釜鼎成具，烹、炘、煎、炒，各有使法。故而各随局别，立正用、变用二方，表列之理，应人而施，用则十方耳。

曰："正变二用方制何如？"曰："正用方是随各属剂内正方加一味使药，然必随本局情势，如轻宣加辛热，清滋加冷甘，泻滑加咸利，重收加导下，温渗加燥淡，补涩加缓和者是也。至于变用方是本局情机不牟之加，或经络脏腑寒热不同，如散中寓收，收中寓散，升中寓降，寒中寓热，故尔谓之奇方也。

考经方中，有按复方之意，合两方或三方并用者，可药味也仅是七数，单方固不足数，但在原理上，数皆起于一，非无数也。《易》以乾元起一，七日来复，六爻以成卦。今复方不论怎样合成，皆具七数，绝非无因。

又细考经旨，药方为数：小方一君一臣，数仅二味；急方三味，专方（正方）四味，《易》以七日来复，先甲三日，后甲三日，是七与一通矣。况自四至七，恰寓三位，先甲后甲，天干余七。况方局前提，起于一，满于四。大方则为数当八，考之经方，如大青龙、大建中果然。而大小方是以量核，不以味数。如麻黄汤制之小青龙：君药麻黄为三两，大汤则六两；大承气汤厚朴半斤，小汤仅二两，是倍加为之者也。

2. 药剂之类型。

药剂的类型不一，大抵皆随药之材质所宜而作，如朱砂、磁石、石英等，难溶于水，为汤不便，配伍时多研为细末，和合入之。又诸有毒性药，并宜杀制，用量稍小，诸烧炼升丹等品，特性已成，皆宜另置入剂，随机而服用之。旧说"病在上部宜散，在中部宜丸，下部宜汤"，又说"急病宜汤，缓病宜丸"，这是便宜之理，不可忽视。谨将方剂的六种类型列示如下：

（1）汤有二种：①水煎剂；①酒浸剂——通内服外洗。

（2）散有二种：②原药剂；②升炼剂——通内服外敷。

（3）丸有二种：③水作剂；③黏作剂——通内服外佩
（4）兑有二种：④水作剂；④脂作剂——通内含外纳。
（5）膏有二种：⑤水熬剂；⑤油作剂——通内服外贴。
（6）烟有二种：⑥原药剂；⑥化合剂——通内吸外熏。
六剂之中，汤丸散内用为主，兑膏烟外施为主。

附录：选药的基本知识

处方用药是根据药的性能和疗效而决定的，在传统理论中有两个要点，就是药的气和味。《内经》上说，味厚者为阴，薄者为阴之阳，气厚者为阳，薄者为阳之阴。在这阴阳概念上，进一步地引入五行以为目次，将"气"和"味"分出五种来，分属于五行，五味是酸、苦、辛、咸、甘，五气是臊、焦、香、腥、腐。后人有添作六者，即在气味二者中添个"淡"名，《内经》上有说"味厚则泻，薄则通；气厚则发散，薄则热"，又具体地说"辛甘发散为阳，酸苦涌泻为阴"，简明扼要的两句话，是把握药性的纲领。关于五味五气的共性、特性，后人在《内经》基础上也是具体地说明，诸辛皆香，其性散；诸酸皆臊其性收；诸苦气焦，其性坚；诸咸气腥，其性软，诸甘气腐，其性缓；诸淡气平，其性渗，这是药性根本意旨。

方剂始自药物，为使收到圆满的疗效组织而成，药物为基础，方剂为其成果，故必对药物详细的认识，对方剂学才能达到较高的造诣。药物记载详于本草，自古至今，品数不下万计，若无系统，则茫如烟海，无可涉足，谨列表如下，以为法要云耳。

药性药能对互表：

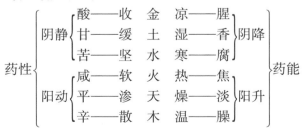

　　药品的运用方向，是据各种器官、组织因病邪侵袭、损伤所引起的反映而决定的。这些反映现象，叫作"症状"。即所谓因病用药，对症下药。药依于证，彼此是密切相关，不可分离的。但人体是具有灵敏作用的复杂结构，若只看到某一器官有所损伤，认为与别处无关，头痛治头，脚痛治脚，往往不能成功，或竟有不明原因之后续症突然发生，致令医者莫知所措。这种孤立的不全面的认识是愚蠢的、可笑的。中医辨证的特点是，认为人体不论是内或是外，一切都是井然有序的联系着，是密切相关的。比如一棵树，根茎枝叶，皮肉花籽，是纵横表里一气贯通的。所以根盛则叶茂，本败则枝死，内情外显，反映出生死的征兆。中医的认证和治疗，是全面观察，整体治疗的，这个特色是它的优点。列如心脏、小肠为其腑，其藏神，在体为脉，其充为血，其华为发，其液为汗，其色赤，其声徵，开窍于舌。这里并非只是组织缔结上的联系，而是包括了它们的形象和功能，在哲学上谓称"体、用"，在医学上以体或质为阴，以功能为阳，一体一用，相互依存，不能单独地存在，只有这样才合乎逻辑。所以病变即使发生在局部，也必然关联着整体，功能也能影响组织，此虚也，彼必实，此寒也，彼必热。据一方面而察知多方面，由细微迹象，而发现重大病变。一丝之发可反映出心、神、血脉等的情况，如果医者能细心地体察，那么推理的巨大威力，当不下于精密仪器，说得更加明白些，仪器是次于意识的东西。

　　或问，《内经》上虽说"阴盛则阳虚，阳盛则阴虚"，其论治又笼统地说"阳病治阴，阴病治阳"，又说"虚中有实，实中有虚"，这样泛指的说法，如何具体去实行呢？曰："阴阳之道，推之可千，散之可万。"而中医借五行的"环性生克"学说，巧妙地奠定了具体的治疗法规。或问，五行是奇数，阴阳是偶数，圆凿方枘，如何结合彼此统一起来讲呢？答曰：阴阳是道之体，五行是道之用，合则为一，分则为二。一奇一偶，生死消息。二至三合，先天也，四至五合，后地也。

五行相克，名曰"纵"，即对性，相生名曰"顺"，即互性，反克所不胜名曰"横"即特性，背克其所生名"逆"，即遍性。所谓先天所禀者，性也，后地所生者，形也。今者宇宙万象，皆形生者，故人序五行也。而医家亦然，将阴阳、虚实并分在五脏六腑上，作为理论准绳，以进行治疗。今据梁代陶弘景《五脏用药法要》证释如下，法要云："肝德在散，故经云以辛补之，酸泻之，肝苦急，急食甘以缓之，适其性以衰之。"（按《内经》以脏为体，阴也；腑为用，阳也。今经文指"用"为言简文也。余皆效此）。

　　"心德在软，故经云：以咸补之，苦泻之，心苦缓，急食酸以收之。"

　　"脾德在缓，故经云：以甘补之，辛泻之。脾苦湿，急食苦以燥之。"

　　"肺德在收，故经云：以酸补之，咸泻之。肺苦气上逆，急食辛以散之，开腠理以通气也。"

　　"肾德在坚，故经云：以苦补之，甘泻之，肾苦燥，急食咸以润之，致津液也。"

　　《法要》中又以一个五角形图，表示五脏、五行、五味与药效之间的辩证联系。又校明了《洪范·九筹》和《内经》关于五行属味的文字错误：如"西方金，其味辛；北方水，其味咸"之讹。陶说"此图为汤液经法尽要之妙，学者能谙乎此，则医道毕矣"。其重要性可知。

　　表中有五行，每行都有体用。若从对面看，此体便是彼用。其义如《难经》："东方实，西方虚。"陶氏决断性地指定谓"用为补，体为泻"。

　　在每条直下有"化某"，这是说明每脏所恶的对制。如肝条下，《内经》上说肝恶风，风性急动，故经上说肝苦急，就马上吃些甘味药去缓救它。火条下化酸是心苦缓以酸收之，以心恶热故也，其他脾恶湿、肺恶寒、肾恶燥都关此义。而且如把辛酸二味融合在一起，果然能化出一种甘味来，从这一点反看，如果本脏体用相融，也可能产生其恶的变动，其所变动，也多是从本脏阴阳而形成寒热种性。可见经上说"阴病治阳，阳病治阴"，的确是个原则。

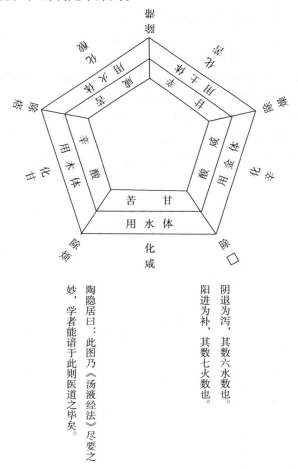

阴退为泻，其数六水数也。阳进为补，其数七火数也。

陶隐居曰：此图乃《汤液经法》尽要之妙，学者能谙于此则医道之毕矣。

　　本图两行相邻接之尖角处，有"除某"之子句，大抵是这二味药可共同产生除某病的效果。原因是什么，很难明白，仔细体会，从《伤寒》《金匮》发现似与有关的药方，引证如下，以便探讨。

（1）辛苦除痞类——如半夏、生姜、甘草三种泻心汤。

（2）咸辛除积类——如大黄附子细辛汤。

（3）甘咸除燥类——如调胃承气汤、胶艾汤。

（4）酸苦除烦类——如栀子豉汤。

（5）甘酸除□类——□似乎是痉字，如甘草芍药汤、葛根汤类（□脱失字）

总之，这几条证状都是寒热夹杂、虚实倾抑，极难措置的症状。我们应该当作一项秘诀，掌握运用它。

如果这样认为，体、用、补、泻是对比，化某是互应，而隐义之脏恶是遍性，则角邻之味结合所得功能，即是特性，似乎切合常、变的规律。那么角接者，殆为奇方而设欤？

下　篇

一、方例前言

　　讲解经方，宋代成无己首创之，论药之分剂，引唐代陈藏器《本草拾遗》云："诸药有宣、通、补、泻、轻、重、滑、涩、燥、湿，此十种者，是药之大体。"寇宗奭《本草衍义》云："此十种今详之，唯寒、热二种何独见遗？如寒可祛热，大黄、朴硝之属是也。如热可祛寒，附子、桂之属是也。今特补此二种，以尽厥旨。"自尔以往，医家皆依此，谓之十剂或十二剂。及乎其组织制度，以君、臣、佐、使为准则。其引《神农本草经》云："方宜一君、二臣、三佐、五使，又可一君、三臣、九佐使也。"然藉此说核考经方，不能得其意旨。成氏又引王冰《补经至真要大论》文，拟定"大、小、奇、偶、缓、急、复"七者，以为方之种类，历来医家亦颇见允纳。而据补经理论之谓"远近汗下多少"，则又与经方凿枘不入。盖王冰补经每扩大事实，论理不免夸空，识者不以微瑕弃玉可也，故今仍式其目，而名义有所斧正。夫经方者，传统实效者也，万古不易之准则也，医药学术之结晶也。其声誉、其价值，非世流之时方可同日而语也。今欲以模为式，引就正统，故但例经方若干首，其他则不惶及焉。及乎于传缺佚者，盖师经义，拟比而补之，抑治庄之作，非敢僭妄尔。

二、十二方剂

　　此中所列诸方次序，命名之义，与天道有关。《淮南子》云："五官六腑，以应十二月而行阴阳。"十二方者，应十二月，而一方之内有大小之别，应为二十四气。十二方组，除单复二剂以为纲综，每组共得六方，十二组共和七十二方，为周天七十二候也。今仍以星官为命名者，乃意为《汤液经法》之旧。因是诸方之宗，故序于篇首，但据药味，其应用如何，则散在方列之内。

（一）四正方

北方子，真武汤，其气渗，其药：茯苓、桂枝、白术、大枣。

南方午，朱雀汤，其气滋，其药：阿胶、艾叶、芍药、马通。

东方卯，青龙汤，其气散，其药：麻黄、桂枝、杏仁、甘草。

西方酉，白虎汤，其气收，其药：石膏、知母、粳米、甘草。

（二）八维方

东北寅，阳旦汤，其性温，其药：桂枝、甘草、芍药、生姜、大枣、粥。

《外台》卷十四，中风方深师疗中风汗出、干呕，桂枝汤：桂心、甘草炙各三两，大枣十二枚，生姜五两。此方制为近古，恐仲景《伤寒论》方是有所加入者。

西南申，阴旦汤，其性清，其药：黄芩、甘草、芍药、生姜、大枣、浆。

依桂枝汤义，两相对比，生姜、浆是随证加入者。

南东巳，腾蛇汤，其性泻，其药：大黄、枳实、厚朴、芒硝。

北西亥，勾陈汤，其性补，其药：人参、甘草、白术、干姜。

南西未，神后汤，其性涩，其药：赤石脂、干姜、禹粮石、粳米。

北东丑，咸池汤，其性通，其药：滑石、葵子、茯苓、泽泻。

东南辰，天阿汤，其性宣，其药：半夏、橘皮、桂枝、生姜。

西北戌，紫宫汤，其气重，其药：紫石英、赤石脂、大黄、牡蛎。

上十二方之药量，主症、用法，多已详方列中，此唯志其目次耳。

（三）四正八维图

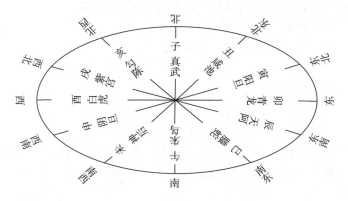

方以四味为正，乃君臣佐使，两相对待而言，主药君臣，次药佐使，一者扶正，二者祛邪。概疾病之加于人，邪之所凑，其气必虚，则必祛邪扶正为双用，乃足完备，乃《易经》两太、两少四相携和之义。单方无配偶，不足方言，只药言。小方二味，急方三味，此二方君、臣、佐、使不齐，故其所制，为轻，为偏。正方君、臣、佐、使具备，体、用具全，故而谓之正。但考古方每有五味六味者，此皆临证所兼小邪而已。五味是所加之一症，六味是所加之两症。制六味时多是病者谷气所少，是非果即菜，随五脏所遣尔，所加之药非关紧要，但有需备，是从证而设，随有五味六味之数，但不能动正方之正功、正力，故不另立名，一起从主故也。

三、方例

（一）阳综

1. 病在表者二剂

（1）轻剂：轻可去闭，开发营卫者，麻黄、葛根之属是也。

麻黄主治：解肺郁，开卫气，发汗，止喘。

小方：治皮水，其脉浮，外证浮肿，按之没指，不恶风，其腹如鼓，不渴，当发其汗，麻黄甘草汤①主之。

麻黄四两　甘草二两

上二味，以水五升，煮取三升，温服一升。

急方：治卒死，客忤死，还魂汤方。（方见《肘后备急方》《金匮要略》）

麻黄三两　甘草一两　桂一两（一作杏仁七十枚）

上三味，以水八升，煮取三升，分令咽之。

正方：治伤寒头痛发热，身痛腰痛骨节痛，恶风无汗而喘者。麻黄汤主之。（方见《外台》引《深师方·麻黄解肌汤》）②

麻黄三两　桂二两　甘草炙，一两　杏仁熬，打，七十个

上方，以水九升，煮取二升半，温服八合。

大方：青龙汤，治伤寒表不解，心下有水气，发热干呕而咳，或喝，或利，或噎，或小便不利、少腹满，或喘者，小青龙汤主之。（方见《伤寒论》）

麻黄　桂枝　甘草　干姜　细辛　芍药各三两　五味子半夏各半升

---

①　麻黄甘草汤《金匮要略译注》为"甘草麻黄汤"，其治文有异。《外台》《肘后》皆云："治卒上气，喘息欲死。"

②　《伤寒论》麻黄汤，其治文及分量，与《外台》均有不同。

上八味，以水一斗，先煮麻黄，减二升，去上沫；内诸药，取三升，去滓，温服一升。

缓方：《古今录验》续命汤："治中风风痱，身体不能自收持，口不能言，冒昧不知人，不知痛处，或拘急不得转侧。兼治妇人产后去血者，及小儿。又治咳逆上气，面目洪肿。

甘草炙　桂枝　当归　人参　石膏碎, 棉裹　干姜各二两
麻黄三两, 去节　川芎一两　杏仁去皮, 尖, 两仁, 四十枚

（共九味，今补防风、黄芩共十一味）

上九味，以水一斗，煮取四升，温服一升，当小汗云云。[①]

复方：太阳与阳明合病，必自下利，若下利而呕者。又太阳病，项背强几几，无汗，恶风者，若小便少，气上冲胸，口噤不得语，欲作刚痉者，葛根汤主之。

葛根四两　麻黄三两　桂枝二两　芍药二两　甘草二两　生姜二两　大枣十二枚

上七味，以水一斗，煮取三升，温服一升，呕者去枣加半夏半升。

奇方：《千金翼方》治多睡，服之可止。治风疹，关节痛并效。

麻黄　白术各五两　甘草炙, 一两

上方，以日中，面南捣为散，食后服方寸匕。

（2）宣剂：宣可去郁，调经脉之气也，橘皮生姜之属。

橘柚：主胸中瘕热逆气，利水谷，下气止呕咳，服之去臭气，通神明、长年。

小方：治干呕，哕，若手足厥冷者，小橘皮汤，兼主天行。方见《外台秘要·卷二·伤寒呕哕方》。

橘皮四两　生姜半斤

---

① 方见《古今录验方·中风不语》，与《金匮要略》《外台》续命汤有所不同。

上二味，以水七升，煮取三升，温服一升，下咽即止。

急方：《古今录验》治呕哕，三物橘皮汤。

橘皮一两　生姜四两　甘草二两

凡三味，以水六升，煮取二升，一服七合，日三。

正方：《广济方》疗噎，胸胁气满，每食气噎，通气汤方。方见《范行准辑佚中医古文献丛书·广济方》。

半夏洗　生姜各六两　橘皮　桂心各三两，切

上四味，以水八升，煮取二升五合，绞去滓，温分三服。

大方：《外台》深师方，大橘皮汤，治呕哕，胸满虚烦不安。①

橘皮二斤　甘草五两　生姜半斤　人参一两　大枣三十枚

上方，水一斗煮取三升，温服一升，日三服。

缓方：延年茯苓饮，《外台》略云，治心胸间虚气，满不能食，消瘦，令人能食。（方见《外台秘要·卷八·痰饮食不消及呕逆不下食方》）。

茯苓三钱　人参二两　白术三钱　生姜四两　枳实二两　橘皮二两半

上六味，以水六升，煮取一升八合，温分三服，如人行八九里。一方半夏半升。

奇方：治胸愊愊如满，噎塞习习如痒，喉中涩燥，唾沫方。②

橘皮一斤　枳实三两　生姜半斤

上三味，以水五升，煮取二升，分温再服。

复方：天阿汤（一名大通气汤）（补）：治胸中满，心下坚，咽中帖帖如有炙脔，吐之不出，咽之不下，而时有呃气出者方。

橘皮　川朴　茯苓各三两　半夏半升　桂心　生姜　甘草各

----

① 方见《外台秘要·卷二·深师方》，其量与大方不同，方中无大枣。

② 方见《附广肘后方·治卒患胸痹痛方》，其量及治文，于上方均有出入。

三两

上七味，以水七升，煮取二升半，分三服。相去八九里，不过二剂则差。（方见《医心方》《广济》）

2. 治热者二剂

（1）清剂：清可存阴，制亢阳也，黄芩、栀子之属是也。

黄芩：治诸热黄疸，肠澼泻痢，逐水下血闭（《本经》），骨蒸身热（《甄权》）。

小方：治肠中热，大便黄糜方（补）。

黄芩三两　甘草二两

以水五升，煮取二升，日二服。

急方：治发热而下痢，腹中痛方（补）。

黄芩三两　甘草二两　芍药二两

上三味，以水七升，煮取二升，分二服。

正方：太阳与少阳合病，自下利，与黄芩汤。若呕者，加半夏生姜。

黄芩三两　芍药二两　甘草二两　大枣十二枚

上四味，以水一斗，煮取三升，温服一升。呕者加半夏半升、生姜三两。此方原是阴旦汤，服药后当服清浆一器也。①

大方：治发热身如火烧，胸中满，腹中时痛，口舌干燥方。②

黄芩三两　甘草一两　芍药一两　栀子十四枚　枳实二两　厚朴一两　栝蒌根一两

上七味，以水七升，煮取二升半，分三服。③

缓方：治胃中不和，心下痞硬，干噫食臭，胁下有水气，腹中雷鸣下利，生姜泻心汤主之。（方见《千金翼方·卷九·伤寒上》）

---

① 方见《宋本伤寒论校注》《五脏用药法要》，但治文有别。
② 方见《医心方·卷二十·治服石除热解发方》，治文与之有别。
③ 方见《医心方·卷二十·治服石除热解发方》，治文与之有别。

生姜四两　半夏半升　黄连一两　人参　黄芩　甘草各三两
大枣十二枚

上八味，以水一斗，煮取六升，去滓重煎至三升，温服一升，日三服。

复方：伤寒中风五六日，往来寒热，胸胁苦满，默默不欲饮食，心烦喜呕，或胸中烦而不呕，或渴，或腹中痛，或胁下痞硬，或心下悸，小便不利，或不渴，身有微热，或咳者，小柴胡汤主之。（方见宋本《伤寒论》）

柴胡半斤　黄芩　人参　半夏半升，洗　甘草炙　生姜切，各三两　大枣十二枚，擘

上七味，以水一斗二升，煮取六升，去滓，再煎至三升，温服一升，日三服。

奇方：《千金》三物黄芩汤，治妇人在草蓐，自发露得风，四肢苦烦热，此汤主之。又治痢疾，便血、尿血、衄血及蛔虫咬心痛者。（方见《金匮要略译注·妇人产后病脉证治第二十一》）

黄芩二两　苦参二两　干地黄四两

上三味，以水六升，煮取二升，温服一升，多吐下虫。

（2）二、滋剂：滋可已燥，调血脉也，阿胶、生地黄之属是也。

阿胶：主心腹内崩，劳极洒洒如疟状，腰腹痛，四肢酸痛，女子下血安胎。《本草经》主阴气不足。

小方：小阿胶汤，疗损动母胎，去血腹痛方。[①]

阿胶炙，二两　艾叶炙，二两

上二味，以水五升，煮取二升半，分三服。

急方：吐血不止者，艾叶汤主之。[②]

阿胶一挺　艾叶炙，二两

---

① （《经心录·卷六 妊娠》名"胶艾汤"）

② （《金匮要略》方，更正方）

　　上二味，以水五升，取马通汁一升，合煮取得一升，分再服。

　　正方：胶艾汤治坠下损伤五脏，微者唾血，甚者吐血。及金创伤经，崩中皆主之。《千金方》又主妇人产后伤，下血多，虚喘欲死，腹痛下血不止。

　　阿胶　艾叶　干姜各一两　马通汁，一升

　　上方，以水八升，煮取三升，去滓，内阿胶令烊，分二服，弱人分三服。①

　　大方：主男子绝伤，或高坠下，损伤五脏，微者唾血，甚者吐血，及金创伤经，内绝者方。此汤正主妇人产后及崩中伤下血多，虚喘欲死，腹痛下血不止者。

　　阿胶　白芍　地黄　艾叶各三两　当归　干姜　川芎　甘草炙，各二两

　　上七味，以水八升，煮取三升，去滓纳胶令烊，分再服。弱人分三服。

　　缓方：《千金翼方》治虚劳不足，汗出而闷，脉结悸，行动如常，不出百日死，危急者二十一日死。

　　甘草炙，四两　桂枝　生姜各三两，切　麦门冬半升　麻仁半升　阿胶　人参各二两　生地切，一斤　大枣三十枚

　　上九味，以酒七升，水先煎八味取三升，去滓，纳胶令烊尽，温服一升，日三服。②

　　奇方：治一切失血，不论吐下，妇人、男子伤坠崩中，胎漏及金创劳损方。

　　生地一斤，切　阿胶炙，二两　蒲黄六合

　　上三味，以水五升，煮取三升，分三服。

　　复方：治失血日久不止，其人瘦弱不堪，面无华色，身热

------

　　①　方见《备急千金要方·卷四·赤白带下崩中漏下第三》，马通汤：治漏下血，积月不止方。药味多当归二两，好墨半丸。

　　②　方见《千金翼方·卷十六·五脏气虚第五》，方药、治文不相同。

恶寒，心中动悸，虚烦不得眠，而少腹痞满，小便不利，大便鸭溏，一身浮肿者方。

伏龙肝半升　甘草炙　干地黄　白术　附子炮，去皮　阿胶黄芩各三两

以水一斗，先煮伏龙肝至八升讫，去滓，内五味药，煮取二升，复去滓，更纳胶，上火令烊。分温再服，日二。[①]

3. 病属实证者二剂

经云："邪气盛则实也。"

（1）通剂：所谓通可去着，祛脏腑积滞之疾也。

（一）肝着其人常欲蹈其胸上，先未苦时，但欲饮热，旋覆花汤主之。（方见《金匮要略》）

覆花三两　葱叶十四茎　新绛少许

上三味，以水三升，煮取一升，顿服之。

（二）心下痞，诸逆，心悬痛，桂枝生姜枳实汤主之。（方见《金匮要略》）

桂心　生姜各三两　枳实五枚

上三味，以水六升，煮取三升，分温三服。

（三）脾约者，《千金翼方·濡脏汤》治大便不通六七日，腹中有燥屎，寒热烦迫，短气汗出，胀满方。[②]

生葛根二斤　大黄一两　猪膏二升

前二味，以水七升煮取五升，去滓，纳膏，煎取三升，弱人再服。

（四）胸痹之病，喘息咳唾，胸背痛，短气，寸口脉沉迟，关上小紧数，括蒌薤白白酒汤主之。（方见《金匮要略集注》）

栝蒌实一枚，捣　薤白半斤　白酒七升

上三味，同煮，取二升，分温再服。

---

① 方见《千金翼方·卷十九·吐血第四》黄土汤，药味相同，治文有别。

② 与《千金方衍义·卷十五·脾脏方》同，《医心方》华佗方无大黄。

（五）肾着之病，其人腰以下冷痛，腹重如带五千钱。（方见《金匮要略译注》）

甘草_炙　白术_{各二两}　干姜　茯苓_{各四两}

上四味，以水五升，煮取三升，分温三服。

（2）泻剂：所谓泻可去盛，以去脏腑有余之气也。

（一）泻肝汤：治肝实病，善怒，两胁下痛，痛引少腹迫急者方。（方见《五脏法要》释，泻肝条。

枳实　芍药_{各三两}　生姜_{二两}

上三味，以清浆水三升，煮取一升，顿服之。不差，重作。若气逆耳聋颊肿者，加甘草炙三两，黄芩、大黄各二两，水倍之取分三服。

（二）泻心汤：治胸胁支满，心中跳动不安者方。（方见《五脏法要》释，泻心条。）

黄连　黄芩　大黄_{各三两}

上三味，以麻沸汤三升，渍须臾，绞去滓，分再服①。若心下痞满，口舌生疮者，加干姜、甘草、芍药各一两，即为大汤。水倍之，取分三服。

（三）泻脾汤：治一身沉重，肌肉时痛，足痿不收，脐善瘈，脚下痛者方。（方见《五脏法要》释）

附子_{炮，一枚}　干姜　甘草_{炙，各三两}

上三味，以水三升，煮取一升，顿服；若苦胀满，心下痞硬者，加大黄、枳实、芍药各一两，即为大汤，水倍之，服如法。

（四）泻肺汤：治咳喘上气，胸中迫满，不可卧者方。（方见《五脏法要》释）

葶苈子_{熬黑，打如泥}　大黄　枳实_{熬，各三两}

上三味，以水七三升，煮取二升，温分再服；若苦咳吐血，胸中痛，加甘草、黄芩、干姜各一两，水倍之，服如法。

---

① 原文作"顿服"，参考他本改为"分再服"。

（五）泻肾汤：治小便赤少，少腹满，时足胫肿者方。（方见《五脏法要》释）

　　茯苓　甘草　黄芩各二两

　　上三味，以水三升，煮取一升，顿服；若腹中满痛，加芍药、大黄，呕者加生姜各一两，即为大汤，水倍之，煮服如法。

　　上实证泻剂，但具大、小二种，不列其他，以五脏六腑各有专功，其适应性已具其方内故也。

（二）阴综

1. 病在里者二剂

（1）重剂：所谓重可已怯、宁神志，石英、牡蛎之属。

　　紫石英：补心气不足，定惊悸，安魂魄，填下焦，治消渴。

　　小方：紫石英汤：主心虚惊悸，寒热。

　　紫石英十两　赤石脂三两

　　上二味为散，以水一斗，煮取五升，每服二升半，分再服。

　　急方：治心虚惊悸，涕下悲泣，气噫不安方（补）。

　　紫石英　赤石脂　牡蛎

　　正方：治心气不足，惊悸不安，魂魄不定，涕笑如鬼神，气逆，头目眩晕，紫宫汤。

　　紫石英三两　赤石脂二两　牡蛎熬，一两　大黄一两

　　大方：诸风邪，歌笑奔走，不识人方。

　　紫石英　赤石脂　牡蛎　大黄　石膏　白石脂　龙骨　滑石

　　上八味，等分，共为散，每服五方寸匕，以新汲水五升，煎至二升半，分三服；服后啜豆酱一器。

　　缓方：治诸痫方。（痫阴症也，其发有时，病在气，气郁生痰，故宗在阳旦。）

紫石英三两　　白石脂一两　　龙骨烧，一两　　滑石一两　　桂枝二两　　干姜一两　　甘草炒，一两　　细辛一两　　大枣五枚

上九味，水一斗，煎至六升，分三服。

复方：治内风大厥，苏则生，不苏则死。（内风阳症，其发无时，证有所挟，病在血（火）；血瘀则火发，故卒然暴死。）

紫石英三两　　赤石脂二两　　牡蛎二两　　大黄二两　　黄芩三两　　芍药二两　　甘草二两

水七升，煮取四升，去滓，纳大黄、黄芩。再煎须臾一服，分再服。

奇方：治诸气逆，厥破卒死，僵仆不识人，小儿惊痫方。

紫石英　　大黄　　干姜各一两

上三味，等分，水三升，煎至一升，顿服。①

附：修改方

所谓重可已怯，宁神志也，紫石英、牡蛎之属。

代赭石主养血气，除五脏血脉中热，血痹，血瘀，大人小儿惊气入腹（《别录》）。

小方：治惊烦不安，动悸而痛者方。

代赭石打末，四两　　百合七枚

上药，以泉水五升，煮取一升，顿服。

急方：治惊烦不安，动悸而痛，汗出口干方。

代赭石末，四两　　百合三两　　大豆半升

上三味，以水八升，煮取二升，分再服。

正方：治血脉中热，心中惊烦不安，心中悸痛，口舌干渴，胸闷汗出，头目晕眩，不得眠息方。

代赭石四两　　百合三两　　紫石英三两　　大豆半升

上四味，以泉水一斗，煮取三升，分三服，一日尽之。

大方：治血脉中热，烦乱汗出，神情不宁，时不可眠息，

---

① 以上'重剂'，全文系后补，下面"重剂"全文是原拟方。

胸胁胀满，或疠痛不堪，气上冲逆，心中惊动不安方。

代赭石半斤，为末　百合三两　龙骨三两　紫石英五两，为末　牡蛎三两　大豆半升　地黄　半夏各三两

上八味，以水一斗二升，煮取六升，每服二升，一日尽之。

缓方：治久年癫痫，惊悸不安，其人不精明，昼夜无宁时，或有日暂差，又自复发，身体困弱不堪方。

代赭石三两，末　百合　龙骨　牡蛎　生地黄切，各三两　桂心　生姜各三两　半夏二两　大豆半升

上九味，以泉水一斗二升，煮取四升，日三夜一服。

奇方：治惊狂疯癫，及伤风急痉、中暍晕仆方。

代赭石　磁石　石膏煅，各等分

上药为散作汤皆可，散服二方寸匕，汤每两可取一升，顿服之。

复方：治血痹血瘀，脉中伏热，其人胸胁满闷，或时心中痛，有气上冲，头目眩晕，冒冒然不精，此系素常阴精虚故也，久之将发大厥，十死一生，此方主之。

代赭石五两，为末　牡蛎　百合各三两　大豆半升　半夏半升　硫黄二两，末之　生姜二两

上方七味，以水一斗，煮取四升，昼三夜一服。

（2）收剂：收可止耗，敛魂魄也，谓石膏、酸枣之属。

石膏：主中风寒热，心下气逆，口干舌焦不能息，大汗出。

小方：治发热而渴者方（补）。

石膏烧，打，半斤　知母三两

以水五升，煮取二升，分再服。

急方：治发热，大汗，而烦渴者方。

石膏烧，打，半斤　知母三两　甘草三两

以水七升，煮取二升，分再服。

正方：白虎汤治一身大热烦渴，大汗出，欲饮水数升，脉

洪大者方。①

　　石膏一斤　　知母六两　　甘草三两，炙　　粳米半升

　　上四味，以水一斗二升，煮米熟，去米，纳诸药，煮取六升，分三服。

　　大方：治虚劳汗出不得眠方。（方见《千金方》）

　　石膏煅，四两　　酸枣仁三升，打　　知母　　生姜各二两　　甘草炙，二两　　茯苓　　芎劳　　人参各一两（芎一作桂，当从）

　　上八味，以水九升，煮取三升，温服一升，日三服。

　　缓方：治大逆上气方（"大"一作"火"），麦门冬汤。（方见《金匮要略》）

　　麦门冬七升　　半夏一升　　人参二两　　甘草炙，二两　　大枣十二枚　　粳米二合

　　上方内原缺石膏，于理有乖，应加入之。量如正方云，若如《医心方》引范汪方，其中当加胶饴，如建中法，乃契缓方之机（范汪名阳逆汤）。上方，以水一斗，煮取三升，日二夜一服。

　　复方：竹叶石膏汤，治虚赢少气，烦热不息，时汗出，口干方。

　　石膏一斤　　竹叶二把　　半夏半升　　人参二两　　甘草炙，二两　　麦门冬一升　　粳米半升

　　上七味，以水一斗，煮取三升，温服一升，日三夜一服。②

　　奇方：治不得眠，百药无效者，并治心悸汗出，疰夏不能食方。

　　石膏　　酸枣仁　　桂心

　　上三味，各等分，夜半为散，每服方寸匕。

───────────────

　　① 方见《千金要方·卷第九·发汗吐下后第九》《伤寒论》，治文与本方有异。

　　② 方见《千金翼方·卷十·伤寒下》，治文有异。

2. 病属寒证者二剂

（1）温剂：所谓温可复阳，祛浊阴也，桂、附子等品是。

桂：辛温，利肝肾气，主寒热诸冷疾云云。通十二经，宣百药。（《名医别录》）降冲气上逆，止汗出。

小方：治出汗过多，心下悸，又手自冒心欲按者。

桂枝四两　甘草炙，二两

以水六升，煎至二升，顿服。

急方：心下痞，诸逆悬痛，桂心三物汤主之。（《千金要方·卷十三·心腹痛第六》）

桂心二两　胶饴半升　生姜二两

上药切碎，以水四升，煮二味，取三升，去滓内饴，分三服。

正方：治心腹中挛急痛，心下痞欲呕者。

桂心三两　胶饴一升　生姜二两　芍药二两

上三味，以水五升，煮取三升，去滓内胶饴，分二服。

大方：大建中汤，治心胸中大寒，痛呕不能食，腹中寒上冲皮起，出现有头足上下，痛而不可触近。

蜀椒二合　干姜四两　人参二两　胶饴一升

上以水三升，煮取二升，去滓，内饴令烊，煮取一升半，分酒再服。如一炊顷，可饮粥二升，后更服当一日食糜，温覆之。①

缓方：虚劳里急，悸、衄，腹中痛，梦失精，四肢酸痛，手足烦热，咽干口燥，小建中汤主之。②

桂枝三两，去皮　甘草炙，三两　大枣十二枚　芍药六两　生姜三两　胶饴一升

上六味，中取五味，以水七升，煮取二升，去滓，纳饴，

---

① 方见《千金要方·卷十九·补肾第八》方内脱"甘草炙，三两，半夏一升"。治文不同。

② 方见《金匮要略译注·血痹虚劳病脉证并治第六》，治文有异。

上火令烊，服一升，日三。

奇方：治寒疝腹满逆冷，手足不仁，若一身尽痛，灸刺诸药不能治者，抵挡桂枝汤主之。

桂枝四两　　乌头大者，十枚　　白蜜一斤

先以蜜微火煎乌头，减半，去乌头，别一处，以水二升半，煮桂枝，取一升，去滓。以桂枝汁和煎蜜合煎之，得一升许，初服二合，不知更服至三合，不知更加至五合。其知如醉状，得吐者为中病也。①

（2）渗剂：所谓渗可去湿，兴意志也，茯苓、白术之属。

茯苓：利小便，止心悸，消渴好睡，大腹淋沥，膈中痰水，水肿淋结，伐肾邪。（《别录》）

小方：主小便不利方。（补方）

茯苓四两　　甘草二两

水三升，煮取一升，顿服。

急方：主小便不利，心下动悸欲作癫痫方。（补方）

茯苓四两　　桂枝三两　　甘草二两，炙

上三味，以甘澜水五升，煮取二升，分二服。

正方：小真武汤治小便不利，心下逆满，气上冲胸，起走则头眩者方，此方《伤寒论》以主药名，痰饮之病当以此药和之。

茯苓四两　　甘草炙，二两　　桂枝三两　　白术二两

上四味，以水六升，煮取三升，分三服。②

大方：治腹中有水气，小便不利，水气上冲心，心中动悸不安，四肢沉重或腹痛自下利，八味大真武汤。

茯苓四两　　桂枝三两　　干姜二两　　附子二枚，炮　　白术二两
白芍二两　　甘草二两，炙　　大枣十五枚

---

① 方出《金匮要略译注·腹满寒疝宿食病脉证治第十》，煎煮法不同。

② 方见《金匮要略译注·痰饮咳嗽病脉证并脉治第十二》苓桂术甘汤，治文有别。

以水一升，煮取四升，温分三服。

缓方：治少阴病，得之一二日，口中和，其背恶寒者，当灸之，附子汤主之。

附子二枚　人参二两　白术四两　茯苓三两　芍药三两

上五味，以水八升，煮取三升，温服一升，日三服。

复方：茯苓泽泻汤，治消渴脉绝，胃反吐食方。①

茯苓半斤　泽泻四两　甘草一两　桂枝二两　白术三两　生姜四两　小麦三升

以水一斗，先煮小麦取五升，去滓，纳诸药，再煮取二升，温服八合，日三服。

奇方：治小便不利，或有砂石及膏状者。②

茯苓半斤　白术三两　戎盐弹丸大一枚

以上三味，以水六升，煮苓术，取得三升，纳盐待消已，分三服。若有所下即差。亦治胃中寒，吐水方。

3. 病属于虚者二剂

（1）补剂：补可已弱，所谓虚者，精气夺也。

此等诸方，因五脏各所秉不同，性情非一，故只列大、小、专方，不列他等方类也。

（一）补肝汤：治肝气不足，两胁拘急，筋缓无力，不可收持。目眩眩若有所见，善忧，若人将捕之状。③

桂枝　干姜　五味子　薯蓣各三两

上四味，以水八升，煮取三升，服一升，日三服。若四肢苦冷痛者加厚朴一两；若胸腹中气满者，再加葶苈子一两，炒黑，煮如上法，即是大汤。

（二）补心汤：治心气不足，心中动悸，时悲泣，如有鬼神，烦热汗出，气噫不欲饮食方。

---

① 方见《外台秘要》，治文有异。

② 方即《金匮要略·消渴小便利淋病脉证并治第十三》，茯苓戎盐汤。

③ 以下方俱见《辅行诀五脏用药法要》

牡丹皮　旋覆花　黄柏　山萸肉各三两

上四味，水八升，煮取四升，分温四服。若气闷不得息者，加葶苈子炒，打，一两；若动悸小便不利者，加茯苓、甘草各一两，即为大汤。煮服如上法。①

（三）补脾汤：治脾气不足，心下痞硬，腹鸣下利，食不化方。

人参　白术　甘草炙　干姜各三两

上四味，以水八升，煮取四升，温服一升。若小便不利者加茯苓一两；若胁下苦支痛者，加炒枳实与芍药各一两，煮服如上法。

（四）补肺汤：治肺气不足，烦热汗出，少气不足息，咽中不利，胸中气满而咳者方。

麦门冬　五味子　旋覆花　细辛各三两

上四味，以水八升，煮取四升，日三夜一服。若苦胸胁急痛者加芍药一两；若吐血出者加黄连、黄芩各一两，即为大汤。煮服如前法。

（五）补肾汤：治肾气不足，小便不利，时有血出，腰中痛不可俯仰，膝胫肿不可行步。

干地黄　甘草炙　黄柏　泽泻各三两

上四味，以水八升，煮取四升，温服一升，日三夜一服。若烦热者加黄连一两；若四肢冷痹者，加附子二枚，干姜一两即为大汤。煮服如前方②。

补汤之为不分他类，但具大小，而内中似有宗义，今缀于后，以贻后来。

《翼方》之五补汤，治五脏虚渴短气，咳逆伤损，悒郁不足，下气，复通津液方。（方见《千金翼方·卷十六·五脏气虚第五》。）

---

① 《法要》中有竹叶无黄柏。
② 《法要》中有竹叶无黄柏。

麦冬去心　小麦各一升　粳米三合　地骨皮　薤白各一斤　人参　五味子　桂心　甘草炙，各二两　生姜八两，切

上十味，以水一斗二升，煮取三升，分三服。口干，先煮竹叶一把，减一升，去滓，纳药煮之。

（2）塞剂：所谓塞可已脱，以葆水谷之气也。

（一）血脱者或从金创，或统跌损，或统内衄出血不止，妇人产后崩中起死人方。①

羊肉五斤　当归　干姜各五两

上以水八升，煮取三升，讫，别捣生地黄二斤，取其汁，将上汤共煮至四升，温服一升，一日夜尽之，神良。

（二）脉脱者，通脉四逆汤主之。②

甘草炙，二两　附子大者，一枚　干姜三至四两

上以水三升，煮取一升二合，再服。脉不出者，加人参二两。

（三）洞下完谷，及下利便脓血不止方。桃化汤主之。《伤寒论》③

赤石脂一斤，一半筛末　干姜二两　粳米一斤

上三味，以水七升同煮，待米熟，去滓，复纳石脂末方寸匕，温服七合，日三服。

（四）治体虚，流汗不止，或睡中盗汗方。（方见《千金翼方》）

鲤鱼二斤　葱白一升，切　豉一升　干姜　桂心各一两

先以水一斗煮鱼取汁六升，去鱼纳诸药，微火煮取二升，分再服，取微汗既愈。

又一方　麻黄根二两　小麦一升

以水三升，煮取一升，分再服。

---

① 方见《千金》《外台》《金匮要略》药同量不同，治文有异。
② 方见《伤寒论》，治文及加减法与本引方不同。
③ 引方与《伤寒论》治文有不同。

（五）韭子汤：治失精方。

韭子一升　　龙骨三两　　赤石脂三两

凡三味，以水七升，煮取二升半，分三服。（方见《小品方·卷六·疗虚劳失精方》。）

附　组方要诀表

单方——病机——一味

小方——病势——二味

急方——病情——三味

正方——正剂——四味

主方——病状——五味

复方——病机——药杂从品六

大方——病势——药重从量七

缓方——病情——药夥从性八

变方——反剂——异使九至

通方——病状——从变十一

如上所演，十方之理启于河图，一单、二小、三急、四正、五主、六复、七大、八缓、九变、十通。前五方为格式方，谓必定之制度，其药味亦然。后五者为义理方，乃从病程等种而变，或从药或从量，臣佐之取舍，多寡不能统一，但品种必有约限，乃不出十味之外。也譬画像嫫母、西施，丑俊虽殊，但五官四肢不能缺耳。经言二十阳、二十五阴，共五十者，寓于河图也。

汤液经法二十四神方

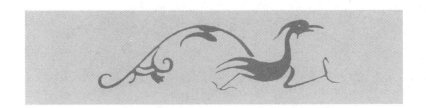

写在前面的话

《汤液经法二十四神方》自认为是经家的又一代表作，它是应周天三百六十五度，四时二十四节，以二十四神星而命名。根据气候变化，对外感之病，做了完美的总结。

《汤液经法二十四神方》有两种稿本，一种写在旧账本上，称"甲本"；另一本也是先师亲手复写的，条下附有讲解笔记及按语，称"乙本"。将甲、乙两本互校，整理成册，为保持原貌，开始将甲本影印，因考虑排版问题又逐一删除，仅留下几页，随其出版，供大家赏悦，有不同处，加注说明。

本次整理与已出版者有所不同，选此本目的，保存不同稿本。

陈志欣

二零一七年九月十六日

目　录

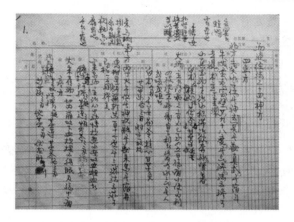

汤液经法二十四神方

四正方

北方壬癸水，子位，其神玄冥①，其兽真武，其宿斗、牛、女、虚、危、室、壁共九十八度。其气渗，法云："渗可去湿。"术主。一云去淖。

玄冥图②

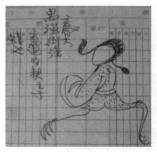

小真武汤：主诸水积滞、诸饮、奔豚、肾着。

白术君　干姜佐　茯苓臣　甘草炙苦，使③

大真武汤：主少阴病之三日不已，至四五日，腹痛，小便不利，四肢沉重，疼痛，自

---

① 本页上眉有"玄冥者蛙也，子者孳也"句。
② 注：玄冥图系从后页剪贴过来。
③ "古方汉秤、清秤近抵半斤。则古之一两抵今之五钱——清秤。如真武小汤，十一两抵今秤五两五钱，分三次服，则每剂只一两余耳"。

下利者，此为有水气，其人或咳或呕者。

　　白术四两　干姜　茯苓　桂心　甘草炙　芍药各三两　附子
一枚炮。①

　　南方丙丁火，午位，其神祝融，其兽朱鸟，其宿
井、鬼、柳、星、张、翼、轸，共百十二度，其气滋，
法云"滋可已枯"，一云润，胶主。

　　小朱鸟汤：主诸心中动悸，烦热不安，吐血衄血者。②

　　阿胶三挺　黄连三两　黄芩三两　鸡子黄二枚

　　大朱雀汤：一切内崩、吐、下血，烦躁不得眠，及腹中痛
疼方。

　　鸡子黄二枚　阿胶三挺　黄连　黄芩各三两　芍药三两　地黄
二两　伏龙肝半升

　　东方甲乙木，卯位，卯者茂也，其神勾芒，其兽
青龙，其宿角、亢、氐、房、心、尾、箕。共百十二
度，其气也轻，法云"轻可去实"，谓邪气闭实也，
麻黄主，又云"发可启闭"。

　　青龙图③

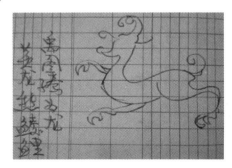

---

①　眉批有"干姜，补肾用苦，脾苦湿，以燥之"句。

②　眉批有"朱鸟，沈括云：是鹑，应为鹑旦。祝融者公蠧虫也。午者舞
也"句

③　青龙图系后页剪贴而来，可惜十二神图未保存好，仅存两张。

小青龙汤：主伤寒脉浮紧，一身痛疼，无汗而喘者。

麻黄三两　甘草二两　桂枝三两　杏仁六十枚①

大青龙汤：治伤寒表不解，心下有水气，干呕，发热而咳，或渴，或利，或噎，或小便不利，少腹满，或喘者。

麻黄三两　桂枝三两　芍药三两　甘草炙，同　干姜同　五味子半升　半夏同②

按：肝木气也，主升散，今表皮不解，有余之邪闭，表皮者肺，属金气盛，则代肝故如是云云。

西方庚辛金，其位酉，酉者忧也，其神蓐收，其兽白虎，其宿奎、娄、胃、昴、毕、觜、参，共八十度，其气收，经云："收可已耗。"石膏主。

小白虎汤：诸热汗大出，口渴，脉洪大者。

石膏一斤　粳米六合　知母三两　甘草二两

大白虎汤：主诸病差后，虚劳少气，气逆欲吐，烦热汗出，或咳或呕，惙无力者。

石膏一斤　粳米六合，一云半升　麦门冬一升　甘草炙，二两　竹叶二把　人参二两　半夏半升

八维方

北东丑位，丑者纽也，其宿咸池，帝之厕也，其气滑利，法云"滑可去着"，谓利小便也，苓主。

小咸池汤：治少腹有水气，小便不利，脐下悸者。

茯苓半斤　大枣十五枚　甘草炙，二两　桂心四两

大咸池汤：治胃反吐而渴，欲饮水者，心悸而冒。

茯苓半斤　泽泻四两　术三两　桂心二两　甘草炙，二两　生

---

① 《伤寒论》名麻黄汤。
② 《伤寒论》小青龙去细辛方正。

姜四两　小麦半升（方见《千金》《金匮》）

东北寅位，寅动也，其辰阳旦，日出之地，群生苏动，其气也温，经云："温可去寒。"

小阳旦汤（一名温中汤）：主诸阳气虚，自汗出，能春夏，不能秋冬。（方见《外台》方）

桂心三两　甘草炙，二两　大枣十枚　芍药一两①

大阳旦汤：主诸虚百损方（方见《金匮》方）。

黄芪三两　芍药六两　桂心三两　大枣十五枚　生姜三两　甘草炙，三两　饴糖一升

东南辰位，辰振也，其宿天阿，帝之阙也，以朝百神，其气宣，法云："宣可去郁"。

小天阿汤：一名通气汤，主干呕哕逆。（方见《外台》《广济》《医心方》）

生姜半斤　陈皮三两　半夏半升　桂心三两

大天阿汤：主胸中支塞，喉中贴贴如炙脔，吐咽不下、哕逆头痛方。

生姜五两　半夏一升　厚朴炙，三两　陈皮四两　茯苓四两　桂（补）　大枣三十枚

南东巳位，巳位者阳气大盛，天气下降雨泽斯行，其宿螣蛇，腾蛇者，风雨之使也，其气泄。法云："泄可通壅。"（一云去实）厚朴主。

小螣蛇汤：主腹中膜满者。

厚朴半斤，炙　大黄四两　枳实五枚　甘草二两

---

① 一方有生姜三两，无芍药，见《外台·十四中风门》深师方，又《集验》《外台·卷十·肺痿方》"生姜五两，甘草二两，大枣十二枚"。《深师》云："温脾汤。"

大螣蛇汤：治腹满发热，饮食如故，欲呕者。

厚朴半斤，炙　　甘草二两　　大黄三两　　大枣十枚　　枳实五枚
桂心二两　　生姜五两

南西未位，未者味也，百谷精足，果实成熟，其宿神后轩辕天帝之车使也，其气涩，经云"涩可固脱"，石脂主。

小神后汤：治诸飧泄洞下者，一名桃花汤。

赤石脂四两　　禹粮三两　　干姜二两　　粳米半升

大神后汤：治肠澼，下痢脓血，痞满腹痛，不能食。

赤石脂四两　　禹粮三两　　干姜二两　　芍药二两　　甘草炙，二两
粳米一升　　附子二枚，炮

西南申位，申者呻也，万物将杀，月出日入（之方），阴之始也。其辰阴旦，其气也清，法云"清可除热"，黄芩主。

小阴旦汤：治身热振寒，往来腹痛下利者。（方见《伤寒论》）

黄芩三两　　白芍三两　　甘草二两　　大枣十五枚

大阴旦汤，治发热腹痛，呕吐下利，心胁痞满，不能食而呕者。

柴胡三两　　黄芩三两　　白芍三两　　大枣十五枚　　半夏半升　　生姜二两　　枳实五枚

西北戌位，戌者息也，生意已息，阴气已盛，其宿紫宫，其气重，经云"重可已怯"，牡蛎主。

小紫宫汤：①

———————

① 甲本"紫宫汤"缺治文。

牡蛎　龙骨各四两　桂心三两　甘草炙, 二两

大紫宫汤：治阳气衰，精神不宁，惊悸不安，梦想颠倒，虚乏者方。（方见《肘后》）

桂枝三两　龙骨　牡蛎烧, 各五两　甘草炙, 二两　半夏半升　生姜二两　茯苓三两

北西亥位，亥者阂也，天地闭塞，万物藏蔽。其神勾陈，帝后之宫禁也，其气补，法云"补可已弱"，人参主。

小勾阵汤：治腹中不和，痞满，吐利不能食。

人参三两　甘草三两　大枣十五枚　干姜三两

大勾陈汤：治吐利频作，痞满不能食，腹痛雷鸣，下利完谷方。

人参三两　干姜二两　甘草三两　大枣十五枚　黄芩　黄连各三两　半夏半升。

附：乙本药对图表、四正方、八维方图表、比卦十二脏腑图表

一、药对图表：

麻黄——石膏	桂枝——黄芩
黄芪——柴胡	芍药——杏仁
栀子——豆豉	芒硝——石脂
黄连——附子	大黄——白术
人参——枳实	生姜——半夏
竹叶——细辛	阿胶——茯苓

十二神方，大小汤。共二十四方，药用四十二味，药对十二对。

二、四正方八维方图表：（十二神方位图）

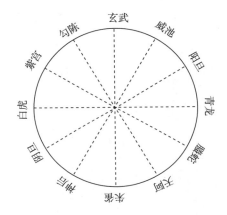

东西南北谓之四正方，八角处谓之八维方。

表三：比卦十二脏腑图表

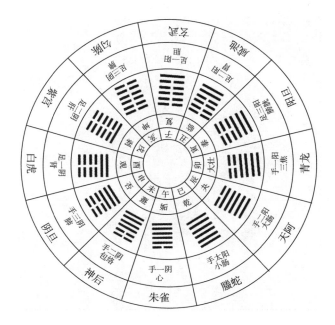

医话

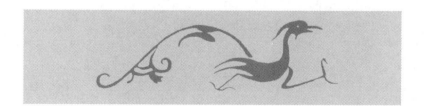

写在前面的话

　　《医话》的前半部，系 1995 年元月，威县卫生局印刷的《经法述义》原稿，其中删除了学生按语，个别字做了修订，只保留了先师的原稿、原按。

　　《续医话》是先师后半生随笔，及本人跟师期间的学习笔记摘录，将这些珍贵经验，做了分类和梳理，集成《续医话》，附在《医话》后面。

　　《医话》内容多，篇幅长，分类不清，现将其部分疏散到相关书目中，妇科部分附于了《妇科要诀》的后面，癌症部分附于了《癌症治疗要诀》的后面，删除了重复部分，剩余还有一百八十余条。整理者虽做了大量工作，由于水平所限，仍有不足之处，望读者指正。

　　为了方便查找条目，这次再版，加入目录。

目　　录

医理部分

论医哲关系及其理事体用

阴阳五行学说，哲学也。此学为万事之宗，岂但医家区区一派之言哉。然医者，科技事也，阴阳五行为其理，如证之以实事，则必准之以科学。医学不能脱离哲学而存，但若只尚空谈于理，而昧于实验之事，则无济也。以此治医，则如认指为月，以月为指，非但无益，反受贻误也。譬如说食，为汤为馔，说食难饱，汤馔果腹乎？弈有兵机，兵果弈乎？戏有人情，戏果人事乎？

脏腑、经络为医家之基础学，五脏为阴，六腑为阳。经络则太阳、少阳、阳明为三阳经，太阴、少阴、厥阴为三阴经。脏腑、经络存于内，其功能变化显现于外。故脏象经络学说出，依此外显之迹占验诸病，识其脏腑经络之平变而调之，即医家之事也。

辨证候之类别（阴阳）、部位（内外）、反射（寒热）、性质（虚实），诸如八纲、六经、卫气营血、三焦、脏腑、气血、津液等辨证之学说，为诊断学也。依辨证结果决生死、处百病，随其证而治之，以期康复，此为医家之本体也。

掌握药物性味、归经和处方学说，及针灸、汤浴、按摩、刀割、祝由等医技所宜，按病人情况而施治，则可药到病除，治必有效。利国利民之目的臻，医家之用显矣。

《内经》一书，详于理法，而略于方药，但仍不失为理、事、体、用具备，故为医家之经典也。所言阴阳五行、气象、天文者，医之理也；脏象、经络、营卫气血，医之事也；色、脉、证候、虚实，医之体也；治法补泻，疏散导引，药物之四气五味，升降浮沉，及十三方和医案，医之用也。读《内经》者，当如此着眼。

此理、事、体、用四项，医家之道尽矣。虽然理为道统，如圣王理政于上，经法典范，洋洋大法，只道于君子，不明于庶人。彼但知执斧锯绳墨而施事于术，功成而不知其然，此何责乎？愚妇愚夫，守纯贞于草莽下，此何责乎？抉择事体，当体谅其情。不如斯者，陋矣。论虽彬彬而无术，何足为美？为医而夸大其词者，不乏其人，学者当慎识之。

论先后天八卦卦位

昔魏国管辂以《易》称于世。《三国志·本传》引刘邠云"辂不解古之圣人，何以处乾位于西北，坤位于西南"云云，此曷其陋也。夫二气构精，万物化生，斯时先天变为后天。乾交顺序，逊二位，处于西北，故经云：劳乎乾也；坤交逆次，逊二位，自而西南也，所谓转为后天之象矣。次后，天地旷廓，以易日月，以行阴阳，离南、坎北。艮巽让位，巽处东南，艮以东北，各避当正之坎离；长男升位于东，少女迁处于西，阳从长，阴从少故也。此后天六子，老阴老阳虚拱而已。此何难懂而懵懵如此耶。

若依后天六子用事，日月推行四时论之，东方为春，为震，为动也；南方为夏，为巽，为齐也；西方为秋，为兑，为悦也；北方为冬，为艮，为止也；巽先本泽，夏多雨；兑先本水，而寒凉斯著矣。

附

先天八卦方位图

$$
\begin{array}{c}
\text{父} \\
\text{乾} \\
\equiv
\end{array}
$$

少女 兑 ☱　　　　　　☴ 巽 长女

中女 离 ☲　　　　　　☵ 坎 中男

长男 震 ☳　　　　　　☶ 艮 少男

$$
\begin{array}{c}
☷ \\
\text{坤} \\
\text{母}
\end{array}
$$

后天八卦方位图

$$
\begin{array}{c}
\text{坎} \\
☵
\end{array}
$$

乾 ☰　　　　　　☶ 艮

兑 ☱　　　　　　☳ 震

坤 ☷　　　　　　☴ 巽

$$
\begin{array}{c}
☲ \\
\text{离}
\end{array}
$$

生化之气常变辨

纪晓岚《滦阳续录》记铁虫冰蚕云：天地之气极阳之内必伏阴，极阴之内必伏阳。其为阳动也，郁所蒸，蒸斯化焉。至于化，则生生不已，特冲和之气生有常，偏盛之气生不测；若天地不生冲和之气，则偏盛之气或生或不生耳。学者能通此理，思过半矣。

论五行阴阳数理

论阴阳之理，详于八卦，四偶成比，易于明白。至于五行则数单无对，读者多不解其原委。然《洛书》五、十自对，十寓于内，涵有天地之别耳。五、十衍母也，他数皆衍子也。若以开合论，一、二、三、四、五，数起于阳而终于阳也。然有二、四偶数寓其中，前五数为阳，而不能无阴以配之。后五数六、七、八、九、十，起于阴而终于阴也。而挟七、九奇数在其中，后五数为阴，不能无阳以济之。盖一、二为阴阳数之总理，八卦相对，皆共用耳。故一、二为两仪，衍生诸对，八卦依次而出。太极是理，二仪是体（阴阳），四象是用（春夏秋冬），八卦六爻是事之变也。

论元阳真阴及所在地

医家每谓肾具两枚，乃水火互含，为元阳真阴所在之地，为人一身造化不息之原委。此说甚昧。详人身五脏六腑九骨百骸，皆莫非双者，而独肾载！肾处于背，在四方中居北，在五行为水，其象曰坎。坎者，一阳潜于二阴之中，此一阳即元阳也。肾藏精，其转泄之府为睾，故睾亦名外肾。膀胱为其腑，州都之官，气化出焉。夫人生必赖饮食以生长，饮入于内，又必藉此元阳蒸而化气，温煦三焦，行腠理以御外邪，故三焦亦可配肾为副耳。如斯观之，元阳处肾也明矣。

心者，亦两区，现代解剖学曰左右心房，左右心室也。左室主体循环之输血，右房主体循环之回血；左房主肺循环之回血，右室主肺循环之输血。是心之功用，以左右房室分治也。心位胸上，为南方火，其象曰离。离者，一阴藏于二阳之内，此一阴即真阴也。心为神舍，其用显于脑。人之视听言动，皆系于此，故为神之别府焉。经谓小肠为心之腑者，因受盛之官，化物出焉，是以火为用，化生赤汁，沥泽周身，皆此一点真阴为酵母耳。血液环运不息，营养百骸，又依包络为输转之府，良非无由也。如是观之，心为真阴所在之地是矣。

夫心属火，在先天为气，在后天为血。其光明也，红色也，皆阳之彩熠，以生长为用，乃神之显也。肾属水，在先天为精，在后天为志。幽暗也，黑色也，皆阴之冥昧，以死亡为德，为鬼而已。如依此义更衍求之，追求无生无死之道家学说，与此理义切合。如《遵生八笺·心书九章》云："上丹田为性根，下丹田为命蒂。"并引白玉蟾真人曰："……下丹田者，又名玄关，前对脐，后对肾，居脐肾中间，其连如环，广一寸三分。……下丹田为命之基，其性即泥丸，而寄体于心。泥丸者，在人之首，明堂之间，六合之内，是谓顶门……"泥丸者，即上丹田也。如《仙经》曰："泥丸九真皆有房，方圆一寸居中央。"然此二田非谓丹生于此，实元阳真阴本居之所。修真之士，上闭则无，收七窍之外逸，使神志满心；下闭则有，宁形骸之劳损，固精气以入肾。久而久之，阳升阴降，二气氤氲，结作圣胎，寿保天地，功夺造化，岂方技者能尽悉者哉！虽二元之真，分居上下，然结胎必在中宫，即所谓中丹田也。此处非指心下肾上，肺左肝右，亦非脾脏。所谓中黄之室，生白之地，绵绵息之，惺惺审之，一朝脱底豁然，如之华水澄澈，斯时元珠露象，到乎家山矣。

若论药补肾中元阳，当用金匮八味丸；补心中真阴，当以复脉汤为底方。以助阳仿真武汤，滋阴仿朱鸟汤也。盖八味丸主在附子，臣以桂，佐药地黄只用八两，复脉汤则君以阿胶，臣以麦冬，地黄重用至一斤，其义可知焉。《肘后》又云，久服肾气丸加五味子佳。复脉汤中用麻仁相与对比耳。

谈《易》与印度哲学

《易纬·乾凿度》云："易一名而含三义，易简一也，变易二也，不易三也。"此旨汉晋诸儒尝言之。

清代毛奇龄云，经以易名，厥有五义。一曰变易，言阳变阴，阴变阳；二曰交易，言两相交也；三曰反易，谓相其顺逆，审其向背而反视之；四曰对易，谓其阴阳刚柔而对视之；

五曰移易，谓其分聚，计其往来而推移之也。

易者，即印度哲学之对法也，梵名"俱舍"。汉儒言三易者，简易谓自然之理，此是道体法尔；二曰变易，是相对交互也，然后始转变易；三曰不易，是绝对法。清人所谓之反易及移易者，则余绪之谈也。

病有三要说

胸下心肺所在，为清阳升发之地，其患在阳气郁塞，生痰涎而壅遏营卫，为喘、悸、哮、吼、肺胀、肺痈、风水、皮水、癫狂、中风、历节、黄汗等证。中部为水谷变化之乡，其患在饮食困滞，变转失利。气血失源而虚劳、气极、血痹等证生焉。下元为生死出入，滓秽通泄之路，陈之不去，新焉能生。至阴之极，血行趋聚，削一份浊，则复一份清。不尔者，污腐满含，曷能生施不已也。在男子发为阴痿骨废，女子则天癸漏带，其患宁非至重者乎。附其治方在后。

一、治上部方

越婢汤（方见《伤寒论》）

麻黄六两　石膏半斤　生姜三两　甘草二两　大枣十二枚

肺胀者加半夏半斤，咳而上气，喉中如水鸡声者加射干十二枚，紫菀、冬花、细辛、五味子。一身悉肿，脉浮不渴，续自汗出，无大热者加白术四两；恶风者加附子一枚炮，治肉极亦可。

千金芎劳汤（方见《千金要方》）

主卒中风，四肢不仁，善笑不息方。

麻黄一两　甘草一两　石膏一两　川芎一两半　黄芩一两　当归一两　桂枝一两　秦艽一两　干姜一两　杏仁二十一枚

大续命汤（方见《千金要方》）

麻黄八两　杏仁七十枚　石膏四两　川芎二两　当归一两　桂枝二两　黄芩一两　干姜二两　荆沥一升

小续命汤（方见《千金要方》）

麻黄一两　杏仁一两　生姜五两　甘草一两　桂枝一两　人参一两　白芍一两　川芎一两　黄芩一两　防风一两半　防己一两　附子一枚

八风续命汤（方见《外台秘要》）

麻黄八分　杏仁四十枚　石膏六分　甘草炙，三两　桂枝三两　人参三两　当归三两　黄芩三分　独活三两　干姜三分

西洲续命汤（方见《千金要方》）

麻黄六两　杏仁三十枚　石膏四两　甘草一两　桂枝二两　当归一两　川芎一两　黄芩一两　干姜一两

《伤寒论》云："发汗后不可更行桂枝汤，汗出而喘，身无大热者，可与麻黄杏仁石膏甘草汤。"

麻黄四两　杏仁五十枚　甘草炙，二两　石膏

水煎分三服。（方见《伤寒论》）

又方①

牛蒡子微炒

主明目，补中，祛风。

治痰厥头痛（方见《圣惠》）

旋覆花为末

腊茶清，送服一钱，日二次。头痛连睛加石膏，服法如上；咽膈不利，风壅涎唾，加芥穗一两，炙甘草半两，为末，食后汤服二钱。

治风热瘾疹方（方见《本事》）

牛蒡子、浮萍各等分

研末，以薄荷汤服二钱。

牛子散（方见《本事方》）

治风热成历节，攻手指，作赤肿麻木，甚则攻肩，两膝，遇暑热或大便秘，即作。

---

① 方出《别录》。无分量，无服法。

牛蒡子_{三两，隔纸炒}　新豆豉_炒　羌活_{去芦，各一两}　干生地黄_{二两半}　黄芪_{一两半，炙}

上药共为末，每服二钱，白汤下。

二、治中部方

中焦之方，脾胃是用，主在消化。所谓消者，以除糟秽也，化者，蒸其清精上升以为营卫也。此是阴阳交混之处，故其方极难撰定，再三思之，唯《千金》温脾丸堪备职耳。录其方如下。

温脾丸

治久病虚虚羸，脾气弱，食不消，喜噫方。

黄柏　大麦蘗　吴茱萸　桂心　干姜　细辛　附子　当归　大黄　曲　黄连_{各一两}

上十一味末之，蜜丸如梧子，每服十五丸，空腹酒服，日三次。

又方

上方加枳实、桔梗、人参、甘草各等分，去黄连、黄柏、当归。

又方

系前方加桔梗、枳实、麦冬、厚朴、云苓、甘草各等分，去黄连、黄柏、大黄。

余撰一方，用之甚妙，录如下。

人参　干姜　半夏　黄芩　黄连　大黄　芒硝　芍药　枳实　白术　麦芽_{各等分}

上药共为末，以枣肉为丸，每服三钱。

三部茯苓丸（方见《千金翼方》）

治三焦水道闭塞不通，留水在膈上，不消不化，名曰痰水，积年不去。虽服药下之亦不能便去，虽得小去，而随复如故。甚病面目黧黑，手足逆冷，身体枯燥，肌肤甲错而无泽，吸吸羸瘦，或已呕吐，或大便燥，或复重下，或绞痛雷鸣，时时下痢者。

茯苓七分　大黄　白术各一两半　干姜　桂心各一两　川芎
桔梗各五分　前胡　干地黄　神曲各二两半　人参　芍药　黄芩
菖蒲各三分

上十四味，蜜丸如梧子，食后服三十丸，日再。

三、治下部方①

（一）核桃承气汤

方见《伤寒论》。

（二）温经汤（方见《千金要方》）

治妇人小腹痛方。

茯苓六两　土瓜根三两　芍药三两　薏米仁半斤

上药四味咬咀，以酒三升渍一宿，旦加水七升，煮取二
升，分再服。

（三）土瓜根散（方见《金匮要略集注》）

治妇人小腹疼，"带下，经水不利，少腹满痛，经水一月
再见者"。

土瓜根、芍药、桂枝、䗪虫各三分

上四味，杵为散，酒服方寸匕，日三服。

（四）大黄䗪虫丸（方见《金匮要略集注》）

治五劳虚极、羸瘦，腹满不能饮食，食伤，忧伤，饮伤，
房室伤，饥伤，劳伤，经络营卫气伤，内有干血，肌肤甲错，
两目黯黑。缓中补虚。

大黄十分，蒸　黄芩二两　甘草三两　桃仁杏仁各一升　芍药
四两　干地黄十两　干漆一两　虻虫一升　水蛭百枚　蛴螬一升
䗪虫半升

上十二味，末之，炼蜜和丸小豆大，酒饮服五丸，日
三服。

---

① "治下部方"四方皆汉制量。

论《内经》十二从

　　《素问·阴阳别论》云："人有四经应四时，十二从应十二月，十二月应十二脉。"其所应为何？《内经》无明文，历来诸家注解者徒事牵强。南唐何若愚作《针灸流注赋》始云，子胆丑肝云云。宋代刘温舒《运气奥谚》及河间《伤寒直格》皆有所述。近人罗定昌、唐宗海亦各有见地，但都不能默契经义。余拟得一图，仿辟卦之意，庶乎近之也。

　　医家分阴阳为三者，乃三极之道也，所谓"太极元气，涵三育一"也。求之近代哲学家亦皆承认之，如空间之上、中、下，时间之过去、现在、未来。在人之身，头脑者，上也；胸腹者，中也；臂、下肢者，下也。再求之一肢一指，莫不具三段而始显其功能者。此皆自然而然，本生不变者耳。医家三阴三阳之说，乃有理所依焉。所谓三阴三阳者，以初为少，大为太，两阳合明谓之阳明，两阴并交谓之厥阴（《素问》以二阳尽交为厥阴，文义不顺，故改之）。而医家有通治之说，谓心胆通治，胃与心包、三焦与肾、大肠与肝、小肠与脾皆能通治，即此图之义也，盖此即星命家之十二冲也。阳起于地，故皆以足应之，阴生于天，故皆以手应之（见后图）。按十二支分天地，则酉至寅为地，卯至申为天也。在《易》则复、壮、姤、观四卦为天地四柱。应于人身，则足经在地，手经在天；由午至亥所应之经，络于脏，由子至巳所应之经，络于腑，此自然之分见矣。然此是脏腑相应之事，非气机运行之迹径也。其气之行也，阳前而阴后，阳长而阴短，两气虽互立不离，阴必逊于阳者，六步复周故也。

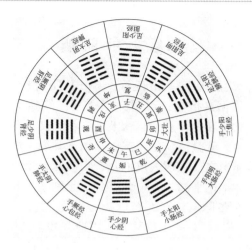

　　此图宗十二辟卦阴阳消长之义，以十二脉应十二月，配十二支，手在上为天，足在下为地，自然之道见矣。

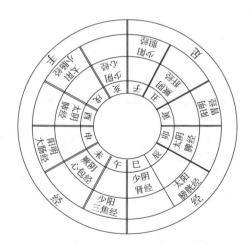

　　此图外阳内阴，先表后里，由子至巳为足经之时，由午至亥为手经之时。此乃三阴三阳气机运行之轨迹，明乎此理，即知针灸家经脉流注之说误也。

《内经》平脉辨

《内经》论脉要旨不出三等：（1）平脉；（2）病脉；（3）死脉。皆据义指名，可谓详尽之至。然独平脉一条，疑或有讹。平脉曰春弦、夏钩、秋毛、冬石，又云冬营。又谓春微弦，夏微洪，秋微浮，冬微沉。其谓微某者，亦平脉也，故另定别名以标识之。其谓太过不及者为病脉，反克与亢极为死脉也。而春脉不论平病，只一弦字，更无别指。其他诸脉皆有二名称之，而冬脉反三名，窃以为冬脉之"营"字，必是春之平脉别名。"营"，《广韵》曰："造"也。《诗经·大雅》有"经之营之"句。《礼记》云："合孟春之月，日在营室。""营"又与"荧"通，小火也，小光也。《太公兵法》引黄帝语云："涓涓不塞，将成大川，营火不息，足可燎原。"考之于书，"荧"多有初建始之义。而经云："春，肝脉也，东方木也，万物之始生。"以"营"字作春之平脉名，岂不义理甚切乎。

《内经》五情为病辨

《内经》谓气并于肝则怒，并于心则笑，并于脾则忧，并于肺则悲，并于肾则恐，此系五志所变而然。故五脏病证提纲，以五情占虚实者两条。在肝条曰："肝实则怒，虚则恐。""恐"字讹，盖五志者，肝藏魂，肺藏魄。魂者，升动之气也，魄者，降收之势也。心藏神，神，审也；肾藏志者，志，记也；脾藏意，思也。大抵五脏之气为病，虚实之变，虚则我制者反侮之，故云"肝虚则忧"为当。如心条云"虚则悲"，亦肺气之反克也。古经多讹，非止此条也。五脏病证提纲，独脾不宗神志而重症候者，以脾属土，居中州之地而统他四脏，神情之变，不以忧、恐二字云虚实也。

五脏所恶辨

经言五脏所恶，乃自性太过之气，故云肝恶风，心恶热，脾恶湿，肺恶燥，肾恶寒。《素问》肺、肾所恶，为肺恶寒，肾恶燥，乃颠倒之辞。虽《灵枢·邪客篇》有"形寒饮冷则伤肺"一句，此系言内外致伤之一由，非过恶者也，与所恶，自不得同日而语焉。

缘"燥"字之义，注家注解不当，致生歧论。燥为秋气，是水火俱收之变也。是时天地万物枯燥，故云肺燥。其治也，宜甘温，如《金匮》治肺萎用干姜甘草汤者，所谓如温汤浸干馍则速透，若以冷汤则难达也。

虚实辨

古人论虚实，以"诸虚皆寒，诸实皆热"，不单似后世以"阴虚生热，阳虚生寒"定之。若治阳亢阴伤，阴痼阳微者，殆邪实转致者耳，此又是一大转注，不可错识。不然以今世之阴阳虚实而治，必遍地枉死矣。尤当注意，近世之肺痨，西医称为肺结核，断不是阴虚，勿妄为施治也。

寒热证辨

世医认证，每以寒热引为实据，此真泼天笑话。夫邪之犯人也，人体之正气莫不与抗，气实之人则反映为热，气虚之人则反映为寒。其病情与邪在部位相应，如在肺则为咳喘，在胃为呕吐，此皆生理上对致病因素所生起的格拒反射而已。医者若直认为热者治以苦寒，冷者治以辛温，上者降之，逆者平之，胡能尽病之情哉！果识其证原，始可谓认证。根据反射特征认识其主客，始可治病。所谓知病非病，可谓知病矣，治即非治，可谓达治矣。果能如此，关健一拨，机簧立发，效无不著。不然徒事方技，转误性命。观古人复杯则已，针下立起，岂欺我哉！

五脏六腑证候

肝病以胸胁支满，胆病以头目眩，心病以心痛，小肠病以腹胀，脾病以身重体痛、胃胀，肺病以喘咳，大肠病以闭塞不通，肾病以少腹腰脊肿酸，膀胱病以背膂筋痛，三焦病以小便闭为证候。

上脏腑证候，乃详撷《灵》《素》《难》诸书有关论述而得，文至简而意赅矣。然胃曰胀，胃脘也，小肠曰胀者，位在中脘也，故加一腹字，至于肾则云小腹矣。

五脏病之实谛，约而言之，肝主散精而以下迫为病，胆主输便，而以上迫为病；心主软，以燥越为病，小肠承受变化，宜为消化中主，故以痞为病。《伤寒论》五泻心汤皆以心下痞为治，思之可知矣。脾主缓，以泻痢为病，胃主纳谷，以呕吐为病；肺主收，以咳为病，大肠主利气，以喘息为病；肾主坚，以遗下为病，膀胱为洲渚，以癃闭为病。盖主降者，逆之为病，主升者，下之为病也。

五脏病证治提纲刍议

注《伤寒论》者，每谓各篇首条为本篇之提纲，此说甚是。《伤寒论》为外感病之总裁，已有提纲，而内伤病诸书未见云提纲条文。今详汇《素问·脏气法时论》《灵枢·本神》《脉经·卷六》及《辅行诀五脏用药法要》有关条文，拟定五条，庶乎内伤病亦有提纲可依焉。

肝病：实则两胁下痛，痛引少腹，令人善怒。虚则目视不清有所见，耳有所闻，善忧，如人将捕之。若欲治之，当取足厥阴与少阳。气逆，则头目痛，耳聋颊肿，取血者。

心病：实则笑不休，胁支满，胁下痛，膺背肩胛间痛，两臂内痛。虚则悲不已，胸腹胁下与腰相引痛，取其经，手少阴、太阳、舌下血者。其变病，刺郄中血者。

肺病：实则喘咳气逆，肩息、背痛，汗出憎风，胸盈仰息，虚则鼻息利，少气不能报息。取其经，手太阴，足太阳之外，厥阴内血者。

脾病：实则身重，苦饥，肉痿，足不收，行善瘛，脚下痛，四肢不用，五脏不安；虚则腹满，肠鸣，飧泄，取其经，足太阴、阳明、少阴血者。

肾病：实则腹大胫肿，喘咳身重，嗜寐，面色正黑，泾溲不利；虚则腰中痛，尻、阴、股、膝、髀、腨、胻、足皆痛，厥逆，大腹小腹痛，耳聋，嗌干。取其经，足少阴、太阳血者。

五脏病治文，所引诸书各有详略异同，张冠李戴，鲁鱼虎帝，讹错甚多。乃据脏腑理论，参酌临床厘订之，谨说明于后。

校者按：此应为医界之准则。

1. 凡诸书条文，义同文异者，从其简约，兹不一一列举。

2. 诸条在《脉经》云某病"必……者"，依文义均为实证，故定为"实则……"。

3. 诸条所云取某经者，《脏气法时论》均未见手、足等经名，《法要》则或有或无手、足之名，或直取诸穴位名，《脉经》则均有手、足之谓。①

4. 肝病条，《脏气法时论》《脉经》均有"目视不清无所见，耳无所闻"句，《法要》则为"目无所见，耳有所闻"，据临床用大补肝汤治幻听幻视甚验，故定为"目有所见，耳有所闻"。"有所见""有所闻"者，不应有之见闻，而见闻之

---

① 上各条文从《脉经》。

谓也。"善忧",所引文均为"善恐",改为"善忧"之理,可参看《内经五情为病辩》。

5. 汗出憎风证,《脏气法时论》《脉经》均列于肾条,据《法要》,定于肺条。盖汗出憎风,肺卫不固也,虽有卫出下焦之说,难与临床合拍。

6. 肺病条,"虚则鼻息利"之证,《脏气法时论》《法要》均无。《本神》则云"肺虚则鼻塞不利",《脉经》则为"肺气虚,则鼻息利",甚合临床,故从之。

7. 尻、阴、股、髀、腨、足皆痛证,《脏气法时论》《脉经》均列在肺条,《法要》则列于肾条,而文字稍异,为"尻、阴、股、膝、挛、足皆痛"。《本神》则无此句。今依《法要》及《脉经》文,而列于肾条。尻阴至足,与肾相关故也。

8. 脾条"苦饥、肉痿、足不收、胻善瘈"证,《脏气法时论》作"善饥肉痿,足不收,胻善瘈",《法要》为"苦饥、肉痛、足痿不收、胻善瘈"。《脉经》为"苦饥,足痿不收,胻善瘈",《本神》此证缺如。按脾主运化,故应有"苦饥"一证,余则无大异。

9. 脾条"虚则四肢不用,五脏不安"句,《脏气法时论》《脉经》缺如,《法要》《本神》皆有。今据脾属土,居中央以灌四旁之义,存用此句。

10. 肾条中"嗜寐"症,《脏气法时论》《脉经》均为"寐汗出",《本神》缺如,《法要》为"嗜寝"。今依《法要》之文,正与《伤寒论》少阴病之"但欲寐"相呼应也。

11. 肾条"腰中痛"一证,《脏气法时论》《脉经》均为"虚则胸中痛",《本神》缺如。取《法要》文,定为"腰中痛"。腰者,肾之腑也。

12. 耳聋嗌干证,《脏气法时论》《脉经》均列在肺条,《本神》缺如。今从《法要》文,定于肾条,耳、嗌皆关于肾也。

审上五脏虚实证，大抵心、肝、肺三脏是以腑证为实，脏证为虚。心条以心包络证代心实证，此无大异。惟肾脾两条，若依脏虚腑实为例，则诸书实有所反作也，为尊原文，姑且置之。

上拟定五脏病证治条文，均有针刺法，而未及用药法。今依《法要》体用之制，按虚实而取五味，谨作下图。明于此图，庶几用药法度在握也。

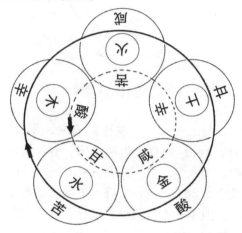

此图外为用味，内为体味，虚线箭头示泻法，实线箭头示补法。

依上图之义，又可作下表，补某脏即泻其所克，五行相反，相互之实迹见矣。如辛可补肝，肝木不虚则脾土得制，实证得泻也。

木 ←—补法— 辛　　辛 —泻法→ 土

火 ←—补法— 咸　　咸 —泻法→ 金

土 ←—补法— 甘　　甘 —泻法→ 水

金 ←—补法— 酸　　酸 —泻法→ 木

水 ←—补法— 苦　　苦 —泻法→ 火

若依脏气法时之理，五行相制之事，五脏以体病为虚，用病为实，规定用药之寒、热、温、凉所宜，则应如下图。

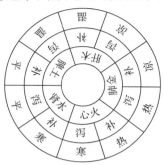

君火相火辨

六气之说，经无明文，《左传》有阴、阳、晦、明、风、雨之说，《吕氏春秋》则有天生阴、阳、寒、暑、燥、湿的记载，但亦未明确为六气。至《汉书·律历志》引《左传》云，天六地六，数之常也，天有六气降生五味。盖秦汉之际，言六气者已有人矣，但不如五行说风行而已。日人丹波元简云，运气家在五气之外加火以配三阴三阳，以六气为六经，是因见火亦五行之一，故取之。不知五行在地者，形也。在天者，气也。其气除金、木、水、火、土外，另有独具暖煦明照之阳者，相火是也，亦即元阳耳。地有火可以燃物，可以代明代煦，大有相辅之义，故谓之相火耳。是故六气家，火有君相名分。君火名热，求其用则必不能无，不然则虚列无味，何要之有？然必当其时，其用始见，即所谓暑热之气是也。其可称热而不可称火者，因无燃万物之用故也。此六气家所以又简名，直呼曰暑也。历代医家多昧于此理，聪利如张介宾，尚疑谓何许以五行名置君臣耶，真堪笑人！唐代王太仆撰运气七篇时，于君相二火之名义，不无失检，文义多失，致后世指摘万端。古人云："其事或无，其理不可无。"况其理事征实，因瑕斑而废全璧，诚可惜也夫！

论燥湿

人身发育生生之机，赖乎元阳真阴。此元阳真阴为先天所秉者，寄于后天之躯，在心肾之内也。元阳寄于肾，其用现于心，神也，火也，热也，光也，慧也，动也，气也。真阴寄于心，其用现于肾，精也，水也，暗也，寒也，昏也，静也，血也。然阴阳二者互根互对，故神依血生，精依气生。阴平阳秘而化机不殆耳。若孤阴则死，寡阳则亡，二者刻不可离。阳之动为风，其用为热，风热相并则燥，燥为最厉之气。阴之凝为霜，其用为寒，寒凝相并则为湿，湿为最酷之气。《易》云"近取诸身，远取诸物"，在天在人，其理也一。天地初辟，劫火洞然。二气氤氲，一微尘而成世界，阴凝为金石，阳化为雷火，非此义乎？而玄渺空想，徒穷其理，无济于实也。然理在事出，人之学问，莫不然之。医家每以燥湿二邪为病，最不易治，浅学之辈，宁能解此。如癌证乃燥毒所结化者也，百治而罔效，非无缘故在也。余每见病此者，多阴乏阳亢之人，或缘外感，或缘嗜好，一朝气血郁遏，渐渐瘀滞，积而转笃，留而不去，变为斯病也。今设法治之，必以熄风散热，开郁破结，益阴协阳为妥，纵非补天之术，亦庶无过失。若执拗任专，迷信诸放射、刀割、药蚀之术，任汝终生，不能得一根治线索耳。盖刀割诸法乃速其死亡之捷径，非肉白骨之神丹也。

后天重脾说

后天之要，莫重于脾，水谷之官，四脏皆得禀之，以土为万物之母故也。《易》云"大哉坤元，滋生万物"，木无土则折，火无土则灭，金无土则缺，水无土则决。

虚寒证辨

余初习岐黄，读古人内伤医案，每怪治法多用辛温热药。至学随年长，方于此理有所了悟。盖内伤所生诸病，皆系内脏气血机能衰疲所致，虚疲郁滞皆寒也。若或觉证有发热者，非气血壅瘀而致，乃饮食中毒而然，岂真热欤？

外感诸邪，河间重火，实意在郁字上。若标文曰，外感皆热，气血怫郁即是火。然若外邪直中三阴，必系其人阳气素虚，内无抗力，邪乃得陷而深入，情本内伤也。阳虚之人，内伤无热皆寒，虚滞不通，亦为寒，故可以一温法尽之，此其常情也。若伤于饮食，或异物中毒，乃奇非正，所谓兼挟证也。

论《伤寒论》六经病欲解时

《伤寒论》六经病皆有"欲解时"一条，历代注家意谓各遇其旺时而病解，盖随文字而述之而已。果如其言，如阳明病欲解时为从申至戌上。而论中又曰："日晡潮热者，阳明也。"是遇其旺时而反笃，斯何故哉？细味经文，某时至某时者乃将发病与解愈总括而言。如阳明病，其发作多在申时左右，直待戌时以后始得解也。阳明病者，亢热证也，天道北行，四、五、六月，日入西北者然。他如少阳从寅至辰，其经为半表半里，热虽将就里，而有正气拒出之机，正邪相当，则寒热往来；其入则阳明，出则太阳，不解於太阳之午、巳、未，则推入阳明之申、酉、戌而为亢热证也，故其发解时间反在太阳之前也。又如《伤寒论》之阳明转属者，太阳脾约者、少阳误汗者，均可导至"胃家实"的阳明证，可证欲解时的时间次第，乃是依病机而言耳。

至如太阳旺时从巳至未上，是时皓日当顶，似应诸邪远避，然伤寒者杀厉之气，在表之邪若不甚者，无此元阳亦自能消散无余，岂非待夫此时也。邪之盛者，则发为实证，因精气虚而然，是必待阳气充盛之时方愈也。

及乎太阳欲解时，从亥尽丑上，亦如阳明尽其笃时而始散，少阴亦然，厥阴为从阴而转阳，从丑至卯宜也。如此而论，所谓"欲解时"实兼赅发解，就其病机而序时也。

《法要》五味体用变化张机补泻例

泻肝用酸，助用苦，化臊，宜用甘味之药。
泻心用苦，助用辛香，化焦，宜用酸味之药。
泻脾用辛，助用咸腥，化香，宜用苦味之药。
泻肺用咸，助用腐甘，化腥，宜用辛味之药。
泻肾用甘，助用酸，化臭，宜用咸味之药。

上仲景五脏泻法用药例，所取之药味，其主体味与《法要》五脏体味同，助药所取乃《法要》本脏之用味所化之气，及协此气之味，宜药乃《法要》本脏体用合化之味，即《内经》本脏所"苦"宜"急食"之味。每脏各有主、助、宜，协三才之道，而其能事毕矣。或云补例者，则转反之事耳。言虚与实，若有若无，此之谓也。

又《法要》用药图交角处所缀之"除口"字样，在仲景亦有例方可查，谨示如下。

辛苦除痞，如泻心汤，黄连汤。
咸辛除积，如大黄附子细辛汤、旋覆花汤。
甘咸除燥，如调胃承气汤、大黄甘草汤。
酸甘除逆，如乌梅丸、芍药甘草汤。
酸苦除烦，如栀子豉汤。

《金匮要略》科判

　　《金匮》与《伤寒》，原系一名，曰《伤寒卒病论》，经晋代太医令王熙整定，始行于世。六朝兵火烬余，已或不为全豹。北宋阁臣校书王洙于败籍中得之，其中篇目伦次胡能一一如旧。自宋至今已有千余年，医家臬奉，人人习诵，然尚无细绎而科分之者。夫经纬不晰，则纹综难通，故谨依《脉经》旧例，分比为属，庶乎源脉清而知其所当也。

一、伤寒类

痉湿暍篇。
霍乱转筋篇①。
百合狐惑、阴阳毒篇。
黄疸、寒热疟篇②。

二、内伤杂病类

脏腑经络先后病脉证第一③。
中风历节病第二。
五脏风寒积聚第三。④。
血痹、虚劳证第四。
惊悸、吐衄、下血第五。⑤。
胸痹心痛短气、奔豚第六。

---

　　① 《脉经》原目。
　　② 《脉经》原目。
　　③ 此篇文多脱落，当撰补云云。
　　④ 上两证缘通五脏皆有，故仍从列于首也。
　　⑤ 上二证为肝病，肝藏血故也。虚者，血瘀病也，惊悸为胆气不清，肝之腑证也。

卒尸厥死第七。①。

腹满、寒疝证第八。

呕吐、下利证第九。②。

肺痿、肺痈、咳逆上气、痰饮第十③。

痈肿、肠痈、金创、浸淫第十一④。

消渴、小便不利第十二。

水气、黄汗第十三。⑤

以下妇人诸疾依次列之，如此则条例分明矣。

论《伤寒论》与经络学说

《伤寒论》注家，谓仲景虽云撰用《灵枢》，而实与《灵枢》有别，此一偏见也。如《伤寒论》太阳病提纲之"头项强痛"，非经络学说中膀胱经是动病乎？少阳病之"口苦、咽干、目眩""胸胁苦满"，非少阳经是动病乎？此亦兼及手少阳三焦经之证候者。阳明病"胃家实"，阳狂热极之谓，太阴之"腹满而吐，食不下"，几与《经脉篇》脾经是动病相同。独少阴病提纲谓"脉微细，但欲寐"，与《经脉篇》手足少阴经病皆别。尤奇者，"厥阴之为病，消渴，气上撞心，心中热痛，饥而不欲食，甚者吐蛔，下利不止"，与《经脉篇》足少阴肾经病"饥不欲食"之文同，所生咽干、上气、烦心、心痛亦相仿，而《经脉篇》手厥阴条所生病之心痛，似属连及，而于足厥阴肝经条则半字莫问。约其证以厥为名，寒热错杂，竟难定其详据者焉。而经称，阳亢过则热厥，阴盛极则寒厥，

----

① 上二证属心。

② 上二证为脾胃证候。

③ 《脉经》原目。

④ 《脉经》原目。上二证属肺，金创、浸淫、为病在皮肤，皮肤为肺之外候也。

⑤ 上二证为肾与膀胱证。

其主亦在心包与肾经，是此项"厥阴之为病"，撮此二经要义，另创心法乎！况肠澼、痿、厥俱在肾经条也。

此皆臆度之言，不足征信，然舍此别无想处耳。盖《伤寒论》不能尽弃经家言，时或不拘其言，亦难出其理范，故二者若离若合也。

谈《汤液经法》方数

《甲乙经·序》谓"仲景论广汤液"，然其经晋唐诸医无明引者，殆亡佚已久，不得见世者矣。余据《法要》所载有关资料，细择其名数及次第，似如《月令》规范，当得周天之数。青龙、白虎、朱乌、玄武各当九十。如四兽与阴阳二旦分处之，则每汤六十变也。如按天度算，虽四方之七宿所占度数不一，然亦必共合三百六十。余欲集成斯数，恐力不及，当勉从事。

方剂数应干支说

五行应地，地者，位也，静也。六气应天，天者，时也，动也。然各禀阴阳，故五行十干，地气运于天，故称天干；六气十二支，气定于下，故称十二地支。干者，干也，支者，枝也，譬如一树，总分而论之。人处天地之间，又禀其气而生，故内有五脏，外有六经，为内外结构之综合也。

天之六气，寒、热、风、燥、阴、阳是也。人之六气，营、卫、气、血、津、液是也。其用也，表里之分，寒热之势，动静之变概之矣。然一动一静，有时纪焉，有长短之分焉，其在证亦如此耳。故剂分十二，归阳综三，曰表、热、实；归阴综三，曰里、寒、虚。此犹八卦定象，六爻称施，乾坤定位，六子用事也。而其方也者，单、复、小、大、急、缓、正、变、通、主，十方运于内，足成经制也。

谈十方十二剂

吾撰《汤液经法拟补》，分十二剂者，补徐氏之缺，添加寒、热二剂以足之，盖应十二地支之数。以阴阳总括之，以六纲分别，恰合八纲辨证之道也。于方数则十者，应天干也。其综有二，所谓正局者五，变局者五。正局，形格也，变局，功能也，亦如《易经》象数与义理之意也。如斯则十二剂，十方相合得一百二十，谓近《汤液经法》方数三之一乎。现列表如下。

八纲十二剂表

阳						阴					
表		热		实		里		寒		虚	
轻剂	宣剂	清剂	滋剂	泄剂	滑剂	重剂	收剂	温剂	渗剂	补剂	涩剂
青龙	天阿	阴旦	朱鸟	腾蛇	咸池	紫宫	白虎	阳旦	玄武	勾陈	神后
卯	辰	申	午	巳	丑	戌	酉	寅	亥	子	未

五情十方表

形格					功能				
单	小	急	正	主	复	大	缓	变	通
甲	乙	丙	丁	戊	己	庚	辛	壬	癸
土	金	水	木	火	土	金	水	木	火

《易》有十义，合于阴阳，谓生消也；天地，开合也；水火，上下也；风雨，升降也；雷山，动止也；斯亦十干纳甲之法，故十剂应之。

正方药味数说

问曰：方药配伍之味数，经方每有五味、六味者，今方例单取四味为正方，勿乃与经旨不侔乎？

答曰：方取四味为正者，义依《易》之象，二太二少相互对承而然，乃据整体而设耳。其制为一面助正，一面祛邪，助正是主，祛邪为次。然人有虚实之分，邪有缓急之别，故有加损之事。夫方以四为正局，减则三、二，是体变用亦变，乃有急、小之名，增则五、六，体用俱全，功用虽微动，而大体不动，是以不另立名堂也，如《伤寒论》之桂枝加某某汤者是欤。

夫《易》三爻为卦体，三爻为卦用。如乾之所统，一爻变为姤、巽，二爻变为同人、离，三爻变为履、兑也。此是用变体不变，故仍以乾卦括之。若四爻动，则体变，为巽卦所局，则为小畜、家人、中孚也。同人柔位得中，家人男女，正义相协达，二卦亦可谓之从局。能领于此，则知四为正方，而五、六为所加，谓之挟从，其义了然矣。

人之病也，有缺于气者，有缺于血者，加一可承于彼，加二则彼此俱成。（加一，指五而言，加二，指六而言）五应称加局，六应为定局，但不得抢越正局而别造一格也。

论药物分经

药物归经之说，晋唐诸医皆无明文论及。赵宋之后，易水师弟，始启其端。元代以降，论药物性能者，莫不从之。详查其宗依，乃《素问·阴阳应象大论》以"味厚为阴，薄为阴中之阳""气厚为阳，薄为阳中之阴""味厚则泄，薄则通""气薄则发泄，厚则发热"，及"辛甘发散为阳，酸苦涌泻为阴"之文（"涌"字疑为"通"字之讹）。详云某药入经腑者，殆《内经》无专文也。盖发散之药，性皆轻浮就上，有趋表之功，理当然也。在人之脏腑器官，则心、肺处乎上部，以行营卫之气，故发散之品功用多涉此二脏。中部之脏器，肝、胆、脾、胃是也，其充也，肌肉经筋，故中性之药，亦随其喜而入之。味薄者入胆胃，气薄者入肝脾。下部脏器为元气所主，其腑也，大肠、小肠、子脏、精室在焉，多具通排糟秽之功。至阴之味，趣乎下通，良有以也。

　　然而五脏应乎五行，又皆具散、坚、缓、软之德过。其于用药施治也，更需乎分舒、敛、补、泻等法度。同一甘味之缓也，花果之甘轻，具补乎心肺，根茎之味重。则入于肝肾，岂但以某品而定论乎。况十倍之姜，不胜一铢桂之辛，十倍之柰不胜一铢檗之苦，此药之分量又不可不讲矣。若定依区区入经而言，则胶柱难弹也。

　　药物之有专性也，譬如人焉，性有躁急迂缓不同，譬言物也，百斤之絮与百斤之铁同一重量，置水中亦有浮沉之别。然药物所具特性者，如卤水之于豆腐，磁石之得铁也，有相制相引之妙。鼠食巴豆而肥，蚕得砒而壮，试之于人，入钱匕则毙矣。菟丝无根，瓦松饮风，含羞夜合，姜附于枣树则不空，铁钉皂树，树乃结角，如此等等，其中必有事理在焉。人生有涯，恐难得尽悉耳。

论五脏劳用药

　　《素问》用药化机，甘可缓肝，酸可收心，苦可燥脾，辛可通肺，咸可润肾，皆是借母气以济之耳。所谓母气者，母脏之体味，亦即本脏之化味也。

　　夫虚劳证，化机本衰微者，其治当以调平本脏体用为基，另加一本脏之化味，亦即母脏之体味以承之也。故《法要》及《拟补》诸补方，皆依此制也。

论五菜之用

五菜：
葱为肺菜，其治在肝，故肝着用之，其功活血；
薤为肾菜，其治在心，故胸痹用之，其功调脉；
姜为肝菜，其治在脾，故呕家用之，其功散饮；
韭为心菜，其治在肺，故喘家用之，功在下气；
葵为脾菜，其治在肾，功在利溺，故胞闭用之。

评《伤寒论》注家

注解《伤寒论》诸家，大约可分四派。宋代朱肱以经络讲，宋元以来，依此者多，清初柯琴以部位讲，张志聪以运气讲，近世日人丹波氏以证候讲，实宗徐大椿之类方。张氏所论者，从伤寒之理而论也；朱氏所言者，乃伤寒之事也；柯氏所论者，乃伤寒之体也；徐氏及丹波氏所论者，乃伤寒之用也。

夫理以明道，事以显踪，体以定局，用以施治，读伤寒论者，通达斯四者，庶乎登堂入室矣。

评《解围元薮》

《解围元薮》四卷，明嘉靖年间沈之问著。自序云其祖怡梅公，素好医，宦游闽、洛、燕、冀，得山林逸士，海内高人之秘典，旅治获愈甚多。自传先君艾轩公，又博备之，活人益众。至余广求环宇仙境，江湖奇士，沉潜究论云云。盖治麻疯之书，而旁及他类风病，然其时道流充斥朝野，怪诞夸大之言，在所难免，其中或不无良方，仅抄数方于后。

救苦回生丹：
治历节风走注遍身，寒湿麻痹，瘫痪等证。

乳香、没药、当归、川芎、五灵脂、檀香、松香、自然铜、制灵仙各一两　虎骨灸　地龙　草乌各五钱　大麻仁七个　全蝎　麝香各二钱　荆芥　苦参各一两二钱　马钱子三十个　冰片三钱京墨一块　黑豆二合,炒　闹羊花五钱　天虫六钱

上为末，糯米饭为丸，如龙眼大，朱砂为衣，金箔正裹，薄荷酒磨下一丸。如昏迷，下则病愈。若妇人血晕经闭，胎衣不下，用炒黑豆淋酒服之如神。

驻车丸：

治历节痛痹，寒湿脚气抽掣。

独活　川乌　沙参　生地　蒺藜　白芷　木瓜　海桐皮薏米仁　羌活　防风　细辛　甘草　牛膝各一两

共为末，用五加皮浸酒煎汁为糊丸，桐子大，每服七十丸，酒下。

鹅掌风方：

乌鸡屎，加入蛇床子末，煎汤洗熏。一方再加雄黄、皮硝尤妙。

又方：

苍术、艾叶煎汤酒洗。

又方：

卤水，洗二三次。

白癜风：

麻油半斤　生柿柁两个

上一味打烂，入麻油锅内炸黑，去渣，取油点患处，自可愈。

治癣九子油歌：

蛇江牛鳖棉蓖麻，大枫苍耳效堪夸。

若加雄黄麝樟脑，涂抹癣疮如手拿。

又歌：

四斤大枫四合麻，蓖仁木鳖杏柰加。

若用油煎麻可免，效力相等都不差。

治口眼歪邪：

全虫 盐焙，七钱　　天虫 焙，七钱　　白附子七钱

上药共为面，每服一钱五分，黄酒调服至三日，再加五分。

评《伤寒论》

《伤寒论》一书，仲景撰用《汤液》等书而作，其中理事兼备，体用并举，虽非《汤液》完豹，而典范尤在。行医者不谙此书，则终身无由矣。观近年出土马王堆文物，《五十二病方》与《内经》十三方，皆组剂简陋，仅为医方之基础而已，断为东周文字可也。及沙流、武威诸文物所载方剂，法度已扩，然与《伤寒论》相比，亦瓦砾与金石也。《伤寒论》之方，精湛有序，深奥入微，变如盘珠，准如绳墨，斯真圣人之作也。万世之下，少能驾其上者，鸾凤之仪，美无与待。

评金元大家

金元四大家以李东垣最精，河间多武断，洁古最老实，唯朱丹溪形而上之，空谈玄渺，但重滋阴，无关疾病，理学之深毒耳。

计年月日干支法

算日历之法，天监诸人皆有口诀相承，年上起月之干支，则“甲乙丙为首，乙庚戊为头，丙辛庚寅算，丁壬壬寅流，戊癸归何处，当在甲寅求”，此谓之月例也。日上起时之法，“甲己还加甲，乙庚丙作初，丙辛生戊子，丁壬庚子居，戊癸推壬子，时无定不虚”。唯有起日之干支，诸书不载。近阅《六至大全》，有一诀云：“今年今月初一日，干支明年是如

何，闰年前加二十五，本位起算定不错，平年退六次位起，千年万载不差讹，欲忆去年是何日，交闰五五本位退，无闰平年加六位，月大小尽两头确。"虽然如此，仍不如盲卜轮指可知也。

方宜平常论

圣人治天下也，处人事也，皆依"平常"二字，治病亦然。用方尚平不尚奇，唯平始能合人情，切世事。奇必失常，异必失平而背道之实也，此非积学者莫辨。余得一老医治破伤风方，药只四味（荆芥、防风、丹皮、陈皮），盖古人黑神散加味而已，方虽平淡，而其效如神。读此方孰能尽信，用而后始知是实，创方人岂庸俗哉！又近得一治晚期癌方，药只五味，名宣乌汤，无论何癌，常可止痛。药用乌头五钱，木瓜三钱，黄芪、人参、甘草各三钱，水煎顿服。药亦平庸无奇。果能以平常之方药，治奇难证者，医之造诣高矣。

病证部分

五脏硬化证候说

此等病中西医命名不同，详查其义理则无二分别，仅录其义如下。

一、肝硬化证：即吾医所谓气臌者，脾败证属。

《金匮要略·水气病脉证并治第十四》所谓："寸口脉迟而涩，迟则为寒，涩为血不足。趺阳脉微而迟，微则为气，迟则为寒，寒气不足，则手足逆冷；手足逆冷，则荣卫不利；荣卫不利，则腹满胁鸣相逐，气转膀胱，荣卫俱劳。阳气不通，则身冷，阴气不通，则骨疼；阳前不通，则恶寒，阴前不通，则痹不仁；阴阳相得，其气乃行，大气一转，其气乃散。实则失气，虚则遗尿，名曰气分。"

"气分，心下坚，大如盘，边如旋杯，水饮所作。桂枝去芍药加麻辛附子汤主之"。

二、脾脏证

（一）诸血症

《素问·腹中论》云："有病胸胁支满者，妨于食，病致则先闻腥、臊、臭，出清液，先唾血，四肢清，目眩，时时前后血……病名血枯，此得之年少时，有所大脱血，若醉入房中，气竭肝伤，故月事衰少不来也……"治"以四乌贼骨一芦茹，二物并合之，丸以雀卵云云"。

（二）再障贫血证（吾医谓之肝劳）

《金匮要略集注·血痹虚劳病脉证并脉治第六》云："脉弦而大，弦则为减，大则为芤。减则为寒，芤则为虚，虚寒相博，此名为革。妇人半产漏下，男子则亡血失精。"又云："虚劳里急，悸、衄，腹中痛，梦失精，四肢酸疼，手足烦热，咽干口燥，小建中汤主之。"汗出者，加黄芪一两；产后者加当归一两；气怯者，加人参一两；小便不利者，心下悸，加茯苓一两；咳者，加五味子、干姜各一两；口大渴者，加麦门冬一两；遗矢者，加龙骨、牡蛎各一两；失眠同。衄者，加阿胶一两，代饴可也。

三、肺痿（中西同名）

肺属燥，功在收，失收之证在痿证中独为轻也。

观孙真人桂枝去芍加皂角汤，意在气上逆者以辛泄之，肺功在收而实司呼吸。肺痿必多寒饮停滞，若痰涎不去，必有妨于温润之功。

四、肾痿缩

经云："肾气热，则脊不举，骨枯而髓减，发为骨痿……有所远行劳倦，逢大热而渴，渴则阳气内伐；内伐则热舍于肾。肾者水脏也。今水不胜火，则骨枯而髓虚。故足不任身，发为骨痿。骨痿者生于大热也。"论曰"治痿者独取阳明"，所以治法亦建中为底，如二加龙牡汤是也。

五、心脑硬化证

心在体为脉，凡诸脉管硬化证皆是，若老年高血压者。如详其治法，当求诸阴旦汤、朱雀汤、复脉汤可知其例矣。

以上综合对比而观，肺、脾、肝、肾四脏治宜阳旦汤，心、心包，治宜阴旦汤，观仲景阿胶汤知其义矣。

再障性贫血，即宋、清诸人所谓"脱力黄"也。吾配用大降丹如神，后人不学不能博通，今人徒知西名而失惊，抑何小哉。

治此病用建中当易芍药为萸肉佳，芍药，木也，萸肉，火也，火为木子，标治效速，然据理乃以芍药为当。

论血证

《伤寒论》处理血证分两途，有外感变者，为诸阳证。热陷入为之滞，为之蓄，桃仁承气汤为启矣。祛血中瘀热而诸证自消，血之下否，无足谓，故方下无明文，而条内有明文曰：自下者愈。自下者勿用再攻。用攻者，不必得血下，是其意在祛血中淤热明矣。其证轻，故云如狂而已。若其人发狂，证为笃者，则抵挡辈为对证之剂矣。桃仁承气只云少腹急结，此证少腹硬，只有触诊而始能得知。及乎胀满者，无用医诊自行觉知。则证虽同而性缓，丸以稳削。然必卒时下血矣，是抵挡汤、丸，皆有蓄物焉，恶得不见？若热陷留为蓄者，下攻大黄承气为其专方，乃治热结于血者。若活血温散，则求之干姜理中之品是乎？治妇人月经痛，承气当其用，而治狂，抵当非恰当乎？如此治法，余数十年来未曾失手，应记：同为小腹急硬，小便自利，发狂或如狂，是血证谛；若渴而饮水，水入则吐，小便不利，则是蓄水证。

内伤之病，阴损为虚，困为寒。蓄血之病，在上焦心肺，流散经络，血脉极为失运，皮肤甲错；在中自言痞满，诊之不满，漱水不饮，唇青舌痿，脉大来迟，瘀蓄所在，青筋瘾斑；若在下焦，少腹膜满，小便自利，粪矢必黑而鸭溏如飧矣。阳证精神变为如狂或真狂，阴证则为痴、呆、忘，此为蓄血之确证焉。

癫　狂

五脏中，心为神明之官，而脉为其体也，血其充也，所以其变如此。懂此理，则狂癫二证一为阳实，一为阴枯，洞晓治法矣。此又是由阳证转者，及乎虚证，如《金匮》云："邪哭使魂魄不安者，血气少也。血气少者，属于心……"属于心以下文，乃其病兆也。恐畏失眠，梦寐颠倒，每随所禀，阳衰为癫，阴衰为狂，此内伤致病之由也。阳邪之伤阴也，初则烦，继则燥，再重则如狂、真狂矣。此是一线，一个火字了之。阴邪之伤阳也，初则悸，继之则恐，再重则癫、善忘，癫则尽忘矣。此又是一路，一个水字了之。

论水火病变

阳生于阴，气化于水，病水者以下为根，肾为水主故也。水病在中则为饮，在上则为痰，在经则为肿，腐而为淫，淫从水。

气生于水，血生于火，病火者以上为根，心为火主故也。火病，在中则痞，在下则为闭，在经则为脓，脓从火。

气不足者必火衰，阳不足化水也；血不足必水少，阴不足必协火也。阴阳之道，互根无单，此所谓相对统一。

论柴胡治脑病

治脑病方，古书除《千金》外几若无闻，此实属一大憾事。而宋、元诸贤，侈谈方药者，多蹈空无凭。细详经意，独柴胡一味，似为确切。如论柴胡汤云：上焦得通，津液得下，胃气因和，大便自下，濈然汗出而愈。此一段经文对小柴胡的功用描述得了无遗蕴矣。非如通管，上口一闭，则中容被吸而不下乎？脑为元神之府，元气之帅，神闭则周身不灵，神散则百骸俱颓。脑之为病，亦何其大矣，而世无论求者。即方药而谈诸头目，云一辙了之，菊花、白芷、三柰、藁本、芎藭而已，谅也不契柴胡之旨秘也。今余暗悟及之，故每调脑病之方，概以此为宗而稍事增损。如中风之用续命，气郁之用七气汤，下郁也。至于狂风，一依大柴胡加龙骨牡蛎，每应手取效，则理在上焦一句文耳。

论肺病

医家经方正统，自金元以来，已尽失传。即肺病一条，如西医之气管炎、肺气肿等。每见屡治无当，故世有"治病不治喘"之谚。盖经法以喘咳为肺之实病，喘为机能之疾，咳乃伤于体官也。经云，肺以咸补，又云肺苦气上逆，急食辛以泄之，开腠里以通气也。"辛"字误作"苦"字。其补泻文中，仍以辛为泻，此皆错失之大者，致使后人眼目印定，无可依傍。不知肺用辛泻是借助，其原泻乃咸字耳。以咸为火之用味，肺之体味也。《内经》立意皆以体为补，此绝大径庭处，无怪治不得法也。《千金翼方·卷十八》肺脏门载一方，治咳逆上气者，今录之。川椒、桂心、文蛤各四分，昆布、海藻、干姜、细辛各一分，麦冬十分。以上八味，为末，蜜丸如梧桐子大。饮服十丸加至二十丸，日三服。云：有人风虚中冷，胸中满上气，喉中如吹管声，吸吸气欲上绝，服此方得差。此乃辛咸法，故效也。在汤液法，文蛤实泻肺主药也。又《纲目》浮石条引陶弘景云止咳，肘后亦然，盖取其咸味也耳。

上方本出《深师》，见《外台秘要·卷九》，积年久嗽二十一首内云："疗三十年咳，气奔上欲死，医师不能疗，海藻丸（褚中堪方）。"

海藻三分　寸冬五分　昆布　细辛　文蛤　桂心　干姜　蜀椒各二分

为末，蜜丸如杏仁许，夜卧着舌上一丸，咽汁尽，更进一丸云云。

肺功用衰者，经称为虚，云酸补之。其助味者，依五脏通用药例，当用苦瓜蒌。而《纲目》引《摘玄方》蒌仁一两，文蛤七分为末，姜汁丸如弹子大。《杨起方》以瓜蒌捣烂后绞汁入蜜加白矾为膏频咽，或为蜜丸，或瓜蒌两个，以明矾如枣大同烧存性，以熟萝卜蘸食，盖肺虚以酸补而又以官者之体味为助耳，此皆后人不易识者也。

论心脏与冲脉

治心脏衰弱，当兼治冲脉及足太阴脾。缘冲为血海，血虚则冲气每每上逆。脾为后天之本，中焦化赤之脏，血之启生，转资于心，则心及脉充而气盈，三者之功力相维，故如是云。其理于《金匮要略·痰饮篇》小青龙汤五案见之。心藏神，治心气不宁之理可喻知一矣。治肝脏疾患，当于督脉及阳明胃着眼。缘三阴脉，独肝脉上行于巅顶。胃为水谷之海，百脉皆禀其气，观刚痉终以大承气下之，可以默会矣。降冲用酸甘法，五味、甘草。调督用咸甘法，芒硝、甘草。

论瘀血

血者，心之统，脉之体也。治阴而用阳，色赤以象火光，故亦配神明之气焉。在内则温煦五脏，在外则营及百骸，无处无之，无处不行，其为生命之一大宗宝也。若瘀而不行则病大焉，病于下部者为瘀血，浸及中部则为蛊，在上部则为尸蛀。在下者何也？谓胞室出输之处为病而消。若在中部，则病在肝脾，如虫之食谷，久则空浮而已。在上部者，则肺病。肺属金，为火之行地，本不畏克。若瘀滞在内亦必贻之祸，如夫游者多溺也。在上部者，必其瘀化而为尸蛀，所谓痨瘵是也。同一比论之，气在下部则为水，在中则为饮，在上则为痰，则同也。此事古人论者很少，余今表出。一九七零年治广宗元宝寨村一何姓男子，肺痨而成，数其舌上紫印斑数点，盖痨瘵之征也，因辞谢之。后闻尽省县诸医治之无效，竟死。

治上部痰火，当以柴胡为主，盖柴胡、黄芩，阴旦也。

中部水饮，当以半夏、生姜为主，阴旦之阳用也。

下部水病，当以我撰之下气汤为主，仿下瘀血汤也。

治上部痨当以黄芪为主，盖黄芪、桂枝，阳旦也。

中部蛊，当以芍药、大枣为主，阳旦之阴用也。

下部瘀血，当以大黄、桃仁为主，下瘀血汤，经有明文也。

论治积

治积之法，经方罕言。《外台》《千金》虽各有述，求其真谛多不可着。细寻《伤寒论》中，食复之栀子、豉、枳实汤尚存迹象，其中一味豉是矣。降气消积，实为神品。《外台》引《千金》云，焦曲末，以蒜齑降痢，斯类似矣。然曲系麦为，豉乃豆为。曲淡而豉咸，淡者存中，咸者可润下。近人谓碱可制酸，自是不同。余每用此药加三子养亲汤、失笑散，治近世谓之癌肿者，颇效验，私识之。或用蒜丸，已潜血出，或用明胶、白及，以防脱崩。又与内托散共施，功力颇切。

论消渴

《素问·阴阳别论》云"二阳结谓之消，三阳结谓之隔"，文意正顺，从之。

二阳胃肠也。隔为不通，是以为对。三阳膀胱小肠也。消谓饮食消化过急也，更为正属。

《素问·气厥论》："心移寒于肺为肺消，消者饮一溲二，死不治。"

又云"心移热于肺，传为隔消"，是消者为肺间所受病定矣。

《金匮要略·五脏风寒积聚病脉证并治篇》云："热在上焦者，因咳而为肺痿。"

又云："肺痿吐涎沫而不咳者，其人不渴，必遗尿，小便数。所以然者，以上虚不能制下故也。此为肺中冷，必眩多涎唾，甘草干姜汤以温之。若服汤已渴者，属消渴。"即此观之，一为肺中虚冷即为此证，一为渴候则为消证也，皆肺之为然耳。

陶先生《法要》五救误汤内之泻肺汤，治消渴如神，即此义也，恐繁不录。

许氏《本事方》治消渴方，深合经义，故录之。

白浮石　蛤粉　蝉蜕各等分

为末，鲫鱼胆七个调服三钱，神效。

论惊悸

《金匮》云："寸口脉动而弱，动即为惊，弱则为悸。"

惊，外有所干而心不安，如无外干则如故也。阴主静，依次知其阴虚而然也。观伤寒八九日下之后，柴胡加龙骨牡蛎汤及桂枝证之误，皆阳邪干里而然。及乎复脉汤证之心动悸，则自本阴虚之极也。

悸者，怯也，毋论有事无事常恐而不安耳。阳主动，阳虚则心气不宣而阴邪乃犯。观《伤寒论》心下悸、脐下悸云云，皆水阴所犯而然。及乎小建中汤，则又是阴气素自虚者。观此数项，则医治有法矣。

王宇泰《六科准绳》记载，惊因触于外事内动其心，心动则神摇，恐因惑于外事，内扰其志，志扰则精却，是故

《内经》谓："惊则心无所依，神无所得，意无所定，故气乱矣。"热则精却，却则上闭，闭则无气还，无气还则下焦胀，故气不行矣，此皆是病从外事动心神者也。若夫在身之阴阳盛衰而受惊恐者，惊是也。火热烁其心，心动则神乱。神用无方，随其所趣之者，与五邪相应而动，魂不安则为惊骇，肺魄为惊燥，脾意不专则惊惑，肾之病为惊恐，胃之为惊狂云云。

精虚则志不足，志本肾，故恐亦无他状。于治法云，惊则安其神，恐则安其志。

心为离火，内阴而外阳；肾为坎水，内阳而外阴。内者是其主，外者是其用。主内者五神，主外者五气，是故心以神为主，阳为用。肾以志为主，阴为体。阳则气也，火也。阴则精也，水也。及乎水火既济，全在阴精上奉，以养其神，阳气下藏，以定其志。不然神摇不安于内，阳气散于外，志惑于中，阴精走于下云云。所谓惊者必先安其神，然后散乱之气敛，气敛则阳道行矣。恐者必先定其志，定其志，然后走失之精可固，精固则阴气用矣。

论治头风

《内经》有"风气随风府而上，则为脑风，风生高远，始自阳经"之说，然督脉阳维之会，自风府而上至脑户，督脉亦足太阳之会也。诸论皆云脑风鼻息不通，时出清涕，多嚏，项背拘急，久则成眩晕，此皆缘督脉中行而涉及于鼻故耳。

《海上方》治风入脑经，痛如破，痛连脑户，或但额间与眉相引，常欲得热。诊其脉，微弦紧，谓之风冷类痛，细辛散方主之。

细辛散

细辛—两　川芎—两　附子—两，炮　麻黄—分

共为散，每服五钱，水一盏半，煎至一盏，姜、枣、葱白

引。一方无引。①

治头痛圣饼子（方见《余氏选奇方》）

治风痰，清头目。

川芎　防风　白芷　甘草各一两　半夏半两　南星炮　川乌炮，各一两　天麻一两

上为细末，米汤泡蒸饼为丸，梧子大，每服七个，茶清、荆芥汤任下，不计时候。

又一方

治男女风虚头痛，妇人胎前产后伤风头痛，一切头痛并皆治之。

茵陈五两　麻黄　石膏煅，存性，各二两

共为细末，每服一钱，腊茶调下，食后服之，服后仰卧片时。

论《金匮》治水肿善用杏仁

读《金匮要略·水气病脉并治第十四》条云："水之为病，其脉沉小，属少阴。浮者为风；无水，虚胀者为气。水，发其汗即已；脉沉者，宜麻黄附子汤；浮者，宜杏子汤。"属少阴作一大句，以下至发汗则已，是对此文而分言宜汗者也。杏子汤亡佚，诸家猜疑不一。而呕吐下痢篇，文蛤汤内七味者是矣。其主治文又云：兼主"微风、脉紧、头痛。"如《伤寒》之越婢汤者，杏子汤比越婢汤之多杏仁、文蛤二味。痰饮篇小青龙案云："水去呕止，其人形肿者，加杏仁主之。"杏仁消肿确矣。

---

① 前三味一两当是 15 克，一分当是 4 克。

论《金匮要略·五脏风寒积聚》文

诸积之来，《内经》以为外邪来袭，着而不去，从络入经，从经入内，内之营卫气血，滞而弗行，相聚以其部，乃得成形。故条文先缀以中风，次中寒，是唯此风寒从外入内，渐积而成。其文内列方治者，有肝着、肾着、脾约，特遗去心肺二者，殆非有故欤。

其着滞也，各随本脏之所舍而定。如以肝藏血也，其治方以葱、绛、旋覆；肾者湿也，故治以苓、术、姜、草；脾为谷藏，总以承气汤、麻仁丸以济之。心肺乃神气之脏，皆无形之脏，自与他脏殊焉。

夫神者，血之精也，气者精之化也。血行必赖气嘘，譬橐龠之与波澜也。二气互根，实为一极也。神气之郁，虚而后生，故仲景云血气少，邪哭不安耳。此证，唐人谓之心风，宋人直谓心虚、怔忡，云云。今补治法如下。

茯神汤（方见《千金要方·卷十四》）

疗五邪气入人体中，见鬼妄语，有所见闻，心悸跳动，恍惚不定方。

人参　茯苓　菖蒲　茯神各三两　赤小豆四十枚

上五味哎咀，以水一斗，煮取二升半，分三服。

定志丸（方见《千金要方》）

治心气不定，五脏不足，甚者忧愁悲伤不乐，忽忽善忘，朝瘥暮剧，暮瘥朝发狂眩者。

人参　茯苓各三两　菖蒲　远志各二两

上四味为末，蜜丸，如梧子大，饮服七丸，日三。

《字汇》云："癫者，神志不清貌。"《金匮》云："阴气衰者为癫，是血少使其所禀，其行荡漾，故神情忧恐不定也。"

此证久而不愈，气忽失序而间甚，必眩仆如痉。斯因弱生滞，气滞生涎，转自相因，治法当滋血养营为主，佐以行气豁痰之药。

若其人平素壮实，忽而暴得眩仆，势必有所感。邪郁所在，神气被阻，治法虽不必补阴为主，亦必以调血为副。法以苦辛开痞，使滞去而神爽也。

余新拟一方

木通　泽泻　枳实　旋覆花　地黄　山萸肉　附子　火硝半夏

心腹痛者，加赤芍药。①

癫变痫为程序也。气不行而变痰，亦一程之标也，故方如此。

凡癫发之候，其状多端，口多白沫，动无常者治方（方见《千金方》）。

秦艽　人参　防葵（一作防风）　茯神（一作牡丹皮）　甘草各三两　铅丹一两　贯众一枚

上七味，咀，以水九升，煮取三升半，分三服。

紫薇丸（方见《古今录验》）

疗五癫，喜怒不安方。

紫薇六分　远志十五分　白龙骨七分　牛黄一两　甘草十分，炙虎头皮十二分，炙令焦　人参　桂心　白术各八分　防风七分　麦冬去心，熬　雷丸各五分　柴胡六分

上十味，各别捣下筛，蜜和丸如梧桐子大，先食服十丸，日三甚良云云。

铁精散（方见《千金》、文中、范汪同）

铁精二合研　川芎　防风各一两　蛇床子五合

共为散，疗五癫，酒服一钱匕。

狂证本系气衰，久而血郁，郁久则燥，燥变狂。初用桃仁承气汤，宗以通血之药，佐以发卫行气。余撰一方，乃腊蛇汤

---

① 此方无量，无服法。

变局。

葶苈子炒，三钱　大黄三钱　枳实三钱　厚朴三钱　桂枝三钱
芍药三钱　甘草三钱　芒硝二钱　桃仁三钱

若呕者，加生姜四钱；喘者，加麻黄二钱；若久不愈，血变为脓者，加甲珠三钱，皂针三钱，川芎三钱，桔梗三钱。[1]

水煎，分两次一日服，换汤为散亦可。

菖蒲益智丸

治善忘，恍惚，破积聚、止痛、凝神、定志、聪耳、明目方。

菖蒲　附子　远志　人参　桔梗　牛膝各五分　茯苓七分
桂心三分

上药共为细末，蜜丸如梧子大，先服七丸，后加至二十丸。又《伤寒论》之桂枝去芍药加蜀漆牡蛎龙骨救逆汤方，治病甚合法度。

气滞而变为痰，血滞而变为脓，此必然之程序也。故气虚则邪并于阳而发狂。治法必先发卫气以泄其势，用越婢汤。阳盛则血伤，次以䗪蛇加桃仁。

论黄疸

论黄疸原有内外之别，外感致黄，多系郁热；内伤之黄，则系内脏损伤，致使胆汁外溢而然，如《伤寒论》之女劳疸者是其类矣。其方内矾石，黑矾也，后世诸医每用多收奇效。近得一方，用矾石枣泥丸如黑豆大，每服三粒，治所谓肝炎者颇有效。矾石化学成分内含硫酸亚铁，大有补血作用，无怪其效耳。

---

[1]　该方剂量为现在用量。

论治喘嗽宜加血药

久嗽久喘，必加血药始愈。老痰加当归，新痰加丹皮。近人解剖谓，血液环身一周，必当过肺，以氧气清澄之。而中医谓肺之寒热，实乃心司。及呼吸排无力，多系心力衰竭而然。总之气血为其主承故也。温血可已肺寒，凉血非清肺之热乎，故治肺不兼心者，非其治，心主血脉故也。

论胆结石

近世西医有谓胆结石者，余采用沈存中《灵苑方》火硝可已砂石淋之说。盖《金匮要略》谓黄家腹满，小便不利而赤，身汗者，表和里实也。宜下之，大黄硝石汤主之云云，而其证甚略。大抵此病多在胸下，上腹痛，攻连肩胛，而多在右方。极则呕吐频频，疼如刀之刺人。

治胆结石四逆散加硝石栀豉汤

栀子 10 克　豆豉 10 克　火硝 6 克　枳实 10 克　白芍 10 克　柴胡 12 克　甘草 10 克　半夏 10 克　生姜 6 克

上药，火硝烊化。水煎服。余加细辛卓效。

论虚劳不得眠

《脉经·五脏门》心方失注，但举提纲而已。余据《法要》将胸痹方补入，似觉允帖。又细思虚劳方内，虚烦不得眠，宁非心之虚乎？经虽云卫不得入阴，故不暝，详其故，为素常阴血虚而不足吸收卫阳，故卫阳独营于外也。况经有明文，欠为阴气下吸之故，细味可契矣。如伤寒桂枝汤条，营不与卫谐，则卫独行于外，故病者，常自发热汗出，乃用桂枝汤托营就外，使与卫和，故汗自止，此亦巧夺自然之妙也。《内经》半夏秫米方，谓汗之立已，亦斯义乎。

《内经》补泻与仲景殊，仲景补泻多在脏体上，《内经》多在脏用上。如补心《内经》以咸，《金匮》则以苦。本之体用主客，只定在认识上，岂必执别哉。今就《金匮》合《内经》义，而论，则补心宜苦，佐之以酸。深师小酸枣汤疗虚劳不得眠，烦躁不宁者，即是其例。

酸枣仁二升　知母　生姜各二两　甘草炙，一两　茯苓　川芎各二两

上六味，以水一斗，煮枣仁减三升，内诸药煮取三升，分三服。一方加桂心二两，甚切当也。

观桂枝汤汗出，而《别录》谓枣仁治心烦不得眠，脐上下痛血转久泻，虚汗烦渴云云，以心之液为汗云耳。李时珍谓少阳胆药，谓他昧而实己昧，昧在木能生火之通理也，智者之失也。

论痧证

"痧"字不详所出，方书谓始于郭志邃《痧胀玉衡》三卷。王庭序曰：忆昔癸未秋，余在燕都，时疫病大作。癸未，明思宗十六年。崇祯一朝大灾颇多，奇病百出，盖乱渗之气而然也，岂疫之一种耶。《痧胀玉衡》言，其症胸胀满，挑之有羊毛云云。吾乡妇女不知传自何时，亦名之羊毛疔，而其证云，背脊冷紧如重感冒，则与《玉衡》之羊毛痧异也。清末坊间流传一书，曰七十二翻，其名有乌鸦翻、猪翻、兔翻等名，滑稽可笑。大抵其证多心腹暴痛者，其治法多用针挑曲池，委中放血，使经气畅通而已。吾行医有年，细心观之所谓"痧"者、"翻"者，盖是急忙之人，故多胃热，加以急食生冷，与胃热相干格而起刺激，故胃中作胀，急痛也。当与辛苦和法，《三因方》栀子汤治胸痹切痛。

栀子汤①

栀子二两　附子一两，炮

为粗末，每服三钱，加葱白三寸，水煎服。

论五脏风

古书有五脏风论，文各有据，而见不同。大抵肝风，胁痛转筋是；肺风则白癜风、癣，泡疮者是，皆可挟有气短症候；脾风则隐疹、痰核是，挟有胀证也；肾风则腿痛气串且宜扭腰，肾主骨也；而心风面潮红冒汗者是，易患痊夏。

总之称以风者，谓病之发也，多与外邪有所关。肝风多气燥，心风多畏热，脾风怕潮湿，肺风惧天凉、秋燥，肾风皆因冷。然而实皆五脏内虚，乃不胜天气之变也。不尔，谁不在大气中生，岂独一人哉？

圣人治未乱，上工治未病。《灵枢·五十八贼风篇》云：其所从来微，视之不见，听之不闻，故似鬼神。经中频言风为百病之长、已见其效也。殆预见初也，故先巫可祝而已，风在天为神，斯之谓也。

《内经》言风者，唯五脏风篇似占其微者。晋唐言风者，更不胜数，大失风意，不足为经。如五脏风记，而六腑风则茫然无谓，寻之《千金翼方》则有十二风，谓五劳、六极、七伤、十二风，其次如下。

颈风，耳聋；目风，目视不清；肤风，瘾疹、筋急；脉风，脉动上下无常处；鼻风，不闻香臭；而又云胆风，眉间痛，令人痛痹；小肠风，大小便不利，甚则不能饮食。

五脏风

心风，心痛烦满，悸动膜胀；肺风，短气、咳逆；肝风，眼视不明，目赤泪出；脾风，食不磨，肠鸣腹痛满；肾风，则

---

① 　方见《中医大辞典》引《苏沈良方·卷三》。

耳鸣而聋。

若对比诀择之，以先兆言，则我人平日所谓偶然目跳、心乱、内颤、鼻嚏、耳鸣，在预兆则谓之吉凶，病亦其一也。推之于诊断或如下：

耳鸣，颈风对肾；目风，目视不清对肝；脉风，上下走跳者对心；肤风，瘙痒对脾；则喷嚏者，对肺；忽而失溺者，属三焦者欤？

风以变动为言，经言"肝恶风，燥胜风"。风虽有定性而无定用，随时而移，春日温风，夏日暑风，秋日凉风，冬日寒风，此其约也。经曰：燥胜风者，金克木也，其药必质坚，色白而用收者，如煅石膏、川贝、半夏、明天麻、矾石是也。

治风之法，通经以豁其协成之源，熄热以定其吸摄之力。经通则停痰去，热熄则瘀血除。观竹叶石膏汤治肺风，寸冬和以半夏，竹叶协以生姜，主在石膏内粳米，则知劳风之趣矣。其证迫汗潮热，是魄气不宁也。又观酸枣仁汤，知母兼以川芎，甘草和以茯苓、枣仁。又似缺小麦，补足于义理方优，此是敛魂之法。敛魂必活血，宁魄必祛痰，虚中有实，实中有虚，此是矛盾定义也。

和气散

治妇人一切气疾。

白芷　首乌　木香　山茨菇各等分

共为细末，每服二钱，极效。

九气汤

凡风气、膈气、寒气、忧怒气、山岚瘴气、积聚痞气、心腹刺痛，不能饮食，时发时止，攻则欲死者。

香附　郁金　甘草各十二克

水二盅，生姜三片，煎一盅温服。

论阴阳之补法

绝对之真理，一阴一阳而已。阴之属，在质为水，水化则为气，气为阳，乃阴为阳根，阳为阴之用也。阳之属，在体为火，火变为血，血为阴，又是阳为阴根，阴为阳用也。此阴阳互根之义，体用互为之事耳。如就病情而求之，阳衰不能化阴，而必气乏而蓄水。阴衰不能含阳，则血虚而化火。火炎上而性热，水潜下而性寒，斯则其情机也。故老医云："见痰休治痰，气顺痰自消，顺气知利小，无气不可调。"此指有余而言也。反而言之，补气则可化水也。古人又云："见血休治血，清火血自协。"如以虚而论，则滋阴为补耳。再详言之，火化水为气为阳，水交于火为血为阴。再求日常生活，则阴化气，食化血。如依药物而讲，则味厚者为阴，气厚者为阳也。若仿以方剂者，则建中汤为补血、调血、补阴之正剂。而肾气丸为补气，调气之正剂。《千金》、《外台》、晋唐诸贤，悉宗其趣而扩用之。谨录其要者如下焉，然近人不详矣。

《深师》大建中汤

治五劳七伤，小腹急痛，膀胱虚满，手足逆冷，食饮苦吐酸，痰呕逆，泄下、少气、目眩、耳聋口焦，小便自利方。

桂心六两　黄芪四两　人参三两　当归二两　附子炮，二两　半夏一升　甘草炙，二两　生姜一斤　芍药四两　大枣二十枚

上方，以水一斗，煮取四升，分四服。

又有文云：大建中汤疗虚劳里急，少气手足厥逆，少腹挛急，或腹满急不能食，起即微汗出，阴缩或腹中寒痛，不堪劳苦，唇舌干，精自出，或手足乍寒乍热，而烦苦疼痛，不能久立，多梦寤。

津少口渴者，加麦冬、地黄；腹满者，加厚朴；梦泄加龙骨；阴茎痛加泽泻；小便难者，加云苓。

小建中汤方（方见《千金》）

治男女因积劳虚损或大病后不复，常苦四肢沉滞，骨肉痛酸，吸吸少气，行动喘嗫或少腹拘急，腰背强痛，心中虚悸，咽干唇燥，面体少色，或饮食无味，阴阳废弱，悲忧惨戚，多卧少起。久者积年，轻者百日渐至瘦削，五脏气竭则难可复振，治之方：

桂枝　生姜各三两　甘草炙，二两　芍药六两　大枣十二枚　饴一升

以水一斗，煮取三升，每服一升，日三服。

《肘后方》云：加人参、黄芪各二两佳，若患痰满及溏泻可除饴加橘皮一两佳。

黄芪建中汤《深师方》云："疗大虚不足，少腹里急，劳寒拘引，脐气上冲胸，短气，言语谬误，不能食，吸吸气乏，闷乱者方。"《外台》所载，诸汤皆名黄芪汤也。

《集验方》疗虚劳里急，诸不足，黄芪建中汤方。

黄芪　桂心　甘草炙，各三两　芍药二两　生姜四两　大枣十二枚　饴糖一升

水一斗，煮取六升，内饴重煮化，温服一升。呕者，倍生姜；腹满痛者，去枣加茯苓四两。

《古今录验》云"引少腹绞痛，及卵挛，肿缩"云云。

又当归建中汤治妇人产后失血者，加当归四两，常服之令人强壮。若去血多而崩伤内衄不止者，加地黄六两，阿胶二两。《小品方》记，若有寒者，加厚朴一两。

八味肾气丸

治虚劳不足，大渴欲饮水，腹痛，小腹拘急，小便不利。

地黄八两　萸肉　山药各四两　丹皮　茯苓　泽泻各三两　桂心　附子各二两

上八味，蜜丸如梧子大，酒服十五丸，日三加至二十五丸。仲景云：常服去附子加五味子。胡公加五味子、苁蓉各二两。

一方有元参、芍药名十味肾气丸，一方加半夏。

大肾气丸方（方见《古今录验方》）

疗丈夫腰脚痛，肾气不足，阳气衰，风痹虚损，惙惙诸不足，腰背痛，耳鸣，小便余沥，风劳虚冷方：

羊肾二具　泽泻　萸肉　附子　山药　人参　干姜各二两　麦冬三两　黄芪四两　大枣百枚

枣膏、蜜丸如梧子大，酒下二十丸或三十丸，日再服。

用建中汤调血者，是借阳以化阴之义，以血为谷化耳。观《伤寒论》桂枝汤单调荣气，则啜粥以助药力，建中之饴糖是效也。肾气丸以调气者，是滋阴以化气之法，以气为饮化也。

论肝脾肿大

自西方医学东迈以来，吾国之刀术得入正途，脏腑内况亦得见其实，知古人内景之说多有脱落，此一大收获也。然于医治方面，吾中医往往不让他美，今将肝脾肿大治法陈后。

中医说肝之积曰肥气，在左胁下，久不愈令人发痎疟，此西医之脾肿大，治宜鳖甲煎丸（方见《金匮要略》）。中说脾之积曰痞气，在胃脘，久不愈令人四肢不收，发黄疸，饮食不下，肌肤甲错（即西医所说肝肿大），治宜大黄䗪虫丸（方见《金匮要略》）。

肝脾肿大，皆宜毛西河《便易方》之久疟全消丸。

威灵仙一两　莪术一两, 醋炒　麦芽炒, 一两　生何首乌一两　狗脊八钱　青蒿芽五钱　甲珠五钱　黄丹五钱　鳖甲五钱, 炙

如小儿用，加鸡内金五钱，炙。

上药以山药粉一两，饴糖一两。滚开水一小碗，捣匀，丸如绿豆粒大，每于半饥时用生姜汤送下三钱，小儿二钱，服不半料可收全功。

方剂部分

薏苡附子散为治阴性脓痛剂之基

　　《金匮要略·胸痹心痛短气病脉证治篇》云："胸痹缓急者，薏苡附子散主之。"夫胸乃心肺之地，胸痹证乃心肺气机闭而不通之证，若以方测证，则可知其证为寒湿客于其间也。然其证情急迫，治疗必以缓其病势为要务，故云缓急者。如《千金》云："胸痹之病，令人心中坚痞急痛，手不得犯，胸中愊愊如满，咽塞习习痒，喉中干燥，时欲呕吐，胸满短气，咳唾引痛，烦闷汗出，或彻引背腹痛，不即疗之，数日杀人。"

　　如上述胸痹诸候，临床上常见于现代医学所谓之肺脓疡、肺结核、肺癌等病中。现代药理研究亦认为薏苡有排脓之功，并认为薏苡、附子均有抗癌作用。可以认为，此方治痈之阴寒证。若属湿寒日久化热之证，则又当加清血热之品，如《金匮要略·疮痈肠痈浸淫病脉证治篇》所云"肠痈之为病，其身甲错、腹皮急，按之濡，如肿状，腹无积聚，身无热，脉数，此为腹内有痈脓，薏苡附子败酱散主之"，即是其例。高学山氏注《金匮》云，此为小肠痈，大黄牡丹皮汤所主，为大肠痈。是深知心肺与小肠大肠互为表里之趣，而未达脓痈有寒湿热燥之别耳。寒湿化热即湿热，乃临床一大证型，子和云："万病能将湿热解，打开轩辕无逢锁。"良有以也，薏苡附子散之用，广矣，大矣。

大黄附子汤善治顽积偏痛

《金匮要略·腹满寒疝宿食脉证治篇》云："胁下偏痛，发热，其脉紧弦，此寒也，以温药下之，宜大黄附子汤。"

《方函口诀》云：此方"主偏痛，不拘左右，凡胸胁至腰，痛者宜用之；一切痛，不论内外，皆可用之"。又云："凡顽固，偏僻兼挟之积，皆阴阳错杂，非常例所拘，附子与大黄为伍，所治皆非寻常之证。"

《橘窗书影》云："一人腰脚拘急痛甚，两脚挛急不能起，昼夜呻吟，用大黄附子汤后，又与芍药甘草汤二三日，痛全安。"

日人《蕉窗杂话》云，曾用此方治膝肿毒、鹤膝风，而左膝下拘急尤甚，按之则引左脚而痛。初用此方加甘草，后用四逆散加良姜、牡蛎、刘寄奴而愈。

崔元亮云：此方治牙痛极灵妙，并治一切痛，不论内外，莫不捷效。

吾一家传治牙痛方，即是此方加石膏，煎取汁，随漱随咽，顷刻笑颜。并屡用治面瘫、面痉挛、偏头痛及脑血管意外，效亦甚佳。

此方寒热并用，力峻效捷，所治皆非寻常之疾，乃《法要》咸辛除积之剂也，其所治之"偏痛"，当为顽积所致也。

当归芍药散可治妇人诸腹痛

《金匮要略·妇人妊娠病脉证治篇》云："妇人怀妊，腹中绞痛，当归芍药散主之。"此方晋唐诸医少用，《元和纪用经》云，此方系安斯生赐李少君之方，后世多谓此方非仲景者。然其方功力极佳，用者不必究其为经方与否也。《三因方》云此方并治产后血晕、内虚、气乏、崩中久痢，常服之则通畅气血，痈疽不生，消痰养胃，名目生泽。《金匮》原文甚是简略，或有脱失欤？余用此方治妇人诸腹痛，甚应手也。

栀子大黄汤可清解三焦结热

《金匮要略·黄疸病脉证治篇》云："酒黄疸，心中懊恼或热痛，栀子大黄汤主之。"栀子大黄汤系栀子豉汤加大黄、枳实而成。栀子豉汤，在《伤寒论》中为汗、吐、下后，心胸余热内伏之虚烦不得眠而设；加枳实名枳实栀子汤，治大病差后，劳动不节，饮食过度所致之劳复证。夫心胸为上焦之地，伏有余热，可用栀豉汤，继因劳动不节，饮食过度，而水谷积腐化热，蕴积于小肠而病复，此中焦之病也，可用枳实栀子汤；若邪热内蕴日久，必殃及传导之官而大便燥结，发为下焦病，故再加大黄，则三焦之结热可通解矣。《金匮》以栀子大黄汤主酒疸，夫疸证自与胆热相关，其经络正与三焦经为表里也。栀子大黄汤之功用所在，不亦明乎。

仲景治心四方说

《伤寒论》六十四条云："发汗过多，其人叉手自冒心，心下悸，欲得按者，桂枝甘草汤主之。"一百八十六条云："伤寒脉结代，心动悸，炙甘草汤主之。"

此二方皆治心悸。桂枝甘草汤所治乃心之阳气虚损而心下悸者，诸如治脐下悸欲作奔豚之茯苓桂枝甘草大枣汤，及治肾脾肺阳衰痰饮之苓桂术甘汤，皆由此方衍化而来。炙甘草汤所治乃营血虚衰之心动悸，脉不续行而结代。就药味配伍而言，二方皆为辛甘化苦以助心体之剂。

《伤寒论》一百七十条云："伤寒若发汗，若吐、若下解后，心下痞硬噫气不除者，旋覆代赭石汤主之。"其证为邪祛而正未复，伏饮结而逆上为噫也。经云"心之气曰噫"。噫者，噫也。故该方所主，乃饮邪结聚动及心气也。方中用甘草、大枣、人参、半夏、生姜辛甘化苦以益心体，又以覆花、赭石咸软以助心用，实为体用兼治之方也，其证为噫气。

《金匮要略·妇人杂病脉证治篇》云："寸口脉弦而大，弦则为减，大则为芤，减则为寒，芤则为虚，虚寒相搏，此名曰革。妇人半产漏下，旋覆花汤主之。"《金匮要略·五脏风寒积聚病脉证治篇》云："肝着，其人常欲蹈其胸上，先未苦时但欲饮热，旋覆花汤主之。"观此两条，可见旋覆花汤为除血行瘀着之方，然心主血脉，肝着、半产漏下，即心脉不畅之病也。旋覆花汤为咸辛除积之剂，所除者为瘀血。

综上所述，仲景治心之证，有阳气虚与营血衰之别，有噫气、瘀血之异，其治心法度，体用兼备矣。明此四方，仲景治心家法，思过半矣。

桂枝汤为宣剂说

桂枝汤俗谓之为群方之冠，其应用范围广矣。论之者多列此方于和营解表剂。但在方剂学中，宣可去壅，此正为桂枝汤之能事也。夫壅者，气血瘀滞之谓也。求诸药治，唯芳香药可发而行之，性温之品可动而流之。桂枝汤中君药桂枝，气味辛芳而性温，芍药流行气血，枣姜佐监其过。伤寒中风，汗出，卫气强，营液被伤，故啜粥以助之，内伤病伤在气血，则易粥为饴糖，且倍芍药，此据病情之次第而变其部伍，而仍不失宣壅之意也。

补肝汤治癫怪病极效

谚云"怪病多痰"。《法要》补肝汤乃治寒饮之方，一些癫怪之疾，用之常收奇效。盖痰生于脾，现于肺、根于肾，方中干姜、桂枝温化痰饮，五味、山药固涩津液，如此一开一合，水液出入有序，痰涎无缘以生焉。且干姜、桂枝温心脾之阳，五味、山药敛肺肾之阴。若再加大黄、葶苈祛痰饮之积滞，厚朴以下气消痰，乃标本兼治，一举二全之方，纵系顽痰，亦可收效矣。

交加散可复肾功

交加散方由香附、茯苓两味组成，首见于洪遵宪《集验方》。书中云此方得自铁瓮城吕先生，洪氏极为赞赏此方之功。乍读之似有妄夸之嫌，及经施用，始知洪氏所述尽实，反觉其文辞不能尽达此方之妙。盖此方对现代医学所谓肾功不全、尿潴留、酸中毒有效。凡患此等病者，莫不感有腰脊痛楚，身有臊酸气味。方中香附形似肾而气芳香，大有复肾功、除臊气之用。明朝一代名医韩飞霞，对此方亦推崇之极，云为其母设治得卓效。余早年治妇人神经官能症，每喜用此方，即以脊背腰痛为标的。证之以中西医理，此方复肾功，有何疑焉。

三子乃老年保健佳品

三子养亲汤，方出张子和《儒门事亲》，诚为老年人保健祛疾之良方也。盖老年之病，一多痰，二食滞，三便难。能疗此三证，老年病过半矣。方中白芥子祛痰，卜子消食，苏子降气，三子皆油润而通便调气，况皆系寻常食品，味香美而性平和，有病可治，无病可防。家母在世时，三子方中又加柏子仁以宁神，杏仁以利水，常予服之，获益匪浅。

破癖十剂衍变例

《千金翼》载江宁衍法师之破癖方，是《金匮》枳术散加柴胡。依方测证，可知此方乃治水癖有寒热往来证候者。《外台》又加入鳖甲，治"腹中疢气，连心以来，相引痛紧急方"。余常用此数方加减治疗癖证，其中大多数为西医断为肝硬化腹水者，甚为得力。然上述三方所治皆病程短，病情单纯者，若病患日久，癖积坚痼，或虚实兼挟，续生证候丛生，变证百出，又当另为措施也。今依十剂之义，列诸破癖方例，示其策变之事也。

破癖十剂方例。

单方：枳实三两

小方：枳实三两　苍术三两　治心下痞大如盘。

急方：枳实三两　苍术三两　柴胡四两　治水癖，有寒热往来，肝气不舒者。

正方：枳实三两　苍术　柴胡四两　鳖甲二两（或以甲珠代之）救急，疗腹中疢气连心以来相引痛紧急方，煎服。

主方：枳实三两　苍术三两　柴胡四两　鳖甲二两　姜三两治正方证兼胃寒呕吐者。

复方：枳实三两　苍术三两　柴胡四两　鳖甲二两　生姜三两桔梗三两　疗腹中疢气连心以来相引痛兼胃寒呕恶者，有脓或痰或痞闷胸痛。

大方：枳实三两　苍术三两　柴胡四两　鳖甲二两　生姜三两桔梗三两　吴芋三两（或加半夏）　疏肝下气止痛散寒湿，有头痛吞酸呕吐者。

缓方：枳实三两　苍术三两　柴胡四两　鳖甲二两　生姜三两桔梗三两　吴芋三两（或加半夏）　人参三两　治急迫痛，则易人参为甘草，治大方证而呈虚弱者。

变方：枳实　柴胡　芍药　甘草各三两　少阴病，四逆，或咳或悸，或小便不利，或腹中痛，或泄痢下重者，四逆散主之。

通方：枳实　柴胡　芍药　甘草各三两　川朴三两　四逆加川朴，病证多腹胀。

上破癖十剂方例，仅列方药，主治甚略，学者细味方义，随证择用可也。①

升麻鳖甲汤可试用于癌症

《金匮要略·百合狐惑阴阳毒证治篇》治阳毒用升麻鳖甲汤，治阴毒该方去雄黄、川椒。《外台·卷一》治阳毒之升麻汤乃《金匮》升麻鳖甲汤加桂心、栀子，治阴毒用甘草汤，系阳毒汤去雄黄、枝子、桂心，加甘草。曾见一治癌证方，云服之有效者，其方正与《金匮》《外台》治阴阳毒之方类同，抑癌证当从阴阳毒治耶？临证时不妨留心试用。以余之意，方中鳖甲、甘草、川椒、雄黄四味，必不可少也。

宣乌片止癌痛有效

上海第十八制药厂生产"宣乌片"，治癌有效，止痛尤妙。余仿其方义，以乌头为主，臣以黄芪，佐以木瓜，使以甘草，制为汤剂，试于癌痛，效尤速也。

自拟润脏汤

《法要》云："朱鸟者，清滋之方，以鸡子黄为主。"是治五脏阴枯证，当取其义，以鸡子黄为主。夫朱鸟者，火之神，心之象征。心火得润，枯燥之本除矣。肝木为火之源，其德为

---

① 此处一两为 15 克许，汉制也。

散，不散则气血壅滞不畅，纵然津液有余，而难以为用也；脾土主运化精微，精微乃水谷之气，无水谷之气，枯燥必生也，故臣以芍药除血痹、利肝滞，谷物之麻仁以增水谷之气，即所以润脾土，佐以甘草之润肺而柔其刚燥，使以阿胶，益肾水之阴精，如此则五脏皆得润泽矣。故名曰润脏汤，治疗一切干枯刚燥诸证候，当效矣。

自拟三物降压汤

余用葛根、白芍、夏枯头三味，治疗高血压，疗效颇著，因美其名曰：三物降压汤。解痉软脉，乃治高血压之要法。方中葛根能解肌痉而通络，白芍治内挛而通利血脉，夏枯头软脉平肝，故效也。若有脑部症候，柴胡、芥穗在所必用，阳亢神越，则龙、牡又当酌加也。

自拟栀豉葛根各半汤治疫气

疫气者，西人谓之病毒，感此气者发为瘟疫，诸如黄疸、哕逆、泄痢、斑疹等等，皆有感此邪而成者。此类病现代医学尚无特效药物。国医治外感病，首推《伤寒论》。而历代医家，诸如喻嘉言之辈，皆疑《伤寒论》中脱失此类病。明吴又可不详《伤寒论》之妙，谓此病为瘟疫，系邪自口鼻而入，远潜膜原，分传表里，乃借辟瘴疠之法，作达原饮治之。不知达原饮药性芳燥，大伤阴气，每致助邪为虐，致邪气入里而阳明证出，又不得不用承气辈矣。或谓"智者千虑，必有一失"也。然粗浅容众，深奥一人知，盲从者众，亦人之常情也。惟日人浅田栗园氏用仲景葛根汤，治此类病有所体验，谓此病用麻黄、桂枝、青龙等方不宜者，可用之，仿佛有所见矣。君不见儿科之斑疹等证，皆可以葛根、升麻为底药乎？若果系邪气入里，又何忘却，汗、吐、下后，身大热不退之栀子豉汤耶！

抑不见陶氏弘景治恶毒痢用栀豉加薤白乎？据此，余在一九五九年时曾拟定一方，由葛根、白芍、栀子、豆豉、甘草五味药组成，名曰栀豉葛根各半汤，治瘟疫之兼有表里证候者。无汗者可加麻黄，有汗加桂枝，腹痛加枳实，便结加大黄，自以为学习仲景之得焉。

麻沸散记

一九八零年，余执教于邢台，读华佗传，文中提及麻沸散，忽尔有悟。忆先伯父与人行割术时，每用乌头、麻黄、煅石膏，投温水中，少时药如沸，即命服之。其人即如醉，一任刀割，并不见痛，亦不甚流血，不知何理。先伯父云，此方系彼打白狼时，得自军中。其方或即华佗之麻沸散之类欤？

药物部分

童便乌梅可制猪胆汁之苦

广宗北葛村一友，幼时患病，延一老医治之，所用方内有猪苦胆汁一杯，告以此方煎成将苦不可咽。及服之，非但不苦，反味甘如饴。余闻之颇感奇异。后遇彼医，询问所用方药，彼已不忆。因遍查方书，用苦胆汁者，约以骨蒸候为多。后拣一方，乃猪苦胆汁合童便加乌梅者，依方试尝，果不苦而有甘味。盖此三味乃苦、咸、酸合剂，依《法要》药法，咸酸化辛，辛酸化甘，而酸苦不合化，此方中虽有咸苦化酸，不过徒增其酸度而已。猪胆汁所以能变苦为甘，必是童便之咸，合乌梅之酸，化生辛味，复于胆汁之苦，合童便之咸所化之酸，再化生甘味之故。

又《法要》云，酸苦益阴。胆汁、乌梅同用正合其制，而加童便后其汤味甘，即转为宣阳之剂矣。如经云"辛甘发散为阳也"。

又 曾有一书，载有祖传四世治黄疸方。内有乌梅，云颇效，故志之。后人治疸喜用黑矾，亦即此义，所谓泻肝用酸者耳。

贝母可散心胸之郁

贝母，《本经》中列为中品，文曰："味辛平，主伤寒烦热，淋沥、邪气、疝瘕、喉痹、乳难、金创、风痉。"《政和本草别说》云："贝母能散心胸郁结之气，有殊功。"今用治心中气不快，多愁郁者有功效。

《伤寒论》治寒实结胸无热证者之三物白散，即取贝母散心胸郁气之功也。后世用以治肺痈、咳上气，亦取其此性。至若经文所云之主"烦热"，心胸气郁之证。淋沥，亦关乎上焦之气闭不畅也。有以此药治痈疽者，亦散郁之运用耳。

槐花善解热毒

治痈疽发背，或人中热毒，头晕眼花，口干舌苦，心惊背热，四肢麻木，或有红晕在背后者，取槐花一大把，铁勺内炒成褐色，以好酒一盅渍之，乘热饮酒，一汗即愈，如不愈可再服。并可治一切脓肿之证。

燕尾草能解烟草毒

小儿之辈，喜戏田野，每捉马蛇子（即蜥蜴），口内涂以烟油，则马蛇子发痉如死。若取燕尾草之白汁滴其口中，少时即痉解如初。忆有一老者传一戒烟膏，纯系燕尾草熬炼而成者也。夫烟草毒者，多犯及血分。有烟瘾者，不吸烟则烦躁，失眠、纳差、精神不振，所谓戒烟综合征者，皆血分热毒之象也。服燕尾草则戒烟而无苦，实清解血分热毒之良品也。

燕尾草，我地盛产而人不知其用，其清解血分热毒之力当不让败酱、公英诸品也。临证之际，不妨试用。

桑可解礜石之毒

礜石，近世药物书中少见，医者亦多不识为何物，盖此药中含硫化砷，乃砒之类也。其性大热大毒，服之杀人。然用以治病，却有奇功，如诸癌、老年喘嗽等顽疾，不妨用之。若能索得制化砒毒之物，实有益于医事。

孙真人《千金翼方·卷二十》，载有太乙神明丸，方云取礜石如麦粒大，桑白皮如钱大十四枚，令与铁器中炒至桑白皮焦黑。嵇康《养生论》云："蚕食礜而肥。"余家传一治牙疳方中，亦有砒石，其制法为用铁钳夹住砒石块，于桑柴火之上烧之，随入盐卤水淬，凡七次。此三者同参，则桑与砒所关甚密也。蚕得礜而肥，或为蚕食桑叶之故乎？桑皮、桑柴火所制之砒可以服用，宁非桑可制砒之毒乎？

木瓜乃肝肺之药

木瓜，《别录》列为中品，主湿痹邪气，霍乱大吐下，转筋不止。其味甚酸，酸味乃肝之体味也。肝在体为筋，故治转筋极效。治反花痔疮，可用木瓜为面，鱼涎调涂即愈，以酸为肺之用味，金气收，性杀戮故也。以此而论，木瓜可视为肝肺之药也。

禹粮石性非固涩

禹粮石，李时珍云："乃石中黄粉，生于池泽，其生于山谷者，为太一余粮。"《本经》中列为上品，性甘寒无毒。徐之才云："牡丹为之使，伏五金，制三黄。"主治咳逆寒热烦满，下赤白、血闭症瘕。《别录》谓"治小腹痛结，烦痛"。《伤寒》《千金》诸方，此品每与石脂并用。缘其大有除湿热、积滞之功，性与大黄、秦艽相似。与石脂之涩渗相佐济，故主滞下，癥瘕及小腹结疼也。夫石药质重，势趋下而达魄门，佐制石脂以治诸疾，妙矣。世医谓禹粮石性固涩，是昧于古人制方之义理耳。语有之，"下焦有病人难治，便用禹粮、赤石脂"，真得我心者也。

有一治面上瘢痕方，用禹粮石、半夏各等分，为末，鸡子黄研调。先以布将面上患处拭干，敷之，令勿见风，日三次，虽患十年者亦减。此方有效，故附录于此。

醋制胡椒善平肝逆

胡椒，出唐《新修本草》，气味辛，大温、无毒。主治，下气、温中，去痰，除肺腑中风冷。明代戴元礼治反胃吐食，用胡椒，醋浸泡，晒干再浸，如此者七次，为末，酒糊为丸梧子大．每服三四十丸，酢汤下。此方深合酸辛调肝之经法，真乃会用胡椒者也。余每用此丸治肝气上逆，亦多随手取效，故志之。

防风为治风证妙药

秦伯未云用小柴胡汤加防风治摇头风，可谓善知防风者矣。柏乡一同人江先生，曾依秦说治疗数人，皆效。因将治风证配用防风之列陈后，可见防风乃主诸风之妙品也。

防风协南星，主烦满胁痛，去头面风，破伤风。

防风协丹皮治颓疝。（方见《肘后方》）

防风协附子治肢节疼痛，身尪弱，脚肿如脱，头眩短气，温温欲吐。（方见《金匮》）

防风协地骨皮治痹热，此证为风热。（方见《本事方》）

防风协生地治如狂，独语不休。（方见《金匮》）

上述诸证，有内有外，皆风证也，各随所宜而配防风，是防风之用广矣。

狗脊辨

狗脊有二种，一种形近狗之脊骨，类同萆薢。另一书谓之曰金毛狗脊，即蕨根是也。此物虽藏之多年，拔尽其毛，尚能自生，不多时茸茸如故，可见其性确是生机洋溢。此品虽枯槁而其气益然，故能温养肝肾，通调百脉，强腰膝，利关节，起痹着，又能固摄冲带，强督任，治女子经带淋露，真佳品也。

艾　辨

艾，《别录》列为中品，"味苦，微温，无毒。主治灸百病。可作煎，止下痢，吐血，下部䘌疮，妇人漏血，利阴气，生肌肉，辟风寒，使人有子。……作煎勿令见风"。

观艾之功亦巨矣，而《神农本经》不载，其何故也？查《本经》载有庵闾子，"味苦，微寒。主五脏瘀血，腹中水气，胪胀留热，风寒湿痹，身体诸痛，久服轻身延年不老"。《别录》云："主治心下坚，隔中寒热，周痹、妇人脉不通，消食，明目。驱虿食之神仙。"李时珍谓"擂酒饮，治闪挫腰痛"。苏颂曰："春生苗，叶如艾蒿、高二三尺，七月开花，八月结实，九月采食。"李时珍曰："庵闾叶不似艾，似菊叶而薄，多细杈，面背皆青，高者四五尺，其茎白色，如艾茎而粗，八九月开细花，淡黄色，结实细如艾实，极易繁衍，艺花者以之接菊。艾，二月宿根生苗成丛，其茎直生，白色，高四五尺，其叶四布，状如蒿，分为五尖，桠上复有小尖，面青背白，有茸而柔厚，七八月间出穗如车前穗，细花，结实累累盈枝，中有细子，霜后始枯。"

观诸书所载，艾与庵闾形态功能相仿，宁非《本经》将两药混同而言乎？犹如《本经》之术，后世有苍白之分焉。

我地所生之艾有三种，叶如菊而缘圆者，谓之香艾，叶多尖丫者谓之臭艾，叶尖丫如三指叉者谓之艾蒿。所谓香艾者，庵闾也，臭艾者，真艾也。曾见北京花匠每以香艾接菊，更为当矣，盖一物三类耳。艾与庵闾，一功在叶，一功在子，药用之别焉。

菖蒲辨

菖蒲，《本经》云："辛温，主风寒湿痹，咳逆上气，开心孔，补五脏，通九窍，明耳目，出声音。"《别录》谓其一名菖阳，主治大抵与《神农本草经》相同。陶弘景云"生石碛上，概节为好，在下湿地，大根者，名阳，不堪服食"，李时珍云："菖蒲凡五种，生于池泽，蒲叶肥，根高二三尺者，泥菖蒲，白菖也；生予溪间，蒲叶瘦，根高二三尺者，水菖蒲，溪荪也；生于水石之间，叶有剑脊，瘦根密节，高尺余者，石菖蒲也，人家以砂栽之一年，至春剪洗，愈洗愈细，高四五寸，叶如韭，根如匙柄粗者，亦石菖蒲也；甚则根长二三分，叶长寸许，谓之钱菖蒲之矣。服食入药，需用二种石菖蒲，余皆不堪。"此说颇为不然，试尝石菖蒲味酸涩，其性当以收涩为实，与经旨辛芳开窍，祛湿温中不侔也。盖经之谓菖蒲者，水菖、泥菖蒲耳。其根皆香辛，水草除湿，自是其本性，其根处污而气芳，用之开窍辟秽，不亦当乎？物虽贱而功不低，石菖蒲雅洁清净，自是上品，仙人服食或谓佳，约皆不审治病之道。诸本草皆指水菖蒲为下品，此等论法，乃孙真人、陶隐居诸仙所宗也，非关医事耳。

蜀漆辨

世人多不知蜀漆者，乃夹竹桃也。折夹竹桃则有白汁流出如漆，以生蜀地，故连及地名而称之为蜀漆。艺卉者不详药，故但取叶如椿者称为蜀漆耳。俗称此蜀漆，实与夹竹桃仅品种之不同也。圃者不明此事不足怪，为医者则不可不知也。

蜀漆，本草书谓主胸腹脐下动，仲景治劳复证用之去腰以下有水气，其兼证当是小便不利，乃肾与膀胱之病也，是因劳而复至水邪动也。又如动悸证，仲景有心中悸、心下悸、脐下悸三部法，约皆水凌为患也。心中、心下两部动悸，即所谓水气动心，故曰人亦有"动为水邪"之说，然国医又有"动为风邪"之说。如痫证，可谓风邪也，乃动之剧者。北京余二姐丈姚家，有一治痫证方甚灵，乃夹竹桃也。由此可知，水邪也，风邪也，一从病因而称，一从证象而谓，实譬之差耳。更可知，悸也，痫也，一为水邪凌心，一为水邪犯于心之别府，二者情理相通，治当一法耳。

众所周知，现代医学之洋地黄，乃夹竹桃之提取物，为治心衰之要药。心衰之悸、肿，在我中医不亦列为水乎？西人但知夹竹桃可治心衰，尚未闻之以治痫也。

说杨花

杨花，为杨树之花，其蕾形如毛笔头，谓之杨狗子，功用更胜杨花。其性苦涩，可止泄利，疗白带。杨花做鞋垫可止足汗。

杨树有数种，皆可入药。谚云"九尽杨花开"，收采花及蕾当在是时也。

说蓖麻子

蓖麻子，出唐《新修本章》，气味甘、辛、平、有小毒。李时珍云："凡服蓖麻者，一生不得食炒豆，犯之必死。"其形味颇近巴豆，炸取其油，亦能利人，外用之功亦多似之。李时珍所谓一生不得食炒蚕豆者，理似不确，要予注意不同时食之，则不致有害也。

巨鹿老友郑润身云："有人治乳癌，以七粒蓖麻子，入鸡蛋内搅匀蒸熟食之，极验。"

说地胆

地胆，即冬日蛰伏之斑蝥也。其性颇毒，服之令人溺下血，使小便涩痛。近人多用以治狂犬伤，然不可过服，至多五七枚，少则三枚，炒用之。东垣治血疝，用三枚，和滑石三钱，空心白汤下，毒水从小便出，如痛，以车前、木通、泽泻、猪苓煎水冲服，名曰破毒散。

余在邢台曾见一广告，云有治癌方，十者可愈八九。后访得其方，乃斑蝥装入鸡蛋内，外固以泥，火上烧熟，每日一次，空心服下。

滑石白鱼散中白鱼之我见

滑石白鱼散，方出《金匮要略·消渴小便不利淋病脉证并治》篇，其文曰："小便不利，蒲灰散主之，滑石白鱼散，茯苓戎盐汤并主之。"注者多有以为方中之白鱼，即衣中白鱼，或云蠹鱼，乃虫之名鱼者。《药征续编》云："仲景之方无以异名之者。"诚然也，是方中之白鱼不可误认为衣中白鱼也。《史记·周纪》载有"武王伐纣，白鱼跃于舟"，《本草纲目》载白鱼，即鳞鱼。盖白鱼，鳞鱼，即俗称鲫鱼也，其鱼自喜跳跃，故可跃于舟。该鱼功能利水，《金匮》滑石白鱼散，正治小便不利，白鱼究为何物，不亦昭然乎。

江湖秘传二十八宿药

江湖流医秘传二十八宿药，甚是有所谓，谨志之如下。

东方七宿为青龙，皆能发汗，麻黄为主。

角、木、蛟，麻黄（一云木贼）；

亢、金、龙，葛根；

氐、土、貉，厚朴（一云地肤子）；

房、日、兔，桂；

心、月、狐，细辛；

尾、火、虎，柽柳；

箕、水、豹，浮萍。

北方七宿为玄武，皆可利痰水，术为主。

斗、木、獬，术（一云卜子，又一云葱白）；

牛、金、牛，车前子；

女、土、蝠，菱；

虚、日、鼠，槐子（一云夜明砂）；

危、月、燕，防己；

室、火、猪，猪苓；

壁、水、貐，泽泻。

西方七宿为白虎，皆能清降，石膏为主。

奎、木、狼，石膏（一云皂角）；

娄、金、狗，栝蒌；

胃、土、雉，代赭石；

昴、日、鸡，青葙子；

毕、月、乌，知母；

觜、火、猴，硫黄；

参、水、猿，滑石。

南方七宿为朱鸟，皆能泻下，葶苈子为主。

井、木、犴，葶苈子（一云曼陀罗）；

鬼、金、羊，大黄；

柳、土、獐，商陆；

星、日、马，决明子；

张、月、鹿，萱草（一云败酱）；

翼、火、蛇，菟丝苗；

轸、水、蚓，茅根（一云灯草）。

续医话

医论

五火

相火 —— 志有余 —— 病在肝，不调气非其治。

实火（君火）—— 火焰上 —— 病在心，不活血非其治。

食火 —— 食不消 —— 病在胃，不吐下非其治。

郁火 —— 气不宣 —— 病在肺，不解表非其治。

虚火 —— 精不秘 —— 病在肾，不收性非其治。

五瘟病

正瘟病：太阳病发热，汗出，口渴，不恶寒反恶热，此名热病，白虎汤主之。（方见《伤寒论》）

湿瘟：太阳病发热，汗出，口不渴，身重，脉缓，白虎加苍术汤主之。（方同上）

瘟毒：伤寒大热，斑出，神昏谵语，化斑汤主之。（方见《温病条辨》）

风瘟：汗出身重，其息必短，形状不仁，默默但欲眠，防风石膏汤。（方见《伤寒大白》）

冬瘟：春月中风伤寒，则发热，头脑痛，咽干，舌强，骨肉痛，心胸痞闷，腰肌强，葳蕤汤主之。（方见《千金要方·卷九》）

五果

栗为肾果，肾发在心，故栗仁医心悸而眩。
枣为脾果，脾为肾之官，故枣可驱饮。
桃为肺果，肺为肝之官，故桃仁活血，肝藏血之脏也。
李为肝果，肝为脾之官，故已胀满。
杏为心果，心为肺之官，故杏仁止咳。

五药入五脏表

	木	火	土	金	水
五虫药	鳞	羽		毛	介螺
	蛇 龙鱼	虹 蛾蝶	蛹蛆 蛴螬	蜈蚣 蚂蟥	蛤蚌
五禽药	雀	鹑	鸠	鸡	鸦
五菜药	姜	韭	葵	葱	薤
五谷药	胡麻	麦	黍	稻	豆
五果药	李	杏	枣	桃	栗
五畜药	羊	马	牛	狗	猪
五木药	柳	榆	枣	桑	槐
	补营	补血	补脂	补肺气	补精气

五脏用药病机治法

甲乙：在天为风，在地为木，在脏为肝，其腑胆，肝藏魂，浑情也。在体为筋，其充营，其华爪，其色青，其气温，其液泪，其窍在目，其声呼，其理温静，事在营。

肝 ｛
火——狂病 治宜苦酸。
土——胀气 治宜辛酸。
金——气贲 治宜咸酸。
水——诸厥 治宜甘酸。

丙丁：在天为暑，在地为火，在脏为心，其腑小肠。心藏神，审情也。在体为脉，其充血，其华发，其色红，其气热，其液汗。其窍喉舌，其声笑，故理皆热（火），事在血。

心 ｛
木——相火，冲热，神志之疫也，宜酸苦以收之。
土——实火，壮热，宜咸苦以折之。
金——郁火，里外闭者，宜辛苦以汗之。
水——虚火，阳盛阴乏之，宜甘苦以润之。

戊已：在地为湿，在脏为脾，其腑胃，脾藏意，疑情也。在体为肉，其充肢，其华肌，其色黄，其气温，其液涎，其窍唇口，其声语，故其理藏湿（土），事在脂。

脾 ｛
火——谷胀，宜甘辛，以坚之（化苦）。
金——风湿（汗出当风或中两窍之邪）。
水——痰饮（邪水不消，苦辛以除痞）。
木——鼓胀（内虚迫于情志之邪）酸辛以缓之（化甘培用）。

庚辛：在天为晴，在地为金，在脏为肺，其腑大肠。肺藏魄，静情也。在体主皮，其充卫，其华毛，其色白，其气凉，其液涕，其窍鼻（肛），其声哭，其理皆凉，事在卫。

肺 ｛
水——溢饮——宜腐咸，以除其燥急。
木——支饮——宜酸咸，以除其积痼也。
火——肺胀（虚邪）以苦咸敛之（化酸培用）。
土——中湿——外实。

壬癸：在天为寒，在地为水，在脏为肾，其腑膀胱。肾藏志，识情也。在体为骨，其充为随，其华为齿，其色黑，其气冷，其液唾，其窍耳、二阴，其声欠，其理皆冷，事在气。

$$\text{肾}\begin{cases}\text{木——风水，酸甘以除其逆（慢性肾炎）。}\\\text{火——消渴，苦甘以润其燥（化咸以培用）。}\\\text{土——痰癖——辛甘以除痞结（化苦以培肾用）。}\\\text{金——癃淋，咸甘以除燥结。}\end{cases}$$

哲学略数

理性之太极为第一义，对待性之阴阳为二，天地人三才（亦时空之初、中、末）为三。阴阳太少，四象为四（数学界，就平面论有四象限），五行生克为五，上下前后左右六合为六（数学中，正立方体即正六面体），日月五星七政为七（周易中，有七日来复之说），八卦为八（数学中，就空间论有八卦限），九宫为九，十干为十。

认证诗

表热实之谓三阳，需用汗下气自畅。
热实原因淫邪拥，虚热滞疲勿孟浪。
里寒虚作三阴看，好将补固随急宽。
新旧相引先治标，实寒宣郁必本安。
体若邪实急当攻，病虚体盛勿匆匆。
虚实虚热认端的，四诊详查在尔功。

脑血管病

南北病论

心肾不交，谓之南北病，南方火，心主。北方水，肾主。南北即心肾，在人即上下病，在体即认知。

治疗心肾不交，当用水的体味"甘"，火的用味"咸"中介以辛。经法所谓"甘""咸"制大燥，而佐以辛者，辛可开介故，桂枝茯苓丸主之。

心肾不交是半身不随的前驱病证，凡半身不遂者，均先见有心肾不交。单臂或一处麻木，失去知觉等痹病。

东西病论

东西者，东方木，肝主，西方金，肺主，东西者即肝肺。金木不互应，金之体味咸，木之用味辛，经法谓咸法祛积，而佐以甘药。金木东西病（即半身不遂）。

论桂枝茯苓丸

桂枝茯苓丸，治奇经癥瘕痼害。桂：辛散；茯苓：甘淡，利水强心安神，降冲逆；丹皮、芍药、桃仁祛瘀血，解痉挛。以《法要》甘咸除燥以平肾，相火息，冲气无力，风自止。心病治在冲脉。中风治在肾，在督脉。任督无治，如同树有立生主根，则长高不长粗。生之过则为风，桂枝茯苓丸主之。

桂枝茯苓丸变方：

治积气重，冲气过盛，桂枝茯苓丸去芍药，加炒甘草、火硝、炒芫蔚子，等分为末，蜜和，每丸重十克，久服加火麻仁、阿胶、生地。

论茯苓桂枝甘草大枣汤（方见《金匮要略·奔豚气病脉证治第八》）

心阳虚则悸，心阴虚则怔忡（撞动）。

治肺中虚寒，吐涎沫，其人恶寒，实则汗出，脉浮大而软，面赤，或睡醒后脸面浮肿，心中动悸不能转侧，此是心气衰弱，治不在肺（近人谓之肺心病）。

茯苓　桂枝　甘草　大枣各三两

上四味，以甘澜水一升，先煮茯苓减二升，内诸药煮取三升，去滓，温服一升，日三服。

若冲气发动者（多系误汗，误药而至），四肢冷厥，心中动悸，不能眠加五味子三两；若其人多有痰涎，转胜者去桂枝加干姜、细辛各三两；其人胸面肿者加杏仁二两；呕者加半夏二两；若脸如醉状者加大黄二分（半两）。[①]

降冲两法

病实的属血——川军、桂枝、五味子主。
病虚的属气——茯苓、桂枝、五味子主。

气上冲三型（即今之高血压三型）

心悸，气上攻冲（今之神经型心脏病）——紫宫汤（如神方）。

病在下焦，瘀阻不通，上逆（妊娠高血压，兼后遗症，兼肾脏病者）——桂枝茯苓丸。

素有肝脾不和，呕逆（季节性的发作）——大柴胡汤或达原饮（以积痹论治）。

---

① 其量与《金匮要略》不同。

大厥图

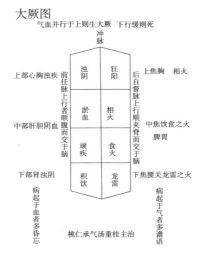

大厥图
气血并行于上则生大厥　下行缓则死

天台山云台观传方

治左瘫右痪，降低任何型高血压。
威灵仙　茅术　牛膝　桂枝　木通各三钱
共为细末，黄酒五斤，煮一柱香，早晚服。

指迷茯苓丸

治肩桡神经痛。
茯苓　风化硝　桂枝　枳壳　半夏　姜黄各五钱
共为细末，姜汁为丸，梧子大，饭后二十丸。
特治疼痛走串，大便干头。
论中风：（分三个阶段）
　1. 初期：中风。（来之突然，发汗药即可）
　　　治用血风散（药物不详）
　2. 中期：颜面神经。
　　　治用脑栓丸。（方见中风条）

3. 脑血栓（里证），头晕为主，血压异常或正常。

开栓丸：

火硝一两　雄黄五分　冰片五分　蒲黄五分

共为细末，以川芎五分，煎汤加白面成糊为丸，每次服三钱，茶水送下。

治脑溢血方

小方：

川芎二片　生姜一块

煎加童便半杯，服之即效。

正方：

川芎　生姜　童便　石决明

加水二盅水煎服。

复方：

川芎　生姜　生地　石决明　甘草　童便

水煎分次服。

正加方：

川芎　生姜　生地　石决明　甘草　童便（火硝可代之）

大便实者加川军一份。

脑血管痉挛加天虫、黑芥穗。

急脑症

大黄附子汤（方见《金匮要略》）

胁下偏痛，发热，其脉紧弦，此寒也，以温药下之，宜大黄附子汤。

大黄三两　附子三枚　细辛二两

上三味，以水五升，煮取二升，温分三服。若强人煮取二升半，分温三服，服后如人行四五里进一服。

临床上亦降颅内压，恢复其机能。

脑中风后遗症

祝融丸

大黄十分　黄芩　甘草　桃仁　杏仁　白芍　干地黄各六分　土元十分

共为细末，炼蜜为丸。冲气盛者加桂枝、丹皮。

兼枕柏叶枕。

脑血栓通用方

荆芥穗　棕毛微炒　天虫　蒲黄　甘草　牛子炒　皂针　川芎　地龙等分

共为细末，每服二分或炼蜜为丸，每丸十二克，日服三丸。

脑炎方

治一切脑发昏迷，不醒人事方。

歌曰：

脑炎方内石决明，佩兰、薄荷力最清。

荆子、牛子除痰热，回厥豆根极有功。

强神汤

治脑血栓

天虫六钱　川芎三钱　桃仁三钱　芥穗三钱　地龙炒，三钱　牛子炒，打，三钱　皂针三钱（皂针可用刺猬皮代用）　粉葛根六钱

共为细末，炼蜜为丸，丸重三钱，日服三丸。

家传乌龙丹

治瘫痪风，手足蝉曳，口眼歪斜，语涩步艰。

大川乌　五灵脂各二两

上药为末，入麝香以多为妙，和水丸如弹子大，每服一

丸，生姜汁下，次以暖酒调服，一日二服，空心食前，服五七丸便能抬手移步，十丸可梳头，三十丸定医一人。又云：五十岁以上一丸，服四次至六服，小儿作八服。

十一风《外台·十二风》

头风——耳聋，在肾，治以硫黄丸。

目风——远视眈眈，在肝，治以大黄附子散、芎黄散。

肤风——隐疹，在脾，治以桦皮散。

脉风——上下动无常处，在心，治以防己地黄汤。

鼻风——不闻香臭，在肺，治以辛夷散。

胆风——眉间痛，治以二陈加细辛，大便不利令人发痈痹。

小肠风——小便不利，甚则不能饮食。(有佚失)

箭风痛（气串痛）

头痛、脊背、手足全身性串痛，筋骨疼痛不安，初得者佳。

槐米　核桃　黑芝麻　茶叶各五钱
用水五碗，煎至一半，热服神效。

治风宗方

治产后风、痛风、白虎风、历节风、癫痫风均可用。

川乌　防风各等分
上二味，共为末，黄酒送下三至五克，日二次。小儿惊风加朱砂妙，下肢加地龙，上肢加天虫。

心脏病

心肌病治法

一、心风：心中动悸，烦热汗出，头晕欲汗，舌涎绛色，头目昏昏然，步主撞撞然，如处雾中，脉或有急结。

1. 紫宫汤（见二十四神方）

龙骨　牡蛎　桂枝　甘草　半夏　生姜　麦门冬

若实证有心中痛加射干（血），若胸闷者加薤白（气），有噫气者加旋覆花（饮）。

2. 麻黄半夏丸加味《金匮要略·惊悸吐衄下血胸满瘀血篇》

半夏　麻黄等分

治贫血型，心肌弛缓，若心下痞者加人参，若身有烦热者加生地，烦而失眠者加炒枣仁。

上二味，末之，炼蜜和丸小豆大，饮服三丸，日三服。

二、狂症

症状：心烦懊恼如饥，或不饥，欲食不能食，假睡，头目矇然，莫知所云，脉时弦时滑，时或体痛，气冲胁肋胸背（神经型心脏病）。

栀子豆豉加大黄汤。如有心风证加龙骨、牡蛎，半夏宜生姜。[①]

栀子　豆豉　大黄

三、气逆中风

夫人男子年在六旬，女子年在五旬，时天癸将绝，阴阳俱虚，水火不相恋，冲任亏损，气不守舍。又因七情过多（尤

---

① 见《伤寒论·辩太阳病脉证并治中》。

房劳），前逆者自任脉，后逆者自督脉，两膀逆者两跷，上冲至脑，昏昏然。女人多越汗，男子多振眩，或以臂麻，或以指麻，或言语謇涩，或身有一处跳动，必至大厥。①

心肌扩大移位

治胸中苦憋闷，冲冲然动，脉实结主。近人谓之心肌病、心脏扩大移位，其人多有胀癖。

石膏煅，三钱　桂皮一钱半　滑石一钱半

共为细末，糖水送下，每服二钱，日二次。

若其人大便素有干头，或大便时干者加芒硝一两。

心肌扩大衰竭方

歌曰：心衰自尔水邪浸，苓桂炙草动悸醺。

　　　　五味配入降冲气，姜辛开闭喘闷任。

　　　　杏夏并可去痰肿，稍加大黄虚热钦。

　　　　久服需将参英②加，千金补心妙森森。

心绞痛

心中寒痹，其人苦病心如唉蒜状，剧者心痛彻背，背痛彻心。《肘后》引《金匮》方云"胸痹心如急痛，如锥刺不得俛仰迫汗出，或痛彻背"，急取：

韭菜一把　乌梅十四个　吴萸炒，半升

水煎分饮。

心脏病（无论什么心脏病都可）

麝香五分　红参五钱　藏红花五钱　元胡打，五分　川贝五钱

共为细末，每服五克。

---

① 此方缺药。
② 英：紫石英。

论杏子汤

治心包炎，心脏性哮喘，不论任何原因引起的心衰证皆可服用。

杏仁炒，五钱　桂枝三钱　甘草炒，三钱　白芍三钱　干姜三钱
五味子三钱　云苓三钱

水煎分二次服。

胸满去芍加细辛三钱，唇绀紫还用芍，小便不利去芍加云苓，恶寒肢冷便频去芍加附子，吐血去桂加阿胶，心下痞去桂加人参，冒而呕去桂加半夏。

论栀子豉汤

治虚烦有兼证者（治今之神经官能症，有心脏证者）

栀子豉汤加味

阳属 { 脑加川军、川芎
背加乌药、香附
胸加杏仁、云苓 }

阴属 { 肝加青皮、枳实
脾加清半夏、生姜
心加茯苓、泽泻
肺加川朴、陈皮
肾加香附、木通 }

肺病方

治肺痿咳吐痰涎哮喘（今之呼吸道疾病）

杏仁炒, 十分　香豉五分　干姜　甘草炒　细辛　附子　芍药　桂枝　川朴　核桃仁打, 各四分

共为细末，以枣泥四分，饴糖六分，共和做丸，每丸重三钱。每服一丸，日再。以胸中热为度，不热再加一丸。若身痛脉紧者加麻黄四分，若鼻不闻香臭者加紫菀四分（此大肠之气不得下行，紫菀利大肠）。

上方撮合其他方目

（1）杏子汤；（2）麻黄汤；（3）麻黄甘草汤；（4）麻黄附子细辛汤；（5）桂枝汤；（6）桂枝加朴杏汤；（7）桂枝甘草杏仁汤；（8）芍附甘草汤；（9）芍药甘草汤；（10）姜草汤；（11）小建中汤；（12）《肘后》饴煎；（13）张仲景三十年咳嗽方；（14）许叔微方；（15）尹大令方；（16）小青龙汤；（17）越婢汤；（18）大小青龙各半汤。

客观疗效，温中壮阳，化痰定喘，止咳逆，助消化。

主观结果，解除肺纤维化，恢复气管功能，尤对过敏可基本解除同时在病程中所导致续生，肺气肿，气管扩张，充血性衰竭，皆可因之痊愈。

气管炎

甘遂　白芥子等分
上药，共为细末，醋和为膏，外贴双肺俞。

吐血方（印光大师方）

大蒜　白糖各四两
水煮沸腾后，先吸其气，待蒜熟，喝汤吃蒜。

肝病方

治慢性肝炎、肝硬化、腹水

人参三钱　甘草炒,三钱　生姜三钱　大枣五枚

上方加白术、李仁各三钱,防风二钱。治胃下垂,慢性肠炎,加故纸三钱,菟丝子三钱,木贼二钱,陈皮二钱,附子三钱。

呕者去术,易干姜为生姜,腹满者去术重附子,下多者还用术,心中悸者加云苓,腹中痛加人参,咳嗽者加五味子三钱,干姜二钱,小便利去云苓,若呕者去附子,忌生冷荤食。

肝硬化腹水

枳实五钱　白术五钱　甘草炒,三钱　人参二钱　土元炒,十枚　甲珠三钱　黑矾三分　火麻仁三钱　泽泻三钱　鼠妇炒,五十枚

共为细末,枣肉为丸

如欲做汤加故纸三钱炒打（以大便溏为好）。

治肝炎散方①

五灵脂炒　白术　皂矾　麻仁

为散服,枣泥为丸亦可。

一味丸

治肝炎（迁延性）体实者。

五灵脂炒,不拘量

----

① 此方,无分量。

为细末，炼蜜为丸，每次二钱，日三次。

治肝硬化腹水

饴糖四两　　肉桂一两　　桑皮六两　　甘草炒，一两　　人参一两
细辛一两　　大枣十四枚
水煎分三次服。

治腹水食疗法

鲤鱼一斤一条　　茶叶三钱　　皂矾三钱　　大葱一尺　　大蒜七瓣
上药共于鱼腹内，淡煮服。

治肝炎丸

炒黄葱胡炮胡椒，焦枣茶叶姜糖调。
七味各用三钱整，神曲、蜂蜜三两饶。
加盐少许棉裹纳鼻中，一天后取出吃掉，另换一块。

三子养亲汤

苏子　　卜子　　芥子各三钱
为细末，茶清每服二钱，日三次。
慢性肝炎，体实多火者宜用。
宜于老年性肝病。

解毒汤

大黄　　郁金　　细辛　　天虫各等分
任何毒，内服外用都可（大黄、附子、细辛汤治小毒，
去附子加姜黄，治热在血分）。

胆囊炎

郁金三钱　　白矾一钱
上二味，共为细末，每服二钱，鸡蛋清调服。阳性肝炎加

青黛二钱。

外贴八反膏：

葱尖七个　蜜半勺　杏仁七枚　栀子七枚　小枣一枚　胡椒七粒

共捣千锤为膏，小麦面一摄调稀糊，以酒讫肚脐净，星出全贴上，天明揭除。

肠胃病方

治各种溃疡

白矾_{为细末}　小白硇　红糖_{各一两}

水一两，水开后下白矾，待矾化次下糖，待糖化后，下硇，共熬成浆状，住火，快手为丸。丸如指肚大，每服二丸。

胃溃疡

（1）瓦楞子_{煅一两半}　甘草_{一两}

　　为细末，每服二钱。

（2）治汤火伤并治胃溃疡

　　赤石脂　大黄　生石膏_{等分}

三味共为细末，溃烂者加煅石决明等分，化脓性加炒白面等分，枣泥亦可，干者加香油四两，蜂蜡一两，流水湿胜的可撒面，三天一换药。

五更泻

硫黄　赤石脂_{各一两}

共为细末，每服五分，早晚饭前各一服。

痢疾

山楂_{炒黑，五钱}　卜子_{微炒，三钱}

共为细末，红痢用白糖一两，白痢用红糖一两，共和为糊，白水送下。

肠胃病方

治各种溃疡

白矾（为细末）　小白硇　红糖（各一两）

水一两，水开后下白矾，待矾化次下糖，待糖化后，下硇，共熬成浆状，住火，快手为丸。丸如指肚大，每服二丸。

胃溃疡

（1）瓦楞子（煅一两半）　甘草（一两）

　　为细末，每服二钱。

（2）治汤火伤并治胃溃疡

　　赤石脂　大黄　生石膏（等分）

三味共为细末，溃烂者加煅石决明等分，化脓性加炒白面等分，枣泥亦可，干者加香油四两，蜂蜡一两，流水湿胜的可撒面，三天一换药。

五更泻

硫黄　赤石脂（各一两）

共为细末，每服五分，早晚饭前各一服。

痢疾

山楂（炒黑，五钱）　卜子（微炒，三钱）

共为细末，红痢用白糖一两，白痢用红糖一两，共和为糊，白水送下。

神志病方

惊扰汤

治惊忧迫逐，或惊恐失财，或激愤惆怅，致志气错越，不得安定方。主证因惊恐伤志。

龙骨　牡蛎　远志（桂心）　　茯苓　防风各二两　甘草七两　大枣七枚

水八升，煮取二升，再服，日作之，取差。口干，欲饮水，加寸冬；多唾不渴者加半夏、生姜。

龙骨汤

正方：

治五志之为病，总因心神为主，经云："心苦缓，急食酸以收之。"

龙骨四两　牡蛎三两　桂枝二两　甘草二两

缓方：

治神气为病，或阴或阳，其人身形瘦弱，不胜巨药者，当以此方治之。

桂枝　甘草　蜀漆　丹参　茯神　半夏　生姜　大枣　龙骨　牡蛎

若有幻觉加云母、紫石英。①

定志丸

治神志恍惚，失眠多梦。

---

① 上方无量，上两方无服法。

远志三钱　　毛菖蒲三钱　　丹参五钱　　枣树根皮一两
水煎分次服。

治疯子（今之精神分裂）

油葫芦（手掌大一块，菜葫芦亦可）　　牛蹄角一个　　头发一团，鸡子大　　荆芥一两　　棉油半斤（香油亦可）
油炸前三味，浓烟一起下荆芥，烟去，即离火去滓，将油分次喝，不出百天者一次即好。

癫痫蜀漆汤

蜀漆三钱　　柴胡五钱　　龙骨四钱　　牡蛎四钱　　桂枝四钱　　云苓四钱　　炒甘草三钱　　半夏四钱　　生姜三钱
水煎分次服。阳症加防风、葛根，阴症加凌霄花（或以川芎或泡桐花代之）、蛇床子。

癫痫方

蜀漆（二钱，洗去腥）　　半夏　　生姜　　川芎　　粘子炒熟
上药各二钱，水煎分两次，一日服。

抗痫灵

胡椒一两　　卜子五钱
上为末，三次服完，有火者加石膏。

癫痫验方

葛根一两　　郁金一两　　木香一两　　白胡椒五钱　　香附炒、打一两　　白矾五钱　　皂角子炒，五钱　　丹参一两　　硃砂五钱　　焙胆星一两
上十味，共为细末。七岁以下半钱，七岁以上三分之二钱，十六岁以上二钱，早晚各一次。三十天为一个疗程，一般两个疗程服完。服一个疗程停十天，再进行第二个疗程。七岁以下，不用胡椒。

小儿病方

小儿鸡蛋儿俱肿者

麻黄不拘量，水煎洗即愈。

小儿护口白

一、生姜汁和白面为饼，
　　贴足心，男左女右。

二、吴萸白面
　　吴萸为末，醋调于面饼上贴足心，男左女右。

小儿惊风

头发一撮　鸡蛋黄一个
上二味于铜匙内，烧出油，一次服。

小儿尿床

硫黄一钱　葱尖七个
杵为膏敷脐上，亦可内服。

小儿麻痹

葛根　元参　甘草　石膏各五钱
上四味，水煎，分次服。

治小儿消化不良水泻

诃子三枚，土炒，（用肉）
为末，枣泥为丸，服之即愈。

小儿顽胀

两头尖十个，炒至烟尽
研末，饮下即愈。

百日咳（呷嗽）

蛤粉一两　青黛二钱
共为细末，小孩每服五分，淡蒜水送下。

五惊散《卢囟经》

治小儿急慢惊风，肺热呷嗽，二目天吊，食疳便清，惊风抽搐，吐涎沫。
蜈蚣三条　朱砂三钱　竺黄二钱
共为细末，蜜水和，沾乳头服之即可。

小儿乳白尿

川军生石灰炒微黄，去灰
上药为末，分次服。亦治小儿惊风、癫痫。

皮肤病方

牛皮癣（今之神经性皮炎、银屑病、头癣）

苦参_{四两}　麻黄_{五钱}　石灰_{五钱}　硫黄_{五钱}

水四斤，煎前两味，取二斤，入石灰硫黄末，和为糊，涂之即是。

鹅掌风

鸦胆子_{120克}　百部_{120克}

醋一斤，酒一斤，泡七天，浸手于其中。

桦皮散

治肺脏风毒，遍身疮疥，及隐疹瘙痒之成疮，又治头上风刺及妇人风刺。

荆芥_{二两}　杏仁_{炒，二两}　甘草_{炒，半两}　枳实_炒　桦皮灰_{各四两}

共为细末，每服二钱，食后调下，温酒服。日进三服，亦可每日频服。

白癜风方

泽泻_{三钱}　川军_{三钱}　生姜_{四钱}

黄酒四两煎服，发汗则已。

外感方

五虎解温汤出刘禹锡《传信使用方》

麻黄（发汗）　石膏（清热）　桔梗（通气）　白芷（止痛）杏仁（止嗽）各三钱

上药水煎，分二次服。

临床按病情轻重，选君药多加其量。

治四时感冒（今之流行性感冒）

葛根　白芍　栀子　豆豉

临床按病情轻重，选君药多加其量。

有表证自汗的加桂枝，无汗加麻黄，有腹痛加枳实，大便坚加大黄。此方治无名热，及外感，麻黄桂枝无效者。

感冒清

薄荷冰一份　细辛二份　麻黄二份　马勃粉四份

共为细末，鼻子闻。

四时感冒，冬温等

苏叶三钱　山豆根三钱

水煎服。

大黄芩汤

治温热不解，高热如火（退大热）。

黄芩三两　甘草一两　枳实二两　川朴一两　栝蒌根一两　芍药一两　栀子十四枚

水七升，煮取二升半，分三服。如欲汗不解，加香豉一升半。

治血痹血瘀脉中伏热

其人胸胁满闷，或时心绞痛，有气上冲，头目眩晕，冒冒然不精，久久将发大厥。

代赭石　滑石　百合　生地　云苓　丹皮　桂枝各三两

水煎，四次服，一日尽剂。

验案集

写在前面的话

　　《验案集》是先生的验案集锦，是学生们从其案例中摘录的一些突出案例，汇集成书。这些验案代表了先生的学术思想，验证了其理论，具有广泛的实践性和正确性。

　　《验案集》系《经法述义》稿，今再次出版，收入《辅行诀传人张大昌遗著》，没做大的改动，仅添加了目录。

目 录

一、中风

1. 中经络

广宗郭庄王某，男，56 岁。患中风左半身不遂（西医诊为脑血栓形成后遗症）已 3 年余，延请数医，施诸药石，百治未痊。1976 年春，请余诊视。证见左手足偏废，肌肤甲错，虚极羸瘦，两目黯黑，舌暗淡，苔薄白，脉沉弦涩。此乃经络荣卫气伤，内有干血证。治以去瘀生新，缓中补虚法。投以大黄䗪虫丸（方见《金匮》，市有成药）百日，久积融化，手足复原。今已 10 年，体健无恙。

2. 中脏腑

邢台友人曲某，男，58 岁。宿有高血压史 10 余年，常头眩晕，施诸降压药罔效。1980 年秋，闻余在邢执教，相会求治。诊见面紫目赤，头晕目眩，急躁易怒，舌暗苔白，脉弦劲。此乃冲气上干，血循不畅。治以降冲化瘀。投自拟降压丸方：

桂枝 60 克　茯苓 60 克　桃仁 30 克　赤芍 30 克　丹皮 30 克　芒硝 20 克　甘草 20 克

研末蜜丸重 9 克，每服一丸，日两次。服药旬日，血压正常，晕眩亦除。嘱其继服，切忌烟酒，以防不测。

然病既痊两月，毫不在意，竟纵酒不拘，果陷不测。是年冬一天，突然晕仆在地，昏不识人，右侧手足偏瘫，急住将军墓医院，诊为"脑出血"，予以救治。复邀余诊，症见神昏不醒，痰涎壅盛，右侧偏瘫，舌苔黄腻，脉弦滑数。证属痰热内蕴，风阳上亢。拟清热涤痰，镇痉熄风。方用自拟回厥汤加减：

石决明 18 克　通草 15 克　牛蒡子炒捣, 12 克　山豆根 15 克　白蔹 6 克　甘草 6 克　薄荷冰 1 克, 研冲

水煎鼻饲管灌服，每日二剂。连服二天，神识渐清，继以辨证调治月余，病痊出院。

二、眩晕

雪塔刘某妻，50 岁。素有"梅核气""淋证"病史，咽喉如有异物阻塞感，咯之不出，吞之不下；尿频、急、热、涩、痛，反复发作已 10 余年。近月余头痛头晕，心烦不寐，夜多噩梦，常易惊醒，甚则旋转欲仆，惊恐不安，舌红苔薄黄，脉弦细。证属阴虚阳亢，神志不宁。投滋潜重镇之剂，紫宫汤加味：

桂枝 10 克　　茯苓 20 克　　龙骨 20 克　　牡蛎 20 克　　生地 15 克　怀牛膝 10 克　　射干 10 克　　乌药 10 克　　草决明 15 克

水煎服，日一副。

四剂服完，眩晕、头痛减轻，夜安神定，咽阻、尿急等症稍减，精神正常。再予原方加瞿麦 10 克，继服四剂，诸证消失，而告痊愈。三年后又见，言从未复发。

三、胸痹

董村赵氏妇，59 岁。素有高血压性心脏病史 10 余年。10 天前，缘家务烦劳，情志不畅而致血压增高，头痛眩晕加重。服降压药稍减。近三天来，心悸不寐，胸闷憋气，左乳下绞痛频作，彻及左肩背。诊其舌紫暗，边有瘀斑，苔白腻，脉沉弦结代。经云"阳气者，烦劳则张"，故血压升高，头痛眩晕；肝郁气滞，心脉瘀阻，不通则痛也。治以平肝、行气、活血通脉止痛法，药用百合乌药汤加味：

百合 30 克　　乌药 15 克　　丹参 20 克　　夏枯草 15 克　　香附 12 克　甘草 9 克

水煎服，日一剂。

四日后复诊，头不痛而稍感眩晕，心悸，胸闷痛已止，唯胃中稍感泛恶欲吐，脉弦滑，苔白腻。此乃痰饮作祟，嘱其上方加半夏 10 克，生姜 10 克，茯苓 10 克以化痰饮，再进三剂，而病痊矣。

四、咳喘

管某某，女，48 岁。患有慢性支气管炎 5 年，咳喘吐痰，清稀量多，胸满气喘，心悸怔忡，面及下肢浮肿。近日加重，动则心悸气短，咳逆倚息，不得平卧，面色苍白，唇舌紫暗，苔白滑润，脉滑虚数而促。西医诊为"肺心病"。此乃饮邪射肺，水气凌心，心阳虚衰证。治以温肺化饮，振奋心阳之法。投以苓甘五味姜辛夏仁汤加味：

茯苓 30 克　炙甘草 10 克　五味子 10 克　干姜 6 克　细辛 3 克半夏 10 克　杏仁 10 克　桂枝 10 克　党参 30 克　麦冬 15 克

水煎服，日一剂。

服药四剂，咳喘、胸满、心悸诸证大减，亦能平卧。继以丸药善后调治。余撰一方：

当归　细辛　甘草各 15 克　桂枝　吴萸　党参各 10 克　川椒陈皮　干姜各 10 克　桑白皮 24 克

共末炼蜜为丸，每丸重 9 克，每服一丸，日三次。服药 10 日，告知病痊。随访 3 年，病未复发。

五、心下痞硬

广宗韩某，女，36 岁。心下痞硬证数年，千方不愈，求治于余。诊见心下痞硬，按之不痛，胸腹胀满，嗳气频作，肠中雷鸣而时刺痛，心烦少寐，泛恶欲吐，纳呆便溏，舌暗红苔薄黄，脉虚数。证属胃腑气逆、寒热错杂之痞证。治以辛苦开降，补中缓急，消痞和胃法，方用甘草泻心汤加味：

炙甘草 12 克　黄连 6 克　黄芩 9 克　干姜 9 克　党参 15 克　半夏 15 克　大枣 4 枚　白芍 12 克

去渣重煎，日一服。

药服四日，诸证大减，唯胸腹胀满不减。原方去芍药加丹参 10 克，桔梗 10 克，枳壳 10 克以活血、利气、通滞，四剂而安然无恙。

六、臌胀

臌胀以腹胀大如鼓、皮色苍黄、脉络暴露为特征。其中，仅腹胀大，叩之空空如鼓，四肢不肿而消瘦，谓之单腹胀，亦即气臌；腹大，动摇有水声，打之不空而实，小便不利，面黑者，为水臌。近人谓之肝硬化症。然其最著点则为右胁下近心窝处肝形外出，着手可得而不可力按，其块时痛故也。

1. 臌胀验案

孙某某，男，46岁。1990年3月，患此顽疾。腹胀大，叩如鼓，脉络怒张，右胁下痞块而痛，食少便溏，尿短赤黄，舌紫暗苔白腻，脉弦细涩。此属肝脾血瘀，气滞水停证。治以活血化瘀，行气利水法。投芍药甘草汤合当归四逆汤：

当归 10克　桂枝 10克　白芍 20克　细辛 6克　木通 6克　甘草炙, 10克　大枣十二枚

盖当归、桂枝协甘草足可活血而疏肝络；细辛以散肝之结坚，协木通更能利协下之水；芍药为软肝神品，更可制桂辛之横；况大枣补中和营缓急为其佐使耳。此润而兼散，散而不强之制也。其坚者可软，滞者可行，郁者得开也。

服药3日，诸证减轻。唯少腹有坠胀感，此乃肝之瘀血得化而顺下之趋也。余撰一方，仍宗芍药甘草汤，以活血软肝，缓急止痛。再加柴胡通五脏间气，枳实除满宽腹，半夏祛痰燥脾，草蔻利气和脾而消食，射干治血痹以散脾瘀，黄芪扶正并除五脏血滞。处方如下：

白芍 24克　甘草炙, 2克　柴胡 6克　枳实 12克　半夏 9克　草蔻 9克　射干 9克　黄芪 15克

服药7日，已获大效，腹胀消失，胁下痞块减而痛止，饮食倍增，二变通调。遂将原方制成丸药，服二月而病痊愈。

2. 臌胀误案

1954年春，族表嫂患臌胀（肝硬化腹水），与作矾石丸服。其子配药，将方中皂矾误投为胆矾。服已，大呕吐不止，

其腹水一夜尽消。而其人元气已竭，寻亦毙。大抵此等诸证，皆为本虚，当以补药，诸毒为佐使可耳，不然取效顷刻，祸在眉睫也。

七、产后呃逆

从容董某之妻，孕6月而小产。缘已产数胎，了不在意，孰知未竟日，心下及胸内极满痞，喉中呃声连连直达窗外，彻夜不眠，饮食不能入。已请数医，治皆无效。

余至，诊其脉颇弦大，问其恶露亦畅然，言未竟呃声嘎嘎起。余忽忆《金匮》文有"脉弦而大，弦则为减，大则为芤；减则为寒，芤则为虚，虚寒相搏，此名曰革；妇人则半产漏下，旋覆花汤主之"。此汤与肝着之旋覆花汤同，旋覆花善下呃气，与葱茎以行肝脏之血滞。而《伤寒》有旋覆花合参赭夏甘姜枣以治心下虚痞、噫气不除者。再详究本例病因、脉证，岂产后胞虚着寒，胞内有所滞而冲气不顺，致其势上逆而然哉？试投旋覆花汤：

旋覆花 15 克，包煎　　茜草 9 克（茜草代新绛）　　大葱七茎

水煎顿服，覆杯呃止。稍时少腹酸殊，遂脱出残胞数块，诸恙奇消。

盖王清任血府逐瘀汤治呃殆亦此义乎？《内经》有云，"心之气为噫"，噫呃通治，故效。

八、妊娠痫证

吾村张某之妻，25 岁。怀孕 7 月，头痛眩晕，下肢浮肿，血压偏高（150/100 毫米汞柱），未行施治。于 1978 年 4 月 5 日，忽而眩晕倒仆，昏不知人，四肢抽搐，牙关紧闭，口吐白沫，血压甚高（240/130 毫米汞柱），村医急予降压解痉注硫酸镁而稍安。遂送住某医院，确诊为"子痫"。经急救而行剖腹双婴。经治疗，日进液体数千毫升，仍昏厥不醒，已告病危不治，回家待毙，急请余诊。其证神识全无，周身肿甚，挺然

卧尸,脉息全消,诊之唯足太溪、趺阳豆豆有跳,此乃尸厥候。急投自拟回厥汤:

　　石决明 15 克　　荆子 10 克　　牛蒡子 炒捣, 10 克　　山豆根 10 克　　白薇 6 克　　甘草 6 克　　薄荷冰 1 克, 冲

　　水煎胃管灌服。药下已半时许,荡然大汗淋漓,鼻息弗弗,口吻嘘嘘矣。

　　翌日旦复诊,神识苏醒,能呼家人。恶露夜半亦下,血压仍高(180/100 毫米汞柱),脉沉而弦。更方降压汤:

　　桂枝 10 克　　丹皮 10 克　　首乌 15 克　　甘草 6 克　　赤芍 10 克　　茯苓 15 克　　桃仁 10 克

　　次日血压正常。静居半月,安归无恙。为功仅三日,竟起一绝症。幸矣!

九、经闭少腹痛

　　丁家屯崔某之甥女,20 岁。经闭 8 个月,忽而右少腹痛甚,而彻及臀。延请诸医,均施攻破血分,通经止痛药而无效。余诊其肌肤甲错,腹皮急,按之濡,如肿状,身无热但畏寒,脉沉弦数,此乃肠内痈脓是也。治以辛热散结,排脓破瘀法。方用薏苡附子败酱散加减:

　　薏苡仁 30 克　　附子 10 克　　蒲公英 30 克　　桃仁 10 克　　大黄 10 克

　　水煎分温,日二服。4 日月经下,随出一皮囊,如鸡卵,内包黄水合许。腹痛亦止,而告病痊。

　　余以此方治水结下元,立见神功。经方之妙者,如此奇也。

十、身肿

　　郝屯王某某,男,48 岁。患一身悉肿,尤其腰重腹坚,上气微喘,无热无汗,舌苔白腻,脉浮而数。西医曾诊为胸膜炎伴胸腔积液。余欲与越婢汤而无热无汗(从本汤证文看,

有续自汗出，无大热。日本丹波氏云无汗当从），当时胸无定见，故先与一方试服，即西瓜大蒜汤合八味地黄丸，服后取效甚卓。次思与越婢汤加半夏、大蒜、附子、薏苡当切。

十一、消渴

张某某，女，26 岁。患消渴（糖尿病）一年余。一月前患月经过多，淋漓不断，经某医与当归补血汤加人参，服已血荡流如水注，急注麦角针始止。此后因极度贫血而住某院输血补救，体渐能持。但尿糖加重（＋＋＋），口渴喜冷饮无度，痛苦难耐而求余诊。诊其掌足心热如火炙，烦热躁扰，眠卧不安，脉颇弦数。此乃过服补药而实生菀热，膏粱消瘅，菀极动血，由实转虚而致烦扰，状如骨蒸。食少、气弱、烦乱、呕逆。综观其情与《金匮》竹皮大丸方证近似，乃处竹皮大丸方加减：

代赭石 15 克　竹茹 30 克　丹皮 10 克　黄芩 10 克　地骨皮 15 克　阿胶 10 克　甘草 6 克

服药 7 日，诸证大减，渴喜冷饮已除，并能饮热矣。但头冒胀，耳鸣轰轰然，脉弦细数。继投竹皮大丸原方作汤，以清热除烦，安中益气。药用：

石膏 18 克　桂枝 10 克　白薇 15 克　竹茹 30 克　甘草 6 克

命服 7 日复诊。

药服 7 日至诊，言其诸证已好，尿糖转阴，但尿频浑浊。此乃久服腻补化生湿热，今始下注矣。另与奇方导浊散：

大黄、黄芩、黄连各 1.5 克，为散，鸡子白调和为饼，焙干服之。湿热当清化，其病速愈也。

十二、虚劳

族人张某，男，55 岁。患虚劳病（再生障碍性贫血）有年余，于 1981 年 5 月乞治。先半月已在某医院查血常规，全血细胞减少，血色素仅 3.5 克。其面色㿠白，脸唇龈舌俱然，周身浮肿，多汗心悸，口鼻时衄，微咳而气弱，头眩耳鸣，倦怠乏力，腰重肢肿，不可行立，脉细而弱。此乃气血阴阳营卫诸不足之虚劳证，治宜气血双补，营卫兼调之法。余适悟《金匮》大薯蓣丸治虚劳诸不足，最为恰当。遂处原方（见《金匮要略·血痹虚劳病脉证并治第六》大薯蓣丸）为配一服。服药20天，浮肿咳弱，汗出心悸，衄血俱无，耳鸣已轻，但腿仍肿，然气力增加，日可巷外蹒跚移步矣。面及唇舌色粉软软，爪甲压之反冲红润，拍其腕肤稍时即红，诸证大减，效不更方，继配一料，服毕病痊。

十三、痹症

1978年夏，酷暑烁人，余体盛难奈，晌午时分每浸坐水池中以避之，又多趋冰，树荫深处取凉。至入冬10月中旬，忽而两臂肘痛重不适及双膝冷如冰处。素性嗜茶，近日饮之则腹中凄凄然而大便溏下。此乃内外中湿，湿流关节之谓耳。

痹症（西医谓风湿性关节炎）为难祛之疾，心颇烦恼。因详求经文，乌头汤的为对症之方。方内麻黄佐配黄芪，大能鼓舞卫阳而驱躯干之湿；芍药善解挛急，固营气而卫护关节，为助经络营卫通行之药。邪之所在，其势必实，其在关节者，尤易闭而不通，不得不大力之乌头冲关夺隘，直下承当也。

乌头为不驯之药，故佐之蜂蜜以制其势；而甘草可缓急，有功无虞，双美并功矣。然如此痼痹之疾，不用大剂恶可竣事？故麻芍芪草四味已足十二两，乌头五枚，蜂蜜一升，水三升加以蜜煎约成一升半许，服以七合亦大矣哉；不知，尽服，何其猛也！夫不猛莫济，若未亲试不知其巧。余服过七八剂，从无眩暝之感。而药啜毕，周身适然如处温浴，方知古圣法度，非无学辈意表可造之事也。

若夫风胜则动，不妨加以防风，湿胜加术（知母诸家谓协芍益阴，忘乎经称治浮肿下水也）。前方桂芍知母汤已出成例，当是可出入者乎。历节一向而为肿尪之证，积阴成毒，不得不用前方也。湿寒同性，壅之于阴，方中之机无庸文，增温热药也。

十四、腿股风

乔某某，女，49岁。缘于劳动后汗出当风而致右侧腰腿疼痛二月余。曾经西医诊断为"坐骨神经痛"（中医称谓"腿股风"），已请数医施诸药石而效不著。近日疼痛加剧，彻夜叫呼不安，而求治于余。诊其体瘦自汗，痛自腰臀部向下放射至腘窝，腰腿动转屈伸、咳嗽、喷嚏均致痛剧难忍，皮肉跳动，汗出周身，舌红苔薄白，脉浮滑无力。此乃风邪侵袭太阳经脉，经输不利，气血不通，不通则痛。久痛汗出，伤气耗津、筋脉失养而挛急肉跳也。治以益气和营，舒筋通络，缓急止痛法。方投黄芪建中汤加减：

黄芪15克　桂枝9克　白芍18克　炙甘草9克　葛根18克　附子6克　生姜9克　大枣六枚

一服痛止，连进七服，安然无恙。抑所谓气虚腿痛乎？经方治今病，神妙也。

十五、瘿病

余家婶，年五旬。1970年8月，患瘿病（近人称谓甲状腺炎、甲亢症）。颈前瘿肿，软而不痛，眼凸体消，心悸亢进，怵然不安，气喘胸掀，高热谵妄，脉极数。体温40℃。时处初秋，每常酷热。婶本餐食瓜果过多，适天气之连阴，空气寒凉，肌表怫郁与内湿交互，遂一病如斯。余初与麻杏薏甘汤（方见《金匮》）以轻清宣化，解表祛湿。服已外证解，气喘亦平，而心亢仍然，又时多呕吐痰饮，心下痞，不可饮食矣，其心颇恐。乃与猪苓汤（方见《金匮》《伤寒》）重用阿胶，意在心苦急，食咸以补之之义。上午服，午炊毕，则体温降至39℃。令夜再服，翌晨体温降至37.5℃。午后至诊，诸证大减，神清志宁，心亢乃平。仍嘱原方，夜与服。黎明体温试之 36.5℃，而病已。

十六、祟魅

广宗塘疃东庄村，刘某某，男，33 岁。1959 年某日，夜会散回家就寝。家犬向之吠喝，则怒击之以杖，犬避去。入室犬复至，方欲再击，忽觉神魂失主。视其妻非人形，妻已睡，捉出衾。妻惊号，仓皇四邻皆至，力释其手始放，则犹自鸣咄跳跃不已，竟终夜不可眠。如此每夜辄闹，家人常避住邻家则已。医巫百治罔效，后乞友人携来求治。余思晋唐诸贤，每称陷冰、太乙诸大药可祛祟魅，乃与一方，《肘后》太乙流金方：

雄黄三两　　矾石　鬼箭各一两　羖羊角二两

捣为散，以三个三角形绛囊贮之。令其佩衣中，置门户上，帐内各一绛囊，用之立绝。

汉墓竹简古经研究名数考证

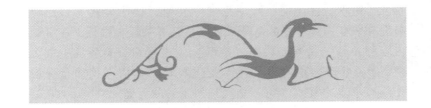

写在前面的话

　　《汉墓竹简古经研究名数考证》藏有四种稿本：一本是16开纸，竖写，名为《长沙马王堆汉墓针灸医经动生病考》，与《经法述义》本大致相同；第二本是初稿，有缺字残页；第三个稿本题名《汉墓针灸医经动生病考》，字迹仓劲、清楚；第四本名为《汉墓竹简古经研究名数考证》，保存最为完美，行书小草，字迹工整。四个稿本均为先师笔迹，将第四本影印刊出，并下附译文。

　　在整理其间参考了周祖亮、方懿林所著《简帛医药文献校释》（简称《校释》）。

　　《汉墓竹简古经研究名数考证》（简称《考证》），引用《文物》月刊上发表的资料，三种帛简排列顺序为：《阴阳十一脉灸经》，《足臂十一脉灸经》甲、乙两本。《校释》本，三种帛简排列顺序为：《足臂十一脉灸经》，《阴阳十一脉灸经》甲、乙两本。据《校释》本序言中介绍，这些简牍"出土时都没有书名，目前书名是马王堆汉墓帛书整理小组根据各自的内容所加的"。《考证》与《校释》两书所引资料不同，书名颠倒。《考证》中简称"经"是《校释》本中《阴阳十一脉灸经》甲本，简称"灸"是《阴阳十一脉灸经》乙本。

　　有不明处，加注说明。

目　　录

汉墓竹简古经研究名数考证

靖志[①]

马王堆汉墓竹简针灸之经脉病名数考证

这二种古经由文物出版社辑出发表出七○年之始，名为阴阳脉死候及十一脉灸经。乙足臂十二脉灸经甲乙二本，其间以阴阳脉与灸经甲本故有出入，乙本则与以阴阳脉与灸经甲本文与原简。故早于此之后，启名杨氏据出或各相合之经，乙一考，以阴阳十一脉灸经不直据以及傍支灸经之本义适及傍文。又以据列直据傍文，若合其画以当为因乎之一，或谓古经病脉加为有数目，其据为千古经。而其数目必为此祖述其据必过于文句与格折，一步分文甲乙而略诛之而已。如影描文句抬上私有应强对论，然分以而是与容诛。

---

① 先师名张大昌，字唯靖。

马王堆汉墓竹简针灸三种经病名数考证

这三种古经，由《文物》月刊释出，登载发表在一九七四年六月份，并切依义命名，一、《阴阳十一脉灸经》。二、《足臂十一脉灸经》，甲、乙二本，其间《阴阳经》与《灸经》甲本颇有出入，乙本则与《阴阳经》无大区别。本刊有杨某某同志研究一文，文极顺畅，认为《灸经》甲本文句质简，应早于其他二种，启后《灵枢经》出或为捃合二经为一书者。以《阴阳十一脉经》多系直线不及旁支，《灸经》二本或连及旁支。及乎《灵枢》则直经旁支，皆合具了，此当是因素之一，或谓古经病名少而有数目，《灵枢》则多于古经，而无数目，此不尽然之。细读《灵枢》不过于文句上增衍了一步，旁支部分亦略添一二而已，然《灵枢》文句推衍上很有应该讨论的地方，这一点是不容疏

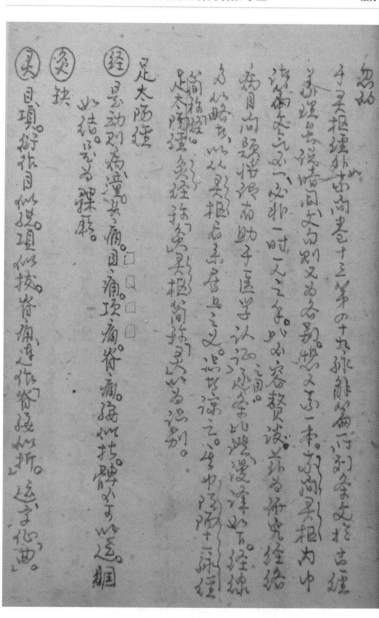

足太阳经

灸 夹

经 是动则病，冲头痛，目痛，项痛，脊痛，强如拔髀，以运䐃

奠 目，项，脊作目，强项，拔脊痛，运作脊强折，运字心曲。

忽的。

于《灵枢经》外，如《素问》卷十三，第四十九脉解篇，所列条文于古经义理虽说暗同，文句则又为各别，恐又系一本。《素问》《灵枢》内中诸篇文气不一，必非一时一人之手，此不容赘谈，兹为研究经络病目问题，将谓有助于医学认证之用。逐条比证，漫译如下。经线多从略者，以从《灵枢》后来居上之义，识者谅之。其中《阴阳十一脉经》简称"经"，《灸经》① 称"灸"，《灵枢》简称"灵"，以为识别。

足太阳经

（经）是动则病：潼②，头痛，目痛③，项痛，脊痛，腰似折，髀不可以运，腘如结，是为踝厥。

（灸）缺。

（灵）目项，衍作"目似脱，项似拔，脊痛"，连作"脊腰似折"。

"运"字作"曲"。

---

① 《考证》本《灸经》，系《校释》《阴阳十一脉灸经》的乙本。
② "潼"字，《校释》为"肿"（腫），《灵枢》作"冲""衝"。
③ "目痛，项痛"四字，在《校释》本是四个空格。

国此结下加一"可"端此急，此美同本急加此叉叉数颠疾，与。

与此二病。

醒服上

（经）头之痛耳之痛顶痛目痛痉，喝背痛腰痛尻痛痔脚之痛足小指痹凡十二病（今只十二病）

（灸）△△疟起于顶目烦痉△失背痛腰痛脾之痛御掌痛。
足小指痹，顶目烦，熟蚘敫颠之候。

（灵）头之痛行低作头颠顶欹尚痛目行作"黄溪先"御痛衍

作国满御，痹作又用，存有"敫狂蚘疾"

按此蝨乃鼻病太师主之治好子鼻此之急卅颠
疾之颠字即头顶之义，非但记之瘨也，灸经数颠疾或
疾之颠字即头之痹行数字作为字，痛吴柜加狂字则直指

"䐡如结"下加一句"腨如裂"，他类同。"髁厥"上应加"甚则数颠疾"一句。

是所生病①：

（经）头痛，耳聋，项痛，目肿②，虐，背痛，腰痛，尻痛，时脚痛，足小指痹，凡十二病（今只十一病）

（灸）③ ■■产聋，顶痛，目肿，■脊痛，腰痛，脚挛痛，腨痛，产痔，足小指痹，"鼽衄，数颠疾。"

（灵）头痛，衍作"头顖项颈间痛"，目衍作"目黄泪出"脚痛衍作"䐡腨脚"痹。作"不用"，存有"数狂颠疾"。

按：鼽衄乃鼻病，太阳主，支皆不行于鼻，此句应删，"颠疾"之"颠"字，即头顶之义，非但谓疯病也，《灸经》"数颠疾"，或谓每常患头病耳。"数"字作"多"字讲。《灵枢》加"狂"字，则直指

---

① 《校释》"生"作"产"字
② "目肿"《校释》本作"耳"。
③ 《灸经》条文与《校释》本条文前后相颠倒。

疯狂矣，如是味之其义仍谓"头颠冲头"也，如《素问·脉解篇》云："太阳踵、腰、脽痛，偏虚为跛，强上耳鸣，甚则狂颠疾。"乃动病条文。"狂"字恐为"枉"字之讹，"枉"释罹义，亦头病耳。

本经病数云十二者，《灸经》动病条，"腘如结"下连"腨如裂"之字，"腨"，腿肚，是本经所过部分，应纳入之，若然者，太阳十二病应如下。

是所生病：则头颜、项痛、目痛、泪出、耳聋、疟、背痛、腰痛、尻痛、痔、腘痛、腨痛、脚痛、足小指痹，共十二病。

足少阳经

是动则病：

（经）心与胁痛，不可以反侧，甚则无膏，足外反。

（灵）衍，面有微尘，体无膏泽，足外反热，冒头多"口苦，善太息"一句，他尽同。

一所以病古本之经差别於大经如下

（经）△△头痛项痛肋痛汗出节尽痛髀外廉痛△△痛没痛踝外痛振寒足中指痹为十二病。

（灸）腨痛耳前后目外眥巛督之痛。痿缺盆痛痔痉马。△△痛肋痛切外廉痛股外廉痛足小指次指痹。切外廉痛额痛目銳眥痛缺盆中痛颊下痛痉马。挟瘿汗出振寒疟切勃踝外足踝兰前及诸节尽痛足小指不用。

（头根）头痛额痛目銳眥痛缺盆中痛颊下痛痉马挟瘿汗出振寒疟切勃踝外足踝兰前及诸节尽痛足小指不用。

上三於女子别根为切灸佳挟逆马足切外踝下马马马刀痿状痿挟切切踝股股筋痹节尽痛为一大马然仍不足古经十二病取此本经行线此之别处加耳眥一病者

所生诸病：（古本二经差别很大，录如下）

（经）■■头痛，项痛，胁痛，疟，汗出，节尽痛，髀外廉痛，■痛，股痛，膝外痛，振寒，足中指痹，为十二病。

（灸）（腨）痛，耳前、目外眦皆痛，聋，瘘，缺盆痛，产马，■痛，胁痛，胁外肿，髀外廉痛，股外廉痛，胻外廉痛，足小指次指痹。

（灵）头角痛，颌痛，目锐眦痛，缺盆中痛，腋下肿，马刀挟瘿，汗出振寒，疟，胸、胁、肋、髀外至胫骨，外髁前，及诸节皆痛，足四指不用。

此三段文字《灵枢》是从《灸经》抉选而定，如"胁外"为"腋下"，"马"为"马刀"，"瘘"为"挟瘿"，捆胸、胁、肋、髀、股、胻、承诸节尽痛，为一大句，然仍不足古经十二病之数，依本经行线补之，则应加"耳聋"一病为

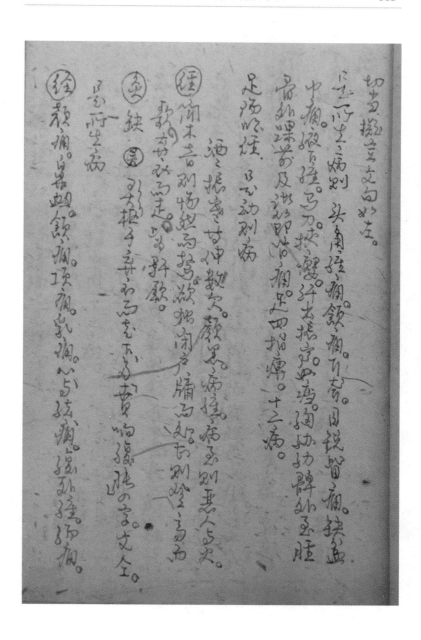

切当，拟定文句如左。

是所生病：则头角肿痛，颔痛，耳聋，目锐眦痛，缺盆中痛，腋下肿，马刀，挟瘿，汗出振寒，疟，胸，胁，肋，髀外至胫骨外踝前及诸节皆痛，足四指痹，十二病。

足阳明经

是动则病：

洒洒振①寒，善伸，数欠，颜黑，病肿，病至则恶人与火。

（经）闻木聲则惕然而惊，欲独闭户牖而处，甚则登高而歌，弃衣而走，此为骭厥。

（灸）缺。

（灵）《灵枢》于"弃衣而走"下多"贲响腹胀"四字，其他同。

是所生病：

（经）颜痛，鼻衄②，颔痛，项痛，乳痛，心与胕痛，腹外肿，肠痛。

---

① "振"字，《校释》作"病"。

② "衄"字《校释》作"鼽"。

膝足皆痹。十病。

（灸经）谷痛。十十作痛。△△一同书八。字亮治较比书一。右数颊

热泽去腰痹二句。

马王堆经行钦痛。为阳唱谷痛。项痛行作数腰痹痹。乳为肱

的膝足皆痹。后皆如痹作大腹处作项痛取为气街生上乳

合脍定痛股伏史相。为中梌为用之字。

足皆痹病数颊热泽出较痛。乳肿钦痛口温吕品脍钦痛。

唾痹七腹处肚、乳相绞石痛。膝处肿。轩如腐痛。

足跃皆痛。足九指名用十二病。

滋五十三日会東切近諱喿。热記非十余歲多消尒如灸病少

膝中即灸図水清渴如膣吊消渴。

膝足（竹胃）痹。十病。

（灸经）① 颜痛，"痛"字作"寒"。■■一，同者八。字意不能比者一。有"数颠热，汗出胜瘦"一句。

《灵枢经》衍"颔痛"云"口㖞唇胗"，"顶痛"衍作"颈肿喉痹"，"乳心肤"二句作"循膺乳"，"腹外肿"作"大腹水肿"，"肠痛"改为"气街"，连上乳句，"膝足（竹胃）痹"衍作"膝膑肿痛、股伏免痛"，多"中指不用"四字。今抉定如左（下）。

是所生病：

数颠热汗出，胜瘦颜痛，鼽衄，颔痛，口㖞唇胗，颈肿喉痹，大腹水肿，膺乳，气街，相循而痛，膝膑肿，骭外廉、足跗皆痛，足中指不用。十二病。

"胜"字音仓果切，细碎义。然细译其义，与"消"同，如《灸经》厥阴篇"胜瘦多溺"，《阴阳经》作"热中"即《灵枢》之"消渴"也，是"胜"与"消"通。

---

① 应为"（灸）"，与原文本同作"（灸经）"。

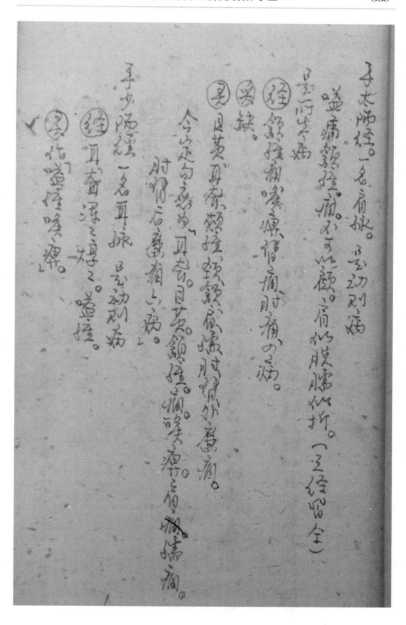

手太陽經。一名肩脉。是动则痛
嗌痛颔肿痛不可以顾肩似脱臑似折（三经皆全）
是行尚病

⊙經 颔肿痛嗌喉痹肩痛肘痛，是病。

⊙是 目黄耳齐颔肿颈颔肿其外皆痛。

令人足勾心如，耳聋目黄颔肿调唉痹疾之肩臑肘臂外皆痛。

手少陽經。一名耳脉。是动则痛

⊙經 耳聋浑浑焞焞嗌肿。

⊙是 咽喉痛嗌痹。

手太阳经。（一名肩脉）

是动则病：嗌痛，颔肿痛①，不可以顾，肩似脱，臑似折。（三经皆同）

是所生病②：

（经）颔肿痛，喉痹，臂痛，肘痛。四病。

（灸）缺。

（灵）目黄，耳聋，颊肿，颈，颔，肩，臑，肘，臂外廉痛。

今定句应为"耳聋，目黄，颔肿，痛，喉痹，肩、臑痛，肘臂后廉痛。六病。

手少阳经（一名耳脉）是动则病：

（经）耳聋，浑浑焞焞，嗌肿。

（灵）作"嗌肿喉痹"。

---

① 《校释》"颔肿"下无"痛"字。
② 《校释》作"其所产病"。

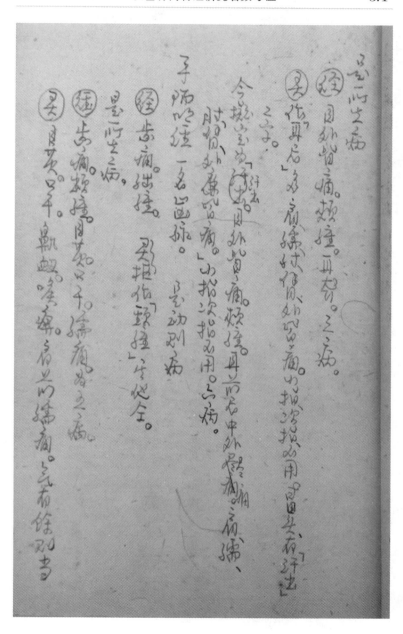

是所生病：

（经）目外眦痛，颊肿，耳聋。三病。

（灵）作"耳后"，多"肩、臑、肘、臂、外皆痛，小指次指不用，冒头"，有"汗出"二字。

今拟定为"汗出，目外眦痛，颊肿，耳前后、中、外尽痛，肩、臑、肘、臂、外廉皆痛"，小指次指不用。六病。

手阳明经（一名齿脉）

是动则病：

（经）齿痛，䪼肿，《灵枢》作"颈肿"，其他同。

是所生病：

（经）齿痛，颐腫，目黄，口干，臑痛。为五病。

（灵）目黄，口干，鼽衄，喉痹，肩前，臑痛，气有余则当①

---

① 与下页重复，与原手稿一致，故保留。

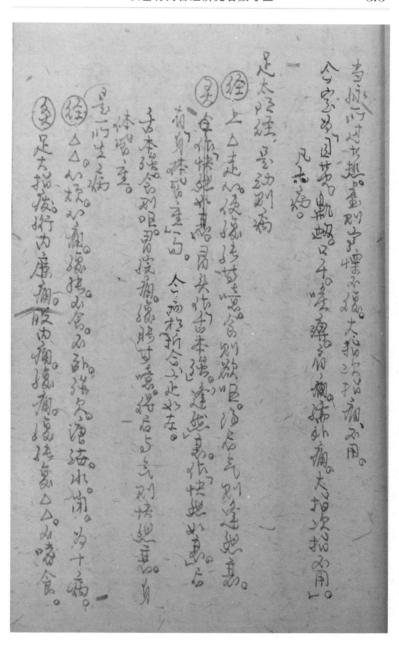

当脉所过者热，虚则寒栗不復，大指次指痛，不用。

今定为"目黄，鼽衄，口干，喉痹，肩臑外痛，大指次指不用"。凡七病。

足太阴经

是动则病：

（经）上■走心，使腹胀，善噫，食则欲呕，得后，气则逢然衰。

（灵）冒头作"舌本强"，"逢然"衰，作"快然如衰"后有"身体皆重"一句，今两相折合，定如下。

舌本强，食则呕，胃脘痛，腹胀善噫，得后与气则快然衰，身体皆重。

是所生病：

（经）■■，心烦、心痛，腹胀，不食，不卧，强欠，溏泄，水，闭。为十病。①

（灸）足大指废，腨内廉痛、股内痛、腹痛、腹胀复■■，不嗜食。

---

① 《校释》本，文"其所产病：■■，心烦，死；心痛与腹胀，死；不能食，不能卧，强吹，三者同则死；溏泻，死；水与闭同，则死，为十病"。

善噫，心■，善疗。

（灵）冒头作"舌本痛，体不能动摇"，"强欠"衍作"强立股膝内肿厥"，腹痛作"黄疸"，"溏"字下有"瘕"字，其他雷同。又《甲乙经》有"寒疟，唇口青"，当从。

今拟为

是所生病者黄疸，寒瘕，唇口青，舌本痛，食不下，烦心，心下急痛，便溏，瘕泄，水肿不能卧，体重不能动摇，强欠，立则股膝内肿厥，足大指不用。

此间唯足少阴与厥阴二脉最为可疑，以二古经条文出入颇大，谨将古经并《灵枢》经线动生原文录出，以明采纳有自。

（经）少阴脉系于内踝外廉穿腨，出肬中央，上穿脊之■廉系于肾夹舌，是动则病喝喝如喘，坐而起则目芒然如无视心如绝，《灸经》乙本作悬，病饥气不足善怒，心惕惕恐人将扑之，不欲食，面

黯然若炷色，欬则有血，此为骨厥。是谓少阴之脉主治其所产病■■■■■■，舌坼，嗌干，上气，噎，嗌中痛，瘅，嗜卧，咳，暗。为十病。少阴之脉灸之则强食，产肉。缓带大杖，被发重履而步，灸希息则病已矣。"希"乙本作"几"。

（灸）足少阴脉出内踝嵝中，上贯膊，入胳出股入腹。循脊内上廉出肝入肱系舌。其病足热膊内痛。腹街脊内廉痛。肝痛，心痛，烦心，咽■■■■舌輅■旦尚■■■数喝，牧（昧）牧嗜卧，以咳，为此诸病者，皆灸足少阴温（脉）。

（灵）起于足小指之下，斜趣足心，出然谷之下，循内踝之后，别入跟中，以上腨内出腘中，内廉贯脊属肾络膀胱，其直者从臂上贯肝膈入肺中，循喉咙夹舌本，其支者从肺出，络心，注胸中。

是动则病饥不欲食，面黑如炭色，咳唾则有血，喝喝然而喘……欲起目䀮䀮如无所见，心如悬，病饥状，气不足，善恐……恶人与火，闻木音则惕然而惊……暴喘咳血，甚则咽肿，疼痛……瘅疟，狂，疟，温淫汗出，头痛……大抵重颇相似。

古之经是动病与其证相扣，头痛、头项痛、腰脊疼痛……基本指同，此处病影相同头有所欲……

和以缺盆……甲甲年田……其抡病损合之经也，将新经在之上，抡脊疼痛、腰痛烦心……敏纳……以行经术入之……

经咽下膈复缺盆……年田……病在之上，将新经在之上……

对以经文与致验比有之。

是动则病，饥不欲食，面黑如炭色，咳唾则有血，喝喝而喘，坐而欲起目眈眈无所见，心如悬若饥状，是为骨厥。

是主肾所生病者，口热舌干咽肿，上气嗌干及痛，烦心心痛，黄疸肠澼脊股内后廉痛，痿厥嗜卧，足下热而痛，缓带大杖量履而步。

古二经是动病，《灸经》缺，《灵枢》乃就《阴阳经》条文加以整顿而已，故其基本相同，所生病《灵枢》冒头有"口热"二字。古经原缺六字，灸经亦似缺■■■■四字，灵枢实摄合二经为一，将灸经之"足热，腨痛，脊内廉痛，烦心心痛，嗜卧，以咳"加以衍译纳入之。《灸经》咽下原缺四字，《灵枢》只加一"肿"字以足之，变古经之"瘅"为"黄疸"，舌圻上加"口热"，嗌下加"及痛"仅免去噎瘖二证。

对此条文可致疑者有三。

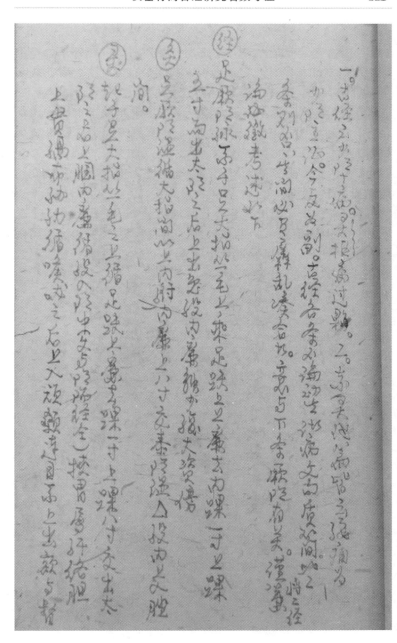

一、古经云，少阴十病《灵枢》病过夥。二、"素""灵"残篇皆云腰痛为少阴主证，今反为副，古经各条，不论动生诸病文句质简，此二条则否，其间必有掺乱凑合者，意与下条厥阴有关。谨将二经兼论证考述如下。

（经）足厥阴脉系于足大指纵毛上，乘足跌上上廉去内踝一寸，上踝五寸，而出太阴之后，上出兔股内廉，触少腹大资傍。

（灸）足厥阴脉循大指间，以上内胻内廉上八寸，交泰阴脉■股内上入脞间。

（灵）起于足大指丛毛之上循足跌上廉，去踝一寸，上踝八寸，交出太阴之后，上腘内廉，循股入阴中（文与《阴阳经》同）挟胃，属肝络胆，上贯膈布胁肋，循喉咙之后上入颃颡，连目系，上出额于督

脉会于颠，其支者从目系下颊里环唇内，其支者复从肝别贯膈上出肺。此■从挟胃至尾，古两经皆无。

　　是动则病：

　　（经）丈夫㿉疝，妇人则少腹肿，腰痛不可以仰，甚则嗌干面疵。

　　（灵）"腰痛"句在前，"丈夫""妇人"句在下。"疵"衍作"面尘脱色"。

　　（灸）缺。

　　是①所生病：

　　（经）热中，癃，溃，扁疝。■■。为五病。

　　（灸）䏚瘦，多溺，嗜饮，足跗肿。

　　（灵）胸满呕逆，飧泄，狐疝，遗溺癃闭。

　　按：所谓经络动病者，乃主干被激动而起之病变。所生病者是本经旁支，零星部位续生之病。考本经从起到止无曾

---

　　①　原文无"是"字。

涉连腰脊，云何一开变动，便"腰痛不可俯仰"耶，《素问·脉解篇》厥阴颓疝，妇人少腹肿，脊痛不可俛仰，钉癃肤胀，甚则嗌干热中，文内具有"脊痛"证，但他篇如厥篇云厥阴之厥，则少腹肿䐜胀，泾溲不利，好卧，屈膝，缩阴肿，胫内热，诊要经终论谓，热中嗌干善溺心烦，甚则舌卷，囊缩而终，热病论亦然。诸多论文皆不及腰痛，而他文则雷同，此何故欤！抑此条之"腰痛不可俯仰"六字，勿乃为少阴条内之脱文之六字耶，或传写之误，移入厥阴条内乎？秦汉医典除《灵素》外，张机之《伤寒论》于时代近之，其六篇提纲，太阳以头项强痛，项背几几；少阳以口苦嗌干，头浑目眩，胸胁苦满，寒热如疟；阳明以大热妄谵；太阴之腹满，呕利，食不下，意皆与经络假通；少阴提纲文约

以脉微细但欲寐，酌其情与嗜卧契矣，篇内桔甘草证口干咽肿，黄连鸡子汤之烦心，承气之急心痛，实通同之，况张机自序云撰用《素问》《九灵》等书。于经络学说不能无关，故其提纲每与经络动生病义暗合，及厥阴篇提纲。以消渴，气上撞心，心中痛热，饥不能食，食则吐，又以热之深浅定厥发，寒之多少定生死。下利脓血，关格吐利，除中烦躁，寻丛及之。今视经络篇次，厥阴篇病，多见于少阴生动病中，若然者，张机汉人，去古未远，将必有所见欤。而究古不如验今，谈理不如求事，证以病情，占之以疗程，当或一应改正云云，文如下。

　　足厥阴经是动则病，丈夫㿉疝，妇人少腹肿，甚则嗌干，心悬如饥状，善恐惕惕如人将扑之，面尘脱色。

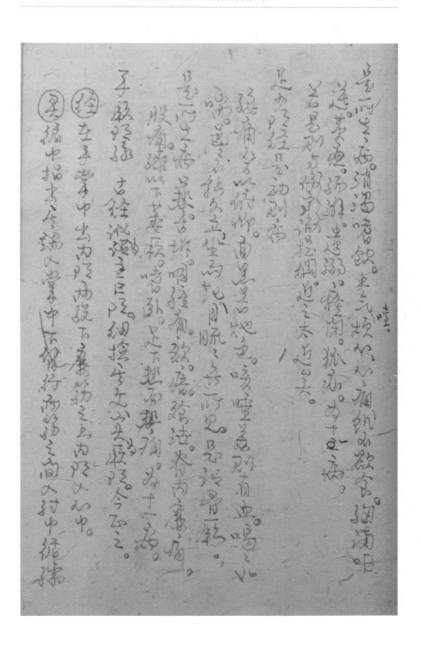

是所生病：消渴嗜饮，上气、噎，烦心，心痛，饥不欲食，胸满，呕逆，黄疸，肠澼，遗溺，癃闭，狐疝。为十一病。

若是则与《伤寒论》提纲，近之太近矣。

足少阴经

是动则病：

腰痛不可以俯仰，面黑若炲色，咳唾则有血，喝喝如喘，邑邑不能久立，坐而起，目肮肮无所见，是为骨厥。

是所生病：口热，舌坼，咽肿痛，咳，瘖，飧泄，脊内廉痛，股痛，膝以下萎厥。嗜卧，足下热而痛。为十一病。

手厥阴脉，古经讹为手巨阴，细捡其文实为厥阴，今正之。

（经）在手掌中，出内阴两股下廉筋之上，内阴入心中。

（灵）循中指，出其端，入掌中，下臂，行两筋之间，入肘中，循臑，9

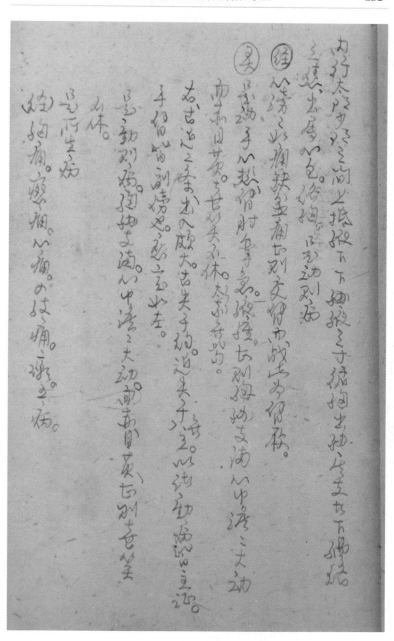

内行太阴少阴之间，上抵液下，下液三寸，循胸出胁，其支者下膈，络三焦，出属心包。络胸。

是动则病：

（经）心滂滂如痛，缺盆痛，甚则交臂①而战，此为臂厥。

（灵）手心热，臂肘挛急，腋肿，甚则胸胁支满，心中澹澹大动，面赤目黄。喜笑不休。《太素》无此句。

右古近二条，出入颇大，古失于约，近失于无主。以诸动病皆主证。手臂皆副旁也。应定如左（下）。

是动则病：

胸胁支满，心中澹澹大动。面赤，目黄，甚则喜笑不休。

是所生病：

（经）胸痛，（扩怨）疼，心疼，四肢②疼，瘕，五病。

---

① "臂"字，《校释》本，作"两手"。
② "肢"字，《校释》本，作"末"。

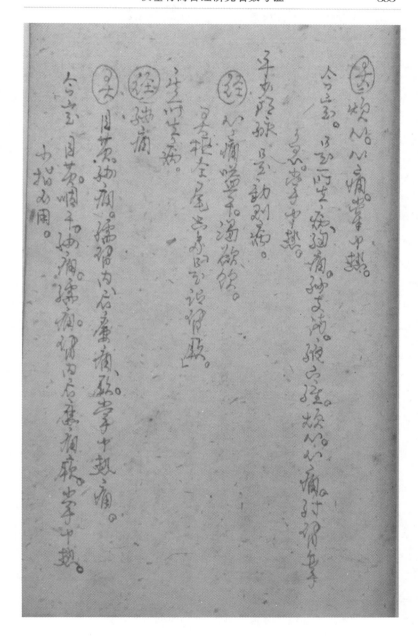

（灵）烦心，心痛，掌中热。

今定是所生病：

胸疼，胁支满，腋下肿，烦心，心痛，肘肩挛急，掌中热。

手少阴脉

是动则病：

（经）心痛嗌干，渴欲饮。

《灵枢》同，尾只多"是谓臂厥"。

其①所生病：

（经）胁痛。

（灵）目黄，胁痛，臑背内，后廉痛，厥，掌中热痛。

今定目黄，咽干，胁痛，臑痛，臂内后廉痛，厥，掌中热，小指不用。

---

① 当为"是"，"其"为误。

手太阴一脉，古经三种，皆于手厥阴相混，只具名题而已。条文实厥阴也，仅《灵枢》存之照录如下。

手太阴经，起于中焦，下络大肠，还循胃口，上膈属肺，从肺系横出腋下，下循臑内，行少阴心主之前，下肘中循臂内，上骨下廉，入寸口上鱼，循鱼际出大指之端，其支者从腕后直出次指内廉，出其端，是动则病肺胀满，膨膨而喘咳，缺盆中痛，甚则叉两手而瞀，此为臂厥。是所生病者，咳嗽，上气，喘喝，烦心，臑臂内前廉痛，掌中热，气盛有余则肩背痛，汗出中风，小便数而欠，虚则肩背痛而寒，少气不足以息，溺色变，卒遗矢无度。案古经经络多志体外之路线，对体内脏腑暗射之途径，则无或仅有，盖古人经络之发明，皆从病痛过程、治疗实践收获而来。

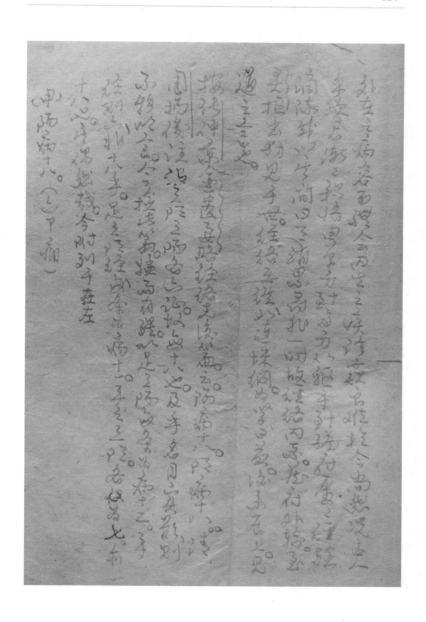

外在之病容易体会，内生之疾诊窥良难，于今尚然，况古人乎！次后渐渐积悟，由单方到多方，从躯干到脏腑，屡屡经验，滴流成川，其间日月消累，寻非一时，故经络内系，脏腑外输。至《灵枢》出，方见于世，经络互维，如连蛛网，为学日益，后来居上，见道之言也。

　　按张仲景《金匮要略·经络先后篇》云："阳病十八，阴病十八。"清代周扬俊注谓："三阴三阳各六证。"故每十八也，及乎名目实数，则不能明言，今检此篇。猛而有醒。以足三阳每条为病十二。手经则六，非十八乎。足三阴经，每条为病十一。手之三阴，各为七，亦十八也。其偶然哉。今附列于下。①

　　（甲）阳病十八。（六个痛）

---

① 　原文为"左"，今依本书改。

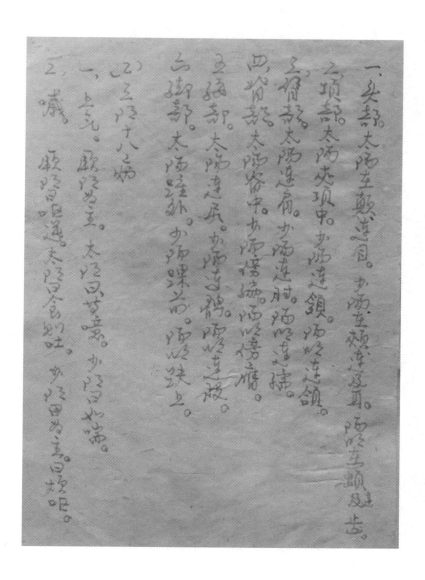

一、头部。太阳在颠若目。少阳至额至巅至夏耳。阳明在巅及齿。

二、项部。太阳夹项中。少阳连领。阳明之上领。

三、肩部。太阳连肩。少阳连肘。阳明之连领。

四、背部。太阳脊中。少阳循胁阳以膀膊。

五、腰部。太阳连尻。少阳乃鹘腰以枝。

六、御部。太阳经抓。少阳踝前。阳以跌上。

（四）三阳十八病。

二、气。颠行为主。太阳目然头。少阳目然痛。

二、藏。颜痛且逆太阳合则吐。少阳目然头顾目。

一、头部：太阳在颠，连目；少阳在颊，连及耳；阳明在颐，连及齿。

二、颈部：太阳夹项中，少阳连颔，阳明连颔。

三、臂部：太阳连肩，少阳连肘，阳明连臑。

四、背部：太阳脊中，少阳傍胁，阳明傍膺。

五、腰部：太阳连尻，少阳连髀，阳明连股。

六、脚部：太阳踵外，少阳踝前，阳明跗上。

（乙）三阴十八病

一、上气：厥阴为主，太阴曰善噫，少阴曰如喘。

二、哕：厥阴曰呕逆，太阴曰食则吐，少阴为主，曰烦呕。

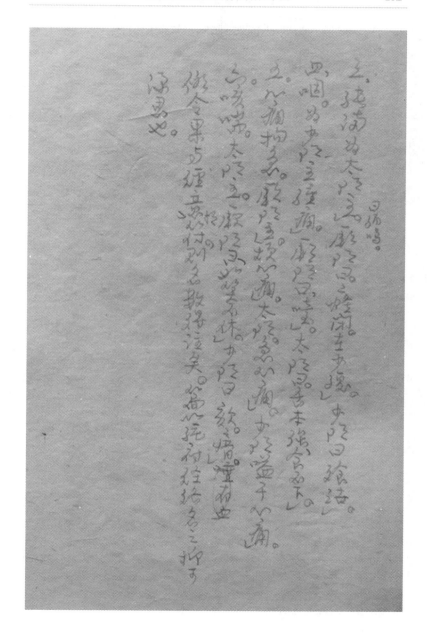

　　三、胀满：为太阴主，曰肠鸣；厥阴曰癃闭在少腹，在少阴曰飧泄。

　　四、咽：为少阴，主肿痛；厥阴曰噎，太阴曰舌本强，食不下。

　　五、心痛拘急，厥阴主烦心痛，太阴急心痛，少阴嗌干、心痛。

　　六、咳喘，太阴主，厥阴曰如笑不休，少阴曰咳喑。假令果与经意相付，则名数得注矣。篇以脏腑经络名之，抑可深思也。

五行五味考

五行无味之说，启源于《书经》之洪范九畴，《周礼》天官云五味节之，抑入于医家矣。兹后诸子皆宗儒家之说以为定式，无或致疑者，一则圣经、圣典，孰敢改动，二者儒重经政，方技屑屑，又谁致意于此也，故传承相袭，千载讹错，撰述者牵强附会，明存而理实失之矣，今将《灵枢》《素问》二书相矛盾处共容一是，使学者心目开朗。

《灵枢·五味篇》第六十三①

五味入口各所走，各有所病，酸走筋，多食令人癃；咸走血，多食令人渴；辛走气，多食令人洞心；甘走肉，多食令人悗心变呕；苦走骨，多食令人呕悗心。

《素问》生气通天篇第三②

---

① 通行版本其篇名为《灵枢·五味论篇第六十三》
② 通行版本其篇名为《素问·生气通天论篇第三》

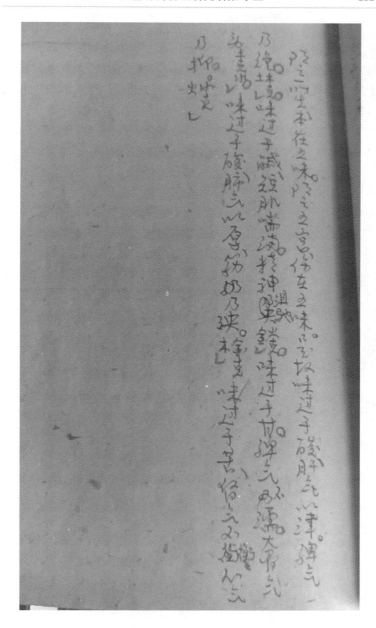

　　阴之所生，本在五味。阴之五宫，伤在五味。是故味过于酸，肝气以津。脾气乃绝木克土；味过于咸，短肌喘满，精神沮弛火克金；味过于甘，脾气不濡，大骨气劳，土克水；味过于酸，肺气以厚，筋乃殃金克木；味过于苦，肾气不衡，心气乃抑水克火。

验方集

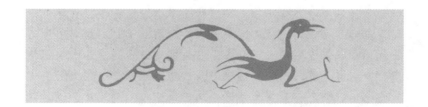

写在前面的话

　　《验方集》是先师多年临床经验方，源于诸家医籍，世家秘传；还有患者因灵验而献给，以及佛、道、儒经籍所收录，更有良朋好友所集献。它具有便、验、捷的特点，集成此册，用之辄效。

　　《经法述义》1992 年整理，1995 年印刷，《验方集》部分，当时由我负责整理，错误较多，今再次出版，重新做了修定。

　　这些方子，现在看起来是简单了些，但在那国民经济危急的六七十年代，响应国家号召，搞合作医疗，土法上马，小方治大病，病人花小钱，甚至不花钱，就解除了痛苦。因为这些验方经济有效，我们将其重新挖掘起来，继续应用于临床，降伏病魔，为人民健康服务。

　　我们国家为了解诀农民吃药难问题，拿出大量资金。因为能报销，有不少人，多住院，多用药，滥用药，而发生过度治疗，这样浪费了多少药物，又浪费了多少国家资金！去年冬天儿童流感，一位住院病人，少说也要花两三千元。我们用麻杏石甘汤加减，少则两三天，多则一星期，最多花上几十块钱治愈。像这样计算，一年全国要省多少钱，儿童少吃多少药。中医的草根、树皮、粪蛋子治好了病，不中毒，不花几个钱，我们何乐而不为？

　　在我们国民经济改革发展大潮中，在习近平主席领导下，中医同志们应该和全国人民一样抖擞精神，重振医坛，积极发展中医，为国家，为人民健康而做贡献。

陈志欣

二零一七年十月十日于序园医养中心

目　　录

中　风

第一方　大泻肝汤（方出《法要》）

头痛、目赤、时多恚怒，胁下支满而痛，痛连少腹，迫急无奈。

枳实熬　白芍　甘草炙，各30克　黄芩　大黄　生姜切，各10克

上六味，以水五升，煮取二升，温分再服。

血压高者，服后舒张压可降20毫米汞柱。继服《金匮》风引汤加减，以巩固疗效。余临床已验。

第二方　小蓟散（方出《上海中草药》杂志）

小蓟500克，为末，每服10克，日三次。

第三方　治高血压

夏枯草15克　生白芍10克　生杜仲15克　生黄芩6克

先煎前三味，用水三茶盅，煎至30分钟，再入黄芩煎5分钟即成。每日早晚各一次。

此方前三味《陕西中草药》载各五钱，约15克。治高血压，余试用临床，每多效验。

第四方　治高血压（方出内蒙古《中草药新医疗法资料选编》）

白矾30克水调和，再用绿豆粉芡调和为丸，每服四五丸，其势冷如冰雪。

余曾用一小方，绿豆、白矾同煎喝水，其水碧如翠玉，暑日青晶饭即此义耳。

第五方　治高血压

醋30克，煮沸加入鸡蛋清一枚，一次服。

此方系《伤寒论》苦酒汤变局活用。

第六方　治高血压

白丁香七枚　苦丁香七枚

共焙为面，茵陈少许，煎汤送服。

余一九六八年元旦，回故里拜岁，邻人孙姓一老丈，患高血压，忽鼻衄出血，百方不止，有其一亲戚曰：我家秘有一单方可愈，即为办之。果立愈，衄止、血压正常，乃此方也。

诸家皆云此二味可治疸，而无以此治紧急之症者。

第七方　治高血压

凤仙花不拘分量，打烂酒服。

第八方　火龙丹

火硝、雄黄各等分

研为极细末，每用少许，点眦内。

此方并治诸心腹痛，及腰腹痛。

第九方　治高血压

茺蔚子微炒，30 克　　草决明 15 克　　王不留 15 克　　生地黄膏 15 克

共为丸，重 10 克，每服一丸，日三次。

余验此方，凡内风上逆，头痛目眩，血压增高者，服之有效。

第十方　治卒中风

脑溢血针挑拨法，发病四小时内，足心必有瘀血，呈紫黑色，挑破即好。过四小时即不见矣，应急做此处理后，无碍徐徐图治。

第十一方　治手足不遂方

草乌头　木鳖子仁研　白胶香　五灵脂各100 克　当归 30 克　斑蝥去翅足，醋煮熟，15 克

上药共为细末，米糊为丸，如鸡头实大，每服一丸，酒磨下，用四五丸必效。

第十二方　治中风半身不遂

生黄芪 60～150 克　干木耳 10 克　川断 15 克　全蝎 10 克　地龙 5 克　川芎 5 克　云母 12 克　杏仁打如泥，12 克

水煎服。

面赤光泽，脉滑数而劲弦者，云母换石决明 20 ~ 24 克；脉沉迟微弱者，将全蝎、木耳改为 15 克；甚者加升麻 10 克，附子 10 克；手臂重加桂枝、桑枝各 15 克；腰足重加木瓜、防己、牛膝各 10 克；患处知觉痹痛者，加海桐皮、防己各 10 克；言语不清者加天虫 3 ~ 10 克，土元 1 ~ 3 个，菖蒲 10 克；颜面手足动颤者，加钩藤 10 ~ 15 克；痉挛者，再加蜈蚣 1 ~ 3 条；口角歪斜，加升麻 10 克、牛膝、蝉蜕各 3 克；初起加灵仙 1.5 ~ 3 克，防己 3 克，血竭花 3 克；发热者，加桑叶 10 ~ 15 克；失治日久，患肢废者当加全蝎为 15 克，壁虎 1 ~ 3 只（焙黄）。

第十三方　治口眼歪斜

全虫酒洗焙为末，20 克　　天虫20 克　　白附子20 克

共为细末，早晚各 3 克，黄酒调服。至三日后，每次加1.5 克。

第十四方　治中风

硫磺6 克　　火硝6 克　　头发炭6 克　　麝香0.6 克

共为细末，生姜汁为丸，每服 3 克，白水或茶水送下。

日本人有用此方加味，治脑血栓者，余试之，果效如桴鼓。良性肿瘤亦可用之，不妨一试。

第十五方　退风祛痰丸，治诸疯癫痫

防风　　天麻　　天虫炒　　白附子面煨，各30 克　　全虫炒　　木香各15 克　　牙皂炒，30 克　　南星90 克，以矾水皂角水者各一半浸一宿　　法半夏80 克　　枯矾15 克

上为细末，姜汁打糊为丸，如桐子大，朱砂为衣，每服七八十丸。食远临卧以淡姜汁送下，或薄荷汤送下。血虚者，加人参、当归；胃虚者，加白术；有火者加黄芩、黄连各 30 克。

此方可治各种风证、中风、言语不利，痰涎壅盛，破伤风，喑风。

伤　寒

第一方　点眼治伤寒方

甘草二份　冰片四份

共为细末，男左女右，点两眼角。

第二方　治伤寒胸胀停食方

沉香糟 180 克　生姜 120 克　水菖蒲 120 克　盐 60 克

上药炒热捣为饼，敷胸上，以火熨之，内响即可。如渴即喝茶水，得大小便利，下恶物即愈。

第三方　治无名高热

疥蛤蟆苦胆三个，取汁，凉开水送下，每日一次，小儿减半。

瘟　疫

第一方　治瘟五虎汤（方出《医学指南》）

治在表，汗出而喘。

麻黄 10 克　杏仁 10 克　石膏 10 克　甘草 3 克　细罗茶一撮

有痰和二陈汤，喘和姜葱汤加桑皮。

第二方　预防时疫方

莱菔子 10 克　桔梗 6 克　薄荷 1.5 克　青黛 1.5 克　土贝 10 克　戎盐 1 克

上为细末，分三次，一日服完，连服三日。

第三方　防治时令病

天浆壳 30 克（罗麻果壳也，俗作天浆）　紫苏梗 30 克　公英 15 克　桑叶 15 克

水煎服。

第四方　治外感贴方

白芥子面 10 克　鸡子清二枚

调和敷足心可退热。

杨起《简便单方》治感寒无汗，水调芥子末填脐内，汗出则愈，亦取芥子辛窜之气以散热。

第五方 治腮腺炎

葱汁调大黄末，外用极效。

黄 疸

第一方 治黄疸

黑矾120克 核桃仁生用，七个 猪板油120克 大枣去核、皮，八个 生小麦粉适量

上药共砸为丸，每丸重12克，一次一丸，一日三次。

第二方 治急性黄疸型肝炎

土木贼30克，水煎服。

第三方 治黄疸

茵陈 节节草各10克 生白矾一块，为末

上前二味，水煎，冲服矾末。

第四方 急黄

白丁香3克为末，白水送服。

臌 症

第一方 推车丸（方见《济急方》，治黄肿水肿方）

明矾60克 青矾30克 白面半斤

上药同炒令赤，以醋煮糊为丸，枣汤下30克。

此方乃《金匮》矾石散变来。

第二方 回生丸

治气臌方。

黑矾6克 甲珠6克 甘草6克

共为细末，麦糊为丸，每服5克，黄酒送下，日二次。若

慢性而虚者，加黑大豆或赤小豆，麦糊改为枣泥为丸亦可。

第三方　治慢性肝炎

芝麻_炒　桃仁_{蜜炙，各1斤}

共捣泥，蜜和为丸，每服 10 克，日二至三次。

此方以芝麻为肝之谷，而桃仁调血除瘀，加蜜以缓其肝急，诚为二取妙方也，不得谓其简而小视之。

第四方　治急性肝炎

青蒿 10 克　石韦 6 克　木香 3 克　滑石 6 克　木通 6 克　苡米 6 克　丹皮 6 克

水煎服。食不消者加乌梅或木瓜，虚者亦可与理中汤合用。

第五方　治水臌

白茫全草 30 克

水煎服。或干粉 6 克和白糖冲服，每日二次。

方出《中药资料选编》，治肝硬化腹水有效。

第六方　治急慢性肝炎

黑矾 20 克　甲珠 10 克

曲糖酥用水和好，将上二味药为末，用白面剂包裹，煨成焦炭，研面，每次 1 克，日二次。

此方比回生丸稍有区别，但治法相同，制同药异，特此重录之。

第七方　治臌症外贴方

豆豉　姜皮　韭菜根　葱根　砂糖_{各等分}。

共捣烂和温曲酒拌捣成膏，敷腹上。

第八方　治胀五虎汤

核桃_{去皮，15 克}　川芎 15 克　苏叶 15 克　茶叶 15 克　老姜 15 克

上方加砂糖少许，水煎服。

第九方　治水臌

西瓜一个，切开，大蒜红皮三至五头，十岁内用二头，去

皮分瓣，逐一插入西瓜内，并加入糖水，再把西瓜合住，二十四小时后瓜汤蒜共食之。

第十方　治水臌

鸡矢白炒焦，3 克

水和黄酒各半，煎沸，去渣服。

第十一方　治水臌

独头蒜，一岁一头去皮，最多不过二十头，好糯米酒七份，黄酒三份，以浸过蒜为度，蒸熟，若是夏日露一夜，再温服。冬月乘热，连酒服完，不忌盐。

第十二方　食疗法治肝炎

羊肉炖冬瓜吃，不拘量任其食。

第十三方　臌症分类法

食盐 120 克炒热绢包，放脐上。水腹，盐化为水；食膨，盐变红色；血臌，盐变紫色；气臌，盐变黑色；气虚中满，盐不变色。

第十四方　治肝腹水法

猪脂油一斤　血余炭一团　甘遂 3 克　大戟 3 克　半夏 3 克
麝香 0.3 克

为面、调和，每服一匕，日三次。

第十五方　治水肿（方出《肘后方》）

葶苈子 10 克　椒目 90 克　茯苓 90 克　吴茱萸 60 克

捣末，蜜和丸，梧子大，每服十丸，日三服。

经云"三阴结、结为水"，注云："三阴，肺与脾也。"此方甚合经旨。

第十六方　治水肿方

葶苈子炒　吴茱萸各等分

上药捣末，蜜丸如梧子大，饭前服二丸，以小便利及得下为候。若得下者，可清旦一服，若不下者，日可再服。

第十七方　治水肿（方出《经心录》）

葶苈子 30 克　甘遂炒，30 克　吴茱萸 120 克上三味，共捣末，炼蜜为丸，梧桐子大，每服三至五丸。

《经心录》云，此方服三丸，日三次。余依上方加蝼蛄十枚，蟋蟀七个，如量服之。

第十八方　地狗子汤治水肿

地狗子[①]七个，焙，为面　鸡子七个　黄酒半斤

上三味，共和搅匀，于砂锅内文火煎沸，再加上白水，于上午顿服，服后汗出，连用三日。

第十九方　治腹胀胸膈烦闷方

五灵脂　青皮　陈皮　硫黄　芒硝各等分

先化硝黄于锅内，凝结成珠，取出研碎，再将前三味药共为面，糊为丸如绿豆大，每服20丸，米汤饮下。

咳　喘

第一方　治哮吼方

豆豉去皮晒干，30克　枯矾10克　白芷3克

上药为末，水和为丸，如绿豆大，成人每次五七粒，发作时服下，四小时后，不效再服。

又方　麦芽糖一斤，浸入高粱酒一斤内，待化，冬至日起，每日随量饮之，不可断，不可醉，九[②]尽乃止。瘥后，每年入九饮之。

又方　香油半斤　麦芽糖半斤　桃仁四两，为末

共放锅内隔水炖，待熟，每次一匙，开水冲服，早晚各一次，立效。

又方　治哮喘

米壳8克　阿胶3克　麻黄3克　石膏6克　杏仁6克　甘草3克

---

① 方言，学名蛴螬，具有破瘀、散结、止痛、解毒之功。

② 指数九，从冬至日逢壬日即进入数九。

水煎服。

第二方　治气管炎

蝼蛄一枚

装入鸡子内，糊口烧熟，每日一个，连吃三十个。此方是利水方，借治此病，亦是类治之巧也。

第三方　治咳嗽吐痰

生花生仁60克

煎汤服之甚效。

第四方　治寒证之喘嗽

饴糖不拘量　干姜炮，50克　豆豉炒，60克　杏仁50枚

先煎杏仁、豆豉作汤，去渣，后入饴糖、炮姜末，溶如稀粥状，分二次服。

第五方　治冷哮

老南瓜一个，去子　大麦糖500克

将大麦糖放瓜内，冬至日，于锅内蒸一个时辰，早晨取之调羹，以滚水冲服，重者二次即愈。

第六方　治痰鸣老病丹（方出河北省《中医验方汇编》）

槟榔30克　炮姜30克　川贝20克　胡椒20粒　斑蝥20个

上五味，共为细末，加白糖一斤，陈久绿豆秧子，烧存性半斤。将糖及各药末调匀，放入砂罐内，药上插许多孔盖住，将砂罐置一大锅内，添水半浸之，稳火上炖，将罐内药炖透，药结成块，取出凉干为面。每服 3～10 克，白水送下，日三次。忌生冷，厚腻，不易消化食品，绿豆、猪肉、生蒜、风冷。

张家口市大河套街王清和大夫介绍，其祖传秘方，即一味绿豆秧加蜜调服。其方系磁县山底子村许鸿行自山西得来，传予田振华，遗给田成庆，载于《中医验方汇编》，对咳痰者有效，四时发作单喘无痰或干咳者不效。

第七方　治寒痰咳嗽

烧酒120克　猪脂120克　蜜120克　香油120克　茶末120克

上药同浸酒内煮成一处，每日随意挑食以茶下之取效。

第八方　治喘方

乌药　党参　枳实　沉香　麻黄　杏仁　甘草　石膏　当归　木香　香附　神曲　生地　杜仲各12克

上药水煎，分二次服。

此方系南宫县西柳张家庄，一僧人所存秘方，方为四磨饮，麻杏甘石汤和抑气散，又加生地、杜仲。能抑气直达肾宫，方意颇为周到，上实下虚，用之当如神也。

肺　痨

第一方　治空洞型肺结核

桔梗90克　牡蛎煅，童便淬，300克　川贝90克　白及90克甘草炒，90克　红升丹8克

上药，共为细末，每服10克，日三次，忌烟酒。

第二方　治肺痨蜜蛤丸

蛤蚧一对，于黄酒120毫升中，浸透，阴阳瓦焙干为末　川贝母60克，研细　黄蜡60克　蜂蜜60克

将蜜、蜡化开和蛤蚧、贝母面为丸，如绿豆粒大，每服10克，每日一至三次。

第三方　治肺痨

百合　白及　白芷　白蔹各60克　猪肺一个

上五味，用水炖烂，吃肺喝汤，与饭隔一小时许，分三天吃完，每日三次。

第四方　治肺痈

白石榴花七枚　夏枯草10克

水煎服。

心腹痛

第一方　治心痛

良姜　栀子　郁金各等分

水煎，服药末均可。

第二方　治虫积心痛欲死（方出《良朋汇集》）

急揣葱白五茎强吃之，随用麻油四两送服，少顷便瘥，虫积待时泻下矣。

此方出萨氏《瑞竹堂方》，此书已佚。清代编修《四库全书》时从《永乐大典》中辑佚抄录集成五卷，然十脱五六，此方不见，余屡试辄验。

第三方　治胃病，丹参饮（方出《医学金针》）

治心腹诸痛，属半实半虚者，胃中气血滞痛甚妙。

丹参30克　砂仁5克　檀香5克

水煎服。

第四方　治胃痛方

好茶四两　糖四两

二味同炒，去茶叶不用，但留其水，放一瓷罐内，密封，待六七日除盖，视其水上生一酶皮如钱厚，其下之水为老黄酒样，用其水温服之。

第五方　治腹痛（方出《河北验方集》）

广木香120克　灵脂120克　柴胡120克　甘草90克

上药共为细末，每料450克加苏打面450克，每服8克，日三服。

余治胃溃疡及慢性胃炎颇效。

第六方　治腹痛

杏仁七个，不去皮尖　枣一个　胡椒七粒

上药捣烂，一口热醋吞下，病即好，不管寒热与食积均可用之。

第七方　治腹痛

白芷　苍耳子　辛夷　薄荷各10克

水煎服。先与瓜蒂散吹鼻中，接服上方。

《金匮》云："湿家病，身痛发热，面黄而喘，头痛鼻塞而烦，其脉大，自能饮食，腹中和无病。"上方所治乃湿家腹痛，加大黄更妙。

小儿诸方

第一方　治小儿寸白虫方

棉油罐上绳，烧成灰，服一条即好。

第二方　治小儿寸白虫方

醋一斤，每吃饭时呷醋一口，服完即愈。

第三方　治小儿大肚子痞

葱七棵　蜜21克　栀子七个　芒硝21克　桃仁七个　鸡子清一个　白面少许

上药共捣为膏，傍晚贴脐，天明掀去，腹皮发青色即效也。

第四方　治小儿天哮（方出《玉历至宝钞》）

麦苗一把　核桃仁一个，烧熟，捣如泥

上两味，煎汤顿服即愈。

老友李春蔚曾向余推荐此方，彼甚珍视之。

第五方　治小儿诸痞积

蛇蜕一条　蝉蜕二个　蜈蚣一条　甲珠一斤　屎壳郎一个，公者佳

上五味，俱微炒，共为面，不炒亦可，和白面四两，烙为饼干，每日午后用白水送下。五岁以下儿童分五次服。

第六方　治遗尿

菟丝子苗，煮鸡蛋食之。

第七方　治小儿疳积

巴豆一个　甜瓜子仁七个　银珠3克

共捣烂成饼，贴于小儿印堂穴，轻者半小时，重者一小时揭下。

第八方　治小儿秋日腹泻不止

巴豆一粒　木鳖子一个，去皮　母丁香三粒

共捣烂贴脐上，一时立愈。

第九方　治蛔虫

生丝瓜子去壳，嚼仁，空腹用水冲下四十至五十粒。儿童用一二十粒，每日一次，连用三天。

第十方　治急惊积气

附子炮　南木香　天虫炒　白花蛇酒浸去皮骨　橘红　天麻　麻黄各15克　全虫30克　姜南星30克　朱砂8克，另研极细末

上前九味，共为细末，研入脑麝少许，蜜丸如龙眼大，朱砂为衣，每服一丸。治狂厥者，加铁粉、附子。

此证为心受风邪，发则牙关紧急，痰涎昏塞，醒则精神若失。

破伤风

第一方　破伤风方（家传秘方）

防风　荆芥　丹皮　陈皮　甘草各10克

清水煎服，加天虫更好。

第二方　破伤风方（方出《海上方》）

羊矢七枚　杏仁七枚

上药俱炒焦为炭，共为细末，黄酒调服。此为一次量，日可服数次。

第三方　破伤风传入里方

左盘龙①　鱼鳔　天虫各炒，1.5克　雄黄3克

上药为末，蒸饼为丸，如梧桐子大，每服十五丸，温

---

① 即白鸽屎

酒下。

第四方　破伤风方

线麻 10 克，焙　　血余 焙为炭，10 克　　山羊粪 焙，七粒　　棉花籽 炒，一岁一粒

将上四味，放木板上，以面杖擀之，但令向前，勿令后退，共为细末，白水送下，顿服，覆被令汗出。

第五方　破伤风方

公鸡屎白 10 克，焙干

上药研末，烧酒冲服。

治破伤风当辨证论治，病机云：破伤风者同伤寒证治，通于表里，分别阴阳，有在表，有在里，有在半表半里者，在里宜下，在表里之间宜和解，不可过其治也。故表脉浮而无力者，太阳也。脉长而无力者，阳明也。脉浮而弦小者，少阳也。若明此三法，而施治，不中病者妙也。

诸　淋

第一方　治淋方

绿豆芽 一把　　红糖 一撮

水煎服。

余邻居有老妪，患淋不尽，照上方一服即愈。

第二方　治风火淋证

川芎 3 克　　大黄 3 克　　鸡子 一个

将鸡蛋打开去黄，川芎、大黄为末装入鸡蛋内和成糊，湿纸封口，炭火上炙熟，去壳研面，每日早晚各服一次，每服一个鸡蛋，黄酒或开水送下。

第三方　治淋立效方

大蜈蚣 一条　　全虫 去足，一个　　地龙皮 二个　　川军 10 克　　泽泻 3 克

上药共为细末，黄酒 120 克，为引，温热水送下。病重者

顿服，轻者分二三服，每隔一时则可。

第四方　治久淋，数年不愈者

大黄 20 克　胡椒 15 克　猪脊髓一条

将前两味药为末，猪脊髓为丸，如黄豆粒大，分十五包，每日早晨空腹服一包，开水送下。三五年者，服二料即愈；一年者，服一料即愈。

第五方　癃闭推拿法

先将水分、石门、建里、气海四穴，以手往下荡之，水分与石门同时做。次带脉，以弓形手着中点，以建里上下，推下三遍，再次将左章门点住，右转下旋二十下，又再上旋三十下，次又将气海捋三遍，即以右手掏病者左梁门，左手叉在病者胁下九十肋之间，先揪后抖三下，即溺下矣。

治咳嗽而口干渴者，亦用此法稍上些，用抖法，病者觉舌下发凉气即好。

此方为威县西街孙其昌先生方。孙氏推拿癃闭失眠，堪称一绝，曾名噪一时。

消　渴

第一方　治消渴

海藻 120 克　鸡冠花 2 朵　猪肉 120 克

上三味，同煮熟，去鸡冠花，将肉与藻食之，即好。此方加蚕蛹则更效。

第二方　降雪丹

黄芩　铅丹　防己　花粉各等分

上药共为细末，每服 6 克，临卧温水下，连三服。

第三方　大补肺汤（方出《法要》）

麦门冬　五味子　旋覆花各 30 克　细辛　地黄　竹叶　甘草各 10 克。

上七味，以水 2000 毫升，煮取 800 毫升，温分四服，日三夜一服。

第四方　治渴疾，饮水不止神效方

白浮石　蛤粉　蝉蜕去头足，各等分

共为细末，鲫鱼胆七个调服 9 克，不拘时候，神效。

痔　疮

第一方　治痔漏秘方

水胶若干，以烧酒化之，候稍冷，加入片脑少许，做成锭子。外漏以烧酒化开抹之，内痔以锭子纳入即可。

第二方　治痔漏药袋法

儿茶 10 克　冰片 3 克

共为细末，布包放入肛门处坐之，一晌即可。

第三方　治痔漏下血不止

紫皮蒜 10 头，水煎熏洗，一日两次，可连洗数日。

疝　气

第一方　治疝气方

胡椒 30 克，研细末　绿豆 240 克　黑糖 30 克

先将绿豆煮开花，再将黑糖入绿豆汤内化开，冲服胡椒面，周身大汗出则愈。

第二方　治超跃举重，卒得阴㿉方（方出《肘后》）

白术 30 克　地肤子 60 克　桂心 10 克

上三味，捣细末，以饮服 3 克，日三次。

第三方　治小肠癫疝方（方出《肘后》治超跃举重卒得阴㿉方）

丹皮 60 克　防风 60 克

上二味，研细末，每服 6 克，日三次。

第四方

乌药 30 克　升麻 24 克

上二味，以水二盅，煎至一盅，露一宿，空心服。

此方出《孙天仁集验方》，乃一升一降之妙，故有效也。

疔　疮

第一方　治疔疮恶毒方（方出《济急仙方》）

生蜜与隔年葱捣膏，先刺破患处，涂之，如人行五里许，则疔出。再以热醋汤洗去。

上方加白矾、杏仁二味，治症同上。（见《圣济总录》）

第二方　治一切恶疮方

雄黄　明矾　黄丹　滑石　麻黄各等分

上药，共研细末，贮瓶备用，用时外敷。

余 1981 年 6 月梦一人授此方，醒后急记之，此乃外科二味拔毒散加味。雄黄乃硫化砷，单用可杀诸毒，有破坚蚀顽之功；白矾制砷毒，矾能祛浊存新，观其入水澄清之力可知；滑石利窍开郁，黄丹消炎除肿，更加麻黄在内，开通气道，顺达周身，大建不可思议之功。古人云：静思可通鬼神，勿谓梦中懵懂也。

第三方　黄华酒方

乌蛇净肉 30 克　木香　人参　川乌　川芎　白芷　花粉　麻黄　防风　天麻　朱砂　当归　银花各 10 克　白蒺藜　天虫　白鲜皮　连翘　苍术　荆芥　独活　羌活各 6 克　沉香 3 克　皂刺　萆薢各 15 克　两头尖 3 克　麝香 0.6 克　核桃肉　小红枣各 120 克　黄酒 15 斤　烧酒 5 斤

将酒、药共盛入坛中，悬坛煮三炷香，取出置泥坑中过七日，方可取服。每服一小盅，日二三次。不觉渐增，苍耳膏和服一匕更妙。

第四方　治脱骨疽方

麻黄　儿茶　桂枝　乳香　没药　追地风各15克　陈皮
白芷　阿胶　防风　赤芍　当归　川芎　木通各10克　升麻
甘草　葛根各6克　桔梗5克

上药水煎服。若破溃有口，上红升丹，贴恶指膏。

此方系前花町高振兴治脱骨疽效方，余意加象牙屑、血竭
更妙。

第五方　立马回毒丹

柳枝炭加黑糖少许，水调抹，少时立回。

此方亦为高振兴大夫之方，治诸疮走毒。

第六方　治发背内痈

瓜蒌一枚　乳香　没药各3克　甘草10克

用陈酒九盏煎服，临服嚼没药一块，饮此酒甚妙。

第七方　太乙膏

治痈疽溃烂。

元参　白芷　当归　肉桂　赤芍　大黄　生地各30克

上药用麻油一斤，浸之。春五日，夏三日，秋三日，冬十
日。共纳钢锅内煮至药黑去渣，入黄丹十二两熬至滴水成珠为
度。又《外科正宗》加木鳖子15克，乳香、没药各6克，轻
粉5克，血余一团。如外贴，临用加阿魏，研面加入。

第八方　云母膏

云母120克　白芷　没药　乳香　赤芍　当归　桂枝　川
椒　菖蒲　血竭　黄芪　白及　盐花　川芎　木香　龙胆草
白蔹　防风　黄柏　桔梗　柴胡　松香　人参　苍术　黄芩
附子　茯苓　良姜　合欢皮　麝香各15克　硝石　甘草各120克
桑白皮　槐枝　柳枝　柏叶　陈皮　水银各60克　香油1200克
黄丹600克。

油炸诸药，待枯去滓，其中乳、没、云母、硝、麝、盐研
细面，另下入膏中，水银待研成细面弹药膏上。

此方颇大，然其用药尚好。

第九方　五毒丹

草乌_{姜炒}　闹羊花子_{酒炒}　雄黄　血竭　甲珠_{各30克}

上药别研为丸，如芥子大，酒下0.1克，不可多服。

此方并治跌仆风痹及肿毒。

第十方　治反花疮

鲫鱼_{一个，去脬}　吉祥子_{不拘量}

将吉祥子填满鱼肚子烧存性，研末备用，用时外敷。

第十一方　治足内翻

杜仲炭　榆皮面_{各等分}

上药共研末，每服6克，开水冲服，月余见效。

第十二方　金字七子膏

治一切痈疽。

马钱子　江子　苏子　芥子　蛇床子　葶苈子　蓖麻子
乳香　没药　故纸　桃仁　杏仁_{各等分}

以香油或棉油，以次将上药炸焦去药留油，入樟丹为膏。
用桐油炸药亦可。

第十三方　三圣膏

生石灰_{250克}

上一味为细末，瓦器中炒令淡红色，待热稍减，下大黄末
30克微炒，候温，下桂枝末15克略炒，入陈米醋熬搅成黑
膏，厚摊患处，其痛自减，块渐消矣，治积块作痛效。

第十四方　治跌打损伤骨折疼痛

麻黄_{30克，烧存性}　头发灰_{30克}　乳香_{30克，去油}

上药共为细末，每服10克，温酒调下。

第十五方　治跌打损伤骨折疼痛

嫩丝瓜去蒂，切作二分许薄片，以绳穿晒干。再把丝瓜放
铁锅内炒半焦，取出立刻压灭明火，研为细末。每服3克至
10克，用五加皮酒调和服之，后多饮黄酒。

此药，凡身上肌肉、关节、骨骼一切痛，均可治愈。

第十六方　治疗疮

白芷 10 克　丁香 10 克

水煎服，日一服。

第十七方　内补散

治痈疽发背已溃，能排脓生肌。

当归　桂心　人参各 30 克　川芎　川朴炙　桔梗　甘草炒
防风　白芷各 10 克

上九味，杵为散，酒服 3 克，日三夜一服。

第十八方　麝香大蒜膏

治胁下积聚痞块。

麝香 0.5 克　蜈蚣二条，炙　银珠 3 克　阿魏 12 克　独头蒜七个
黑西瓜子仁七个

将上药共捣如泥，为丸，黄丹为衣，摊布上，贴于尻髂上
处，约 30 分钟左右，揭去。二十日后再贴第二次，不可连用。
贴约 20 分钟，口鼻闻有蒜味，即将药膏揭去，贴处起泡，用
针挑破。忌猪肉、荞麦、榆皮面、寒气侵袭。可治胁下积聚痞
块、肚腹胀硬、腹见青筋、寒热往来、四肢无力、形体消瘦、
牙龈出血、头发干枯者。

第十九方　治阴疽活命丹

麝香 3 克　火硝 10 克　白矾 10 克　黄丹 10 克　胡椒 30 克

共为细末，炼蜜和为两丸。病在中，置药丸于患者手心，
男左女右；病在腰以下，置脚心，仍男左女右。孕妇忌用。此
丹通治阴疽、阴疮、瘰疬、乳癌、恶核。用此一丸，放手心紧
握住，用布包束，勿令移动。待六个时辰，将药丸埋入土中，
再换一丸。日夜不能断。轻者一二丸，立见功效。忌食鸡、
鹅、鱼、虾，愈后不忌，唯应断房事半年。

第二十方　治瘰疬多年不愈者

猫儿眼草 60 克　鸡子一枚

锅内煮熟，待鸡子皮作茶色时，去皮食之，无不愈。

余用此方极效。

第二十一方　治瘰疬方四首

1. 白头翁 120 克

研成细末与鸡子清和为丸，如花生米大。再将另一鸡蛋壳打一小孔，把药丸放进 1～2 粒，火上烧熟，连鸡子一并吃下。次日如患处红肿，则不是鼠疮，可停服。如不红肿，即连续服之，必愈。

2. 白头翁 120 克　水煎分二次，早晚各一服。

3. 风化石灰 60 克　盐 30 克

上二味，共为细末，将药一匙置盆中，再入好高粱酒浸过药，以新笔蘸刷核上，日涂数次。如已破者，刷时离口远些。

4. 豆腐泔水，细熬浓，刷布上贴之，任其自落。

第二十二方　治腹中痞块

皮硝 30 克　大蒜一瓣　大黄末，3 克

共捣为末，贴患处。

诸出血证

第一方　治一切出血

蚕丝或蚕茧烧存性，水冲服，每次 10 克，日三次。

第二方　治大便出血

甘草 500 克　大盐 120 克

先把盐放入水中化开，再入甘草慢火煎之，令水尽去，甘草即成糊状，再捻作丸子，如桐子大，早晚各服 30 丸，无不见效。

第三方　治肺咳血

七星蜘蛛网，吞下七枚，有极效。

第四方　治一切内脏大出血

用大蒜，每岁一瓣计算，加等重量白糖，煮熟一次服下，可连服数次。

此方为佛门印光、正果二位大师所传。

第五方　治大便下血

丝瓜蔓煅存性为炭，研细末。大人每服 1.5 克，小儿减半，热黄酒送下，每夜一次。

风痹串痛

第一方　治关节痛

丹皮 10 克

酒煎，日一服。

第二方　治中伤局部作痛

甲珠 3 克　　白薇 12 克　　泽兰 12 克

上三味，水煎，日一服。

第三方　治肩背痛

薏苡仁 30 克　　附子 6 克

上二味，水煎，日一服。

第四方　治气串痛

金毛狗脊 1000 克　　贯众 1000 克

上二味，瓦上煅存性，为末。清旦酒下 10 克，或用米汤下。久患此者，服至数斤始愈，永戒食鸭。

第五方　沉麝丸

治一切气痛。

没药　　辰砂　　血竭各 30 克　　木香 15 克　　麝香 3 克　　甘草不拘量

前五味药为末，将甘草以银瓷器熬成膏，和为丸，如皂荚子大，姜盐汤送下。血气痛者，以醋汤嚼下。

此方出《苏沈良方》，治一切气痛不可忍者，甚灵。南方某城市一家药店，专卖此药。尤治妇人血气病，痛不可忍者，只一丸即效。此药虽佳，然价昂，不宜贫人使用。余撰一方代之甚好：水菖蒲、桔梗、木香、没药、元胡各等分，共为细末。甘草熬膏为丸，如指头大，服如上法。

第六方　治历节风

牵牛子炒，再轧面

上末，每服 6 克，如泄下，即减量，继续服。

第七方　治腿痛

丝瓜根熔焦存性，研末

上末，每服 6 克，水酒各半冲服。

第八方　川乌丸（方出《临证指南》）

治痹症关节肿痛。

生川乌三个　全虫二十一个　黑豆 6 克　麝香 0.2 克　地龙 45 克

共为细末，糯米糊为丸，如绿豆大。每服七至九丸，卧时空腹温酒送下。连用三天后，停药一至二天，微汗出为妙。

第九方　治风湿腰痛

白术 30 克　薏苡仁 60 克

水煎，日一服。

第十方　甜瓜子丸

治风湿关节痛。

木瓜 45 克　威灵仙 45 克　甜瓜子 60 克，炒黄　乌蛇 15 克

上药共为细末，酒打面糊为丸，如梧子大。每服 30 丸，酒送下，日三次。

第十一方　治关节炎

川乌头微炒　二丑各等分

上二味，共为细末，水泛为丸，如绿豆大。每服 1.5 克，日二至三次。不知，可渐加至 3 克，以患部微麻为度，若有头晕等反应，食绿豆面一撮即止。

此方系密友王春堂经验方。

第十二方　治风湿疼痛，全身浮肿

生姜皮 10 克　陈皮 6 克　酒曲 10 克　荆芥 6 克

水煎顿服，日可进二服。

第十三方　万应膏

治一切气血瘀滞作痛

阿魏　沉香　木香各一份　灵脂五份

共研为末，狗胆一个。将药放入狗胆内，七日后取出，研为细末。每服 1.5 克，姜汁送下。

水火烫伤

第一方　烫伤方
裤裆阴处布　柏叶　黑牛粪各等分　冰片少许
上前三味各焙黄，再加冰片共研极细末，香油调抹患处。

第二方　烫伤方
葶苈子炒黑，研末，香油调抹患处。

第三方　烫伤方
大黄　石膏　赤石脂各 10 克　细辛 3 克
上四味，共为细末，香油调抹患处。

头　痛

第一方
治男女风虚头痛、气虚头痛、妇人胎前产后伤风头痛，一切头痛皆可治之。

茵陈 150 克　麻黄　石膏煅，各 60 克

上三味，共为细末。每服 3 克，腊茶水调下，食后服，服后即仰卧片刻，日三次。

第二方　治偏头痛
皂刺一味，10 克，水煎一次服，日可两服。

第三方
治血虚头晕目眩而痛，阳痿滑精者。

何首乌 120 克　枸杞子 120 克　锁阳 120 克　萸肉 120 克

上四味，共为细末，每服 10 克，早晚各一次，开水送下。

第四方　治头痛头晕

白葵花籽仁微炒

上药为末，每服 6 克，临睡前白糖水送下。

第五方　治一切偏正头风

蔓荆子　苍耳子炒去刺　牛蒡子炒，捣各 10 克　甘草 6 克　僵蚕 10 克　全蝎炒 6 克　蜈蚣 2 条

上七味，水煎，日一服。若脊背项强者，加葛根、羌活；额准痛，加白芷、辛夷；鬓颊痛者，加柴胡、细辛。

第六方　治头痛眩晕

天麻 10 克　香附 30 克　云苓 30 克　甘草 15 克

上四味，共为细末，枣泥为丸，每丸重 10 克。空心服一丸，早晚各一次。

第七方　低血压眩晕

白果仁七个　白糖少许

先将白果捣烂，再和白糖，分二次，早晚空心服，连服三日即愈。

鼻　疾

第一方　治鼻息肉

辛夷　木香　通草　白芷　杏仁去油　细辛各 3 克

上六味，共为细末，用猪羊骨髓油 90 克，搅匀，入冰片 1.5 克，麝香 3 克为丸，如黄豆粒大，棉蚕茧包裹塞鼻内，数次其肉即脱。

第二方　治鼻息肉

木鳖子仁二个　甘遂 3 克

上二味，共捣烂为丸，塞鼻。嗅其气，息肉自化为血水，流出即消。如痛去甘遂亦可。

第三方　治鼻息肉

轻粉 6 克　杏仁七枚　白矾 6 克

上三味，别研为细末，和为散，吹鼻中，息肉即化为水。

第四方　治慢性鼻炎

肥皂角去籽弦，微炒研细面，醋调为膏。贴患侧太阳穴，即不再反复。

鼻炎多有头痛，经久不愈，故多贴太阳穴取效。

耳　疾

第一方　治中耳炎

柿蒂七枚, 烧炭 , 为末　鸡子清一个

将上二味，放铜勺内焙焦，加冰片少许，共为细面，吹耳内即好。

第二方　治中耳炎

蛇床子炒, 5 克　黄连 3 克　轻粉 1.5 克

上三味，共研极细末，吹耳内即愈。

眼目疾

第一方　治胬肉攀睛，五蜕散方

人指甲　穿山甲　蝉蜕　蛇蜕　鸡蛋壳内白膜各等分

上五味，俱炒焦。共研为极细末，每用少许。令患者口含冷水，将药吹鼻孔内。病在左，吹右鼻孔；病在右，吹左鼻孔。

第二方　治目翳方

细辛 1 克　木鳖子二个　麝香少许

上三味，共为细末，贮瓶密封。每用时以新棉花包药面如豆大，新翳不过 0.15 克，老翳不过 0.3 克，塞于鼻孔中；右病塞左，左病塞右，二日换药一次。

牙　痛

第一方　治牙疳方

雄黄8克　青黛5克　僵蚕5克　冰片1克　硼砂6克　薄荷5克

上药，别研为末，敷患处。

第二方　治牙痛方

鸡子清一个　烧酒30~50毫升

二味调和稀糊状，顿服。服已，睡时许，周身出红点必效。

第三方　治牙痛方（虫蛀牙痛）

石灰不拘多少，为细面，砂糖和丸，如米粒大。塞蛀孔中，治虫蛀牙痛不可忍特效。

第四方　治牙痛方

乌梅30克　生地30克

上药，共捣为小丸，如蚕豆大。放痛牙上咬住，任其流涎，痛止肿消而愈。

喉　疾

第一方　治喉痛方

白矾10克　巴豆5粒，去壳

用铁勺将矾化开，投巴豆于内，候矾干去巴豆不用。将矾研细面，遇喉痛者，吹之即愈。

广宗柏社村，李某家，一治喉方甚妙。余求之多年，秘而不传。因偶至其家，见合家诸人正擘巴豆，桌上有白矾，主人见客至，仓皇收之。乃疑其秘方中定有此二味。读《串雅》内编，吹喉药，治急缠喉风、乳蛾喉痹方，即上方。李氏秘方或即此欤？今特录之，以待临床试之。

失　眠

第一方　治失眠

茯神 15 克　生鸡子黄一枚

先将茯神用水煮好，少停兑生鸡子黄搅匀，后将药服下，顷刻即眠。临睡应以热汤洗足。

第二方　治顽固性失眠症

酸枣树根 30 克　丹参 12 克

上二味，水煎，临睡前顿服，有效。

第三方　治失眠

取太阳穴，以两手拇指往外推之。临结束时，点旋太阳穴二十一周，不可过旋，即眠。

此方系从威县张其昌先生处拜访而得，用之果效。

癫痫疯狂

第一方　治癫痫

赭石 30 克　活磁石 15 克　清夏 12 克　朱砂 6 克

上药共为细末，每日早晚各服 3 克。

此方为唐山军民联合诊所新疗法医疗站方，造方精当，当试而法之。又方：双钩 30 克，醋 500 克，共煮三沸，去渣，然后将木耳 30 克（先已泡开洗净），放醋内再熬，后将冰糖 30 克，放入再熬二沸，备用。每日二次，五日服完，热服。

第二方　治痫证无双丸

全蝎　僵蚕　白附子　南星　朱砂　清夏　蜈蚣　雄黄皂角　白矾各等分

上药，共为细末，水泛为丸，如绿豆大，每服 3 克。忌辛味及油腻，孕妇忌用。

第三方　治癫痫

青黛 12 克　明矾 4 克　木香 8 克　地榆 8 克

上四味，共为细末，水泛为丸，如绿豆大。每服 10 丸，日三次。一月一个疗程，可连用三个疗程。

第四方　治触电性癫痫

生萝卜子 30 克　胡椒 15 克

上二味，共为细末，每服 6 克，每日一次。

第五方　治癫痫秘方

朱砂 3 克　煤面 1.5 克　半夏 3 克　猪心一个，男雄女雌，剖为七片

将上前三味研细末，撒在每片猪心上，麦面作饼包住猪心蒸熟，空心食之。勿与其他食物混合食用，一次吃下，可连用二至三次。有恶心等副作用时，饮白开水则愈。治口出涎沫亦效。

第六方　治癫痫

薄荷 1.5 克　防风 3 克　黄连 3 克　荆芥 3 克　胆星 3 克　清夏 3 克　银花 6 克　巴豆 2 克

上八味，共为细面，再合白面 240 克，芝麻 120 克，焙成干饼。发病前，每日三次服，后如病愈，则病人不想吃，或仍喜吃，可以续服。

第七方　治痫证

红蓖麻根 60 克　鸡蛋 1~2 个，打壳裂纹

上药，以水加醋适量煎之，蛋熟取出，每日吃此鸡蛋一个。

第八方　治五痫朱砂滚涎散

朱砂　白矾　赤石脂　火硝各等分

上药别研，共为细末，蒜膏为丸，绿豆大。每服 30 丸，食后荆芥汤下，日三次。

第九方　治一切惊痫

荆芥穗 60 克　枯矾 45 克　朱砂 6 克

上三味别研，共为细末。每服 3 ~ 5 克，日三次。

痢疾泄泻

第一方　治痢疾方
陈白萝卜一个，切　焦楂120 克　红白糖各15 克

初痢加银花 15 克；久痢加炒槐花 10 克，鲜椿根白皮 10 克。

水煎，分二次，早晚服。

第二方　治腹泻
大蒜一头　雄黄 1.5 克

共捣如泥，温水送下，此方治暑日上吐下泻神效。

第三方　治痢疾
车前草鲜叶 60 克，鸡蛋一个。两味，同炒当菜吃。

第四方　治痢方
豆豉30 克　栀子18 克　薤白30 克

水煎分三服。此方治痢用抗生素无效者，余用之甚效。

第五方　治痢疾
苍术炒，10 克　制大黄　制川乌　杏仁炒　羌活各3 克

共为细末。每服 1.5 克，日二次。儿童酌减。

第六方　治痢方
地锦草　铁苋草鲜者各15 克，干者各30 克

水煎服。

第七方　治水泻方
滑石12 克　枯矾6 克

共为细末，每服 6 克，日三次。

癣

第一方　治鹅掌风

乌鸡矢 30 克　蛇床子 15 克　雄黄 3 克　芒硝 15 克

水煎熏洗，日二次。

第二方　治鹅掌风

苍术 60 克，艾叶 60 克

水煎熏洗，日二次。

第三方　治顽癣

石榴皮烧炭，研末，香油调抹患处，日三次。

第四方　割法治诸癣

从大椎数至第七胸椎直上，用铁刀割之。

第一横刀割出血，即敷以药面少许（胡椒 3 克，荞麦 3 克，烧棉絮灰少许，为细面），以小膏药或胶布贴之。时间以申酉时为佳，每日一次；第二次竖刀割，第三次可再横割如十字形。

第五方　膏药敷足心法治诸顽癣

蜂房一个　香油 500 克　黄蜡 60 克　硫黄 120 克

将蜂房眼向上置铁网上，浇油点火，网下置一瓷碗，将蜡置碗内，边浇油，边撒硫黄，硫黄燃尽为止，膏即成。抹脚上，三日一次。

第六方　治癣方

槐角炭　白丁香炒，各等分

上药共为细末，香油调抹患处立好。

第七方　治顽癣方

川槿皮 10 克　苦参 10 克　斑蝥七个　大黄 6 克　生槟榔 10 克　红花 6 克　轻粉 6 克　樟丹 3 克

上药共为细末，以酒精 500 克，浸泡七至十日，每日以棉球蘸药酒抹擦患处六至七次。

第八方　治牛皮癣

榆白皮经常擦之，久久必愈。

第九方　治牛皮癣

皂角去皮、弦，醋熬膏涂之。（此方乃头风散变方）

第十方　治裂脚方

白芷　甘草各30克

上药煎汤洗脚，再用白及面敷之，即愈。

第十一方　治风癣（神经性皮炎）

苦参100克　麻黄15克　石灰15克　硫黄20克

以水四斤，煎前二味至二斤，再入石灰、硫黄，水即变为红色，澄清备用，用时外洗患处即可。

第十二方　治牛皮癣方

韭根30克，晒干为面，香油调抹，隔日换一次。

第十三方　治手皲裂

黄芪　白术　甘草各15克

上三味，水煎服。外用醋炒麦麸，搓之即愈。

第十四方　治牛皮癣方

取熟棉油，用鲜白萝卜蘸油擦患处即愈。

农家治牛马癣，亦多用此方。

第十五方　治一切顽癣

蓖麻子　巴豆仁各30克　潮脑　甲珠　斑蝥各10克　白砒3克　大枫子　木鳖子仁各10克

共为细末，香油浸泡。用油抹患处，稍时大痛起泡，皮破结痂则愈。

第十六方　治癣九子油歌二首

1. 蛇娄鳖牛棉蓖麻，大枫苍耳效堪夸；若加雄黄和樟脑，涂抹癣疮应手拿。

2. 四斤大枫四合麻，蓖仁木鳖杏奈加；若用油调麻可免，效力相等都不差。

第十七方 治秃疮方

松香 30 克 雄黄 15 克 头发灰 10 克

共为细末，将药放入纸淋子，加入香油 120 克淋下，入瓦瓯中。先把头洗净，再抹此油。

曾用数十人，皆效。

第十八方 治鹅掌风方

核桃仁 1000 克，每日不拘次数服之，服完即愈。

白癜风

第一方

大黄 10 克 泽泻 10 克 生姜 15 克

黄酒 200ml，水 200ml 共煎服，发汗则愈。

第二方

麻油 250 克 生柿柁两个，捣烂

上二味，和匀入锅内煎炸至焦黑，去渣留油，外抹患处。

荨麻疹

第一方

苍术 15 克 焦山楂 10 克 浮萍草 10 克 杏仁 10 克

水煎服。

此方，君、臣、佐、使俱备，正方之制也。

第二方

蜂房 生姜 红糖各 30 克

水煎服。

余思其义旨与黄芪甘草汤同，以利表里湿者也。

疟　疾

第一方　治疟膏

樟脑　阿魏各10克

上药为末，以酒调和为膏，贴脐上，可截疟。此方贴积痼无不可也。

第二方　治疟疾方

明白矾1.5克　胡椒0.2克　发面老酵3克

水和为丸，于疟发前三小时顿服之。

第三方　治疟疾小方四首

1. 青蒿叶晒干为面，密贮勿令泄气。临发一时内，以浓茶水调服15克，即不再发矣。

2. 羊骨180克杵碎，水煎。在疟发前三时许服下，并可除根。

3. 甘草　甘遂各等分

上药共为细末，每用0.5克。于疟发作前一时许，将药面放脐上，加醋几滴，外用胶布固定。

4. 草果仁1.5克，轧碎，纱布包好。临发时，塞入两鼻孔内。

第四方　截疟方

白胡椒一粒，从中切开成两瓣。在疟发前一时许，用针将印堂穴点刺微见血津，取一瓣胡椒断面紧扣住针眼处，胶布固定，疟不再发。

乌发方

治白发秘方

甘杞子60克　何首乌30克　核桃十二个，取仁炒香　小黑豆半斤

　　先将甘杞子、何首乌煎取浓汁，去渣，次将核桃仁、黑豆放入杞子汁中同煎，至核桃仁稀烂，全部被黑豆吸收为度。取出晒干。再用七岁健儿中段尿适量，浸一至二天，干燥后即可服用。每日二次，早晚空腹或在饥饿时服，每服 6～10 克。约五十余日即愈。

　　此方即交通坎离之法也，故效。然总以肾黑为主，杞子心果也，其色赤，味甘苦；核桃仁肾果也，其味香，炒焦则苦矣；杞子火色，肾之味也，加黑豆、童便又咸苦矣，故补肾而济心。然其法未为尽善，如加处女头发灰、焦曲，则为全美矣。

滑精、遗精

　　韭菜子 6 克　　核桃仁一个　　黄酒 30 克
水煎，日一服，连服三月即愈。

秘方汇集便用

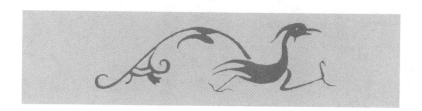

写在前面的话

　　《秘方汇集便用》是先师的读书集锦，它记录了历代名人名方，其中有着他的临床感悟和体会。这些方子，临床使用价值很大，很值得我们学习。

　　此篇无序言，是写在旧账本上的，前后完整。

　　在整理过程中，将其逐条与原书对照，有不明白处，均加注说明。

　　目录系整理时加入。

目　　录

大活络丹 《圣济总录》方

治一切中风瘫痪，痿痹痰厥，拘挛疼痛，痛疽流注，跌扑损伤，小儿惊痫，妇人停经。

白花蛇　乌蛇酒浸，去骨，用肉　灵仙　两头尖各酒浸　草乌　天麻煨　全蝎去毒　首乌　炙龟甲　麻黄　贯众　炙草　羌活　官桂　藿香　乌药　黄连　熟地　大黄熬　木香　沉香以上各二两　细辛　赤芍　没药制　丁香　乳香制　天虫　姜南星　青皮　骨碎补　白豆蔻　安息香酒化　黑附子　黄芩蒸　茯苓　香附炒　元参　白术以上各一两　防风二两半　葛根　虎骨炙　当归各一两半　血竭另研，七钱　地龙土炒　犀角　麝香另研　松脂各五钱　牛黄另　冰片另研，各一钱五分　人参三钱

上共五十味为末，炼蜜丸，如桂圆大，金箔为衣，陈酒送下。

按： 此方虽妙，药极杂庞，余意整减之为是。应去羌活、藿香、木香、沉香、丁香、元参、龟板、首乌、白豆蔻、安息香、犀角、牛黄十二味。

治中风久瘫，此方与续命并用，必能奏效。

小活络丹方 《太平惠民合济局方》方

乳香　没药　地龙　胆星　川乌　草乌各三钱三分
以胆星化膏为丸，姜水下一丸，三钱许。

《古今录验》续命汤

治中风痱，身体不能自收，口不能言，冒昧不知痛处，或拘急不得转侧。

姚云：与大续命同，并治妇人产后去血者，及老人小儿。

冒昧下，有"不识人"三字，《千金》名大续命汤，无黄芩有人参。

麻黄　桂枝　当归　人参　石膏　干姜　甘草各三两　川芎一两　杏仁四十枚

上九味㕮咀，以水一斗，煮取三升，分三服，当小汗，薄□复脊，凭几坐，汗出则愈，不汗更服云云，并治但伏不得卧，欬逆上气，面目浮肿（"浮"《外台》作"洪"）。

崔氏小续命汤（方见《小品》）

较上方多黄芩、芍药、防风、附子，无当归、石膏。《千金》有防己一两。

《古今录验》小续命汤

疗卒中风欲死，身体缓急目不停，舌强不能语，诸中风，服之皆验，不令虚方。

大附子一枚，炮　芍药一两　生姜五两　川芎一两　甘草各一两　麻黄三两　白术　木防己各一两　防风六分　黄芩　桂心　人参各一两

又，《古今录验》第三方云本方有十三味云。

又，《千金》云如恍惚者加茯神、远志，若骨节烦痛，本有热者去附子倍芍药服之。

《深师》续命汤

人参　木防己　麻黄　芍药　芎䓖　甘草炙　黄芩　白术各一两　桂心　防风各二两　大附子一枚　生姜五两

上十二味云云。

与《延年秘录》同，不用白术用杏仁。

《古今录验》第三方

作十四味，与上方多石膏三两，杏仁三十枚。①

鸡苏丸 （方见《局方》）

治上焦热，除烦解劳，去肺热，咳、衄、血热，惊悸，脾胃热，口甘吐血，肝胆热，泣出，口苦，肾热，神志不定。上而酒毒膈热，消渴，下而血滞，五淋血崩。

薄荷一斤　生地另为末，六两　黄芩　蒲黄炒　寸冬　胶珠人参俱为末　木通　银柴胡各二两，同木通沸汤浸一日夜，绞取汁　甘草一两半　黄连一两

上为末，以好蜜二斤，先煎一二沸，然后次下生地末，不住手搅时加木通、柴胡汁，慢火熬膏，勿令火紧，膏成然后加他药末和丸豌豆大，每服二十丸，白汤下。虚劳烦热，栀子汤下；肺热黄芩汤下，心热恍惚五味汤下，衄血、吐血麦冬汤下，肝热防风汤下，肾热黄柏汤下，并食后临卧服。治妇人五漏，车前汤下；痰咳者，生姜汤下；茎中痛者，蒲黄、滑石水一盏调下；气逆陈皮汤下；室女虚劳寒热潮作，柴胡、人参汤下。

徐氏云：生地末不如鲜者一斤，捣汁，同蜜熬为膏尤妙，此方启上焦之郁热，所谓上焦得通，津液得下，胃气因和，可与柴胡并意也。

《张文仲》方

其汤胜于续命，特宜老人。

---

① 上眉有"据此则应云：若身肿加白术"句。

生地黄_汁　竹沥　荆沥_{各一升五合}　羌活　防风_{各二两}　附子_{大者，一枚，重一两者，佳}

煎取一升半，分二服。

七物独活汤

疗脚弱及风湿缓纵不遂方。

独活_{五两}　葛根_{四两}　干姜_{二两}　桂枝_{四两}　半夏_{四两，洗}　甘草_{炙，二两}　防风_{三两}

煮取三升，每服一升，日三，取微汗。

代至宝丹方

治中恶气绝，中风不语，中诸毒物，热疫，晕厥，或神魂恍惚。躁烦，头目晕眩，口干不眠，伤寒狂妄等症。

珍珠母　生乌牛角尖　琥珀　朱砂_{各一两}　雄黄_{五钱}　冰片_{一钱}　姜黄_{二钱}　胆星　竺黄_{各三钱}　陀僧　黄丹_{各二钱}

如嫌牛角尖难末，变换为黄明胶。①

上适为末，唯胆星和明胶先以温汤泡一日夜，待自熔化，次将诸药末共拌入，看稀浓于石器内，加以炼蜜，捣为丸，如梧桐子大，又加紫石英亦佳。加蒲黄一份可。

至宝丹辄有麝香、牛黄、赤金、银箔、犀角、玳瑁、安息香等皆珍宝之品，其非穷人所办者，故变方如此。其功力又有驾乎其上者，莫因贱而轻视之也。②

万病解毒丹_{即太乙紫金锭也}

药效殊佳，但配制颇忌，细读其义，盖《伤寒》三物白

---

① 眉批有"以石决明代珍珠母为佳"句。

② 眉批有"此丹于七八年试用一老友中风，手下得效"句。

散所变也，吾意仍用三物之药，加以麝香、雄黄、朱砂即是。录下如下。

桔梗三分　巴豆霜一分　贝母三分①

共为末，每服今秤三分，白水下。

《伤寒论》寒实结胸，无热证者，与三物白散。

《金匮》治咳而胸满振寒，脉数，咽干不渴，时出浊唾腥臭，久久如米粥者为肺痈。

《局方》威喜丸

治饮食积滞，蛊痞胀满，久痢久疟，沉冷积塞。

木香　肉蔻各四钱　干炮姜二钱五分　巴豆二十粒，取霜　杏仁四十粒　百草霜五钱

上前三味为末，入百草霜同研，后入巴豆霜、杏仁再研。又以黄蜡一两五钱，酒煮一时去酒，将蜡入麻油五钱，溶化拌药匀，乘热丸如绿豆大，每服二三十丸，

此方从三物备急变来。

孙真人常嘱家庭需备茵陈丸方

茵陈丸疗瘴气、时气，及黄病、疟疾等方。

茵陈二两　大黄五两　豆豉熬令香，五合　常山三两　栀子二两　鳖甲二两，灸　芒硝二两　杏仁三两，去皮、尖，熬　巴豆一两，去皮、心，熬，去油

上九味，捣为末，和蜜为丸，如梧子大，服已得汗下则愈。

近日又得一方，真善裁制者，以三白散去巴豆加白芷一味治气服之即愈，特识之。

---

① 三分约一克强。

上焦心胸有支饮水气，非用汗剂不可，若专务利渗，决难凑功。经云身半以上，天气属之之故也，上也、表也，其他法合适乎？近年脑病特多，如脑溢血（中风）及栓塞（类中），二证形成后遗，必半身不遂，语謇神痴。欲施以汤剂，当思及断义者。

《串雅》 塞鼻丹

歌曰：乳、檀、沉、麝四般香，细辛、排草与良姜，再加辛夷龙脑等，共末丸以好枣穰，口含凉水面向上，不问轻重一炉香云。

中风急救，当以此为要，而后遗症常用之更佳也。

香臭一也，臭味沾人难去，夫莫若阿魏加之佳，待后日。

叔和脉经引用方集

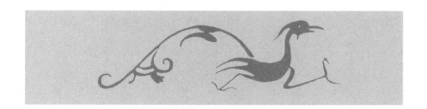

写在前面的话

　　《叔和脉经引用方集》序云："王叔和述《伤寒》撰《脉经》，古圣心法，赖以不沦，百载苍生，蒙登寿域，其功亦伟哉。"《脉经》脉学之始，叔和传书功高盖世，《脉经》其用方，有名无药，师从《千金》《外台》《肘后》《医心方》《伤寒论》《金匮要略》六书中逐条查出，补《脉经》之未备，以利于后来学者。

　　在整理中，逐条校对，凡有出入者，均加注说明。

序

　　叔和医门之亚圣欤？述《伤寒》，撰《脉经》，古圣心法，赖以不沦，百载苍生，蒙登寿域，其功亦伟哉。惟《脉经》中引用诸方，只具名目，药味则缺，说食数宝，难疗饥贫，诚憾事也。今于诊余之暇，取《千金》《外台》《肘后》《医心方》《伤寒论》《金匮要略》六方，依条搜检，得六十余首，不徒方名相同，必据证候为准。诸家共云，非只一己，破二旬功夫，竟成此册，虽缺璧仍然，似胜空如者。维古人学识深邃，方制谨严，其中窦徽，难尽测悉，志而用之，功乃甚卓。衣被之仁，曷我独惠，愿与天下人共之。

一九六三年二月上旬
张唯靖序于沽沽堂诊室

目　　录

《脉经·卷二·平三关病候
并治宜第三》补方

寸口脉十七条

一、寸口脉浮，中风，发热，头痛。宜桂枝汤、葛根汤，针风池、风府，向火灸身，摩治风膏，覆令汗出。

桂枝汤《千金要方·卷九·发汗汤第五》

桂枝汤治中风，其脉阳浮而阴弱，阳浮者热自发，阴弱者，汗自出。濇濇恶风，淅淅恶寒，嗡嗡发热，鼻鸣干呕方。

桂枝　芍药　生姜各三两　甘草二两　大枣十二枚

上五味，㕮咀三物，切姜擘枣，以水七升煮枣令烂，去滓。乃纳诸药，水少者益之，煮令微沸，得三升，去滓，服一升，日三，小儿以意减之。初服少多便得汗出者，小阔其间；不得汗者，小促其间，令药势相及。汗出，自护如法，特须避风。病若重，宜夜服。若服一剂不解，病证不变者，当复服之。至有不肯汗出，服两三剂乃愈。服此药食顷，饮热粥以助药力。

葛根汤《外台秘要·卷二·伤寒中风方》

疗太阳病，项背强几几，反汗不出，恶风者，属葛根汤方。

葛根四两　麻黄四两，去节　甘草二两，炙　芍药　桂心各二两
生姜三两　大枣十二枚，擘

上七味，切。以水一斗，煮麻黄、葛根，减二升，去上

沫，纳诸药，煮取三升，去滓，温服一升，覆取微似汗出，不须吃热粥助药发汗，馀将息依桂枝法。忌海藻、菘菜、生葱。

二、寸口脉紧，苦头痛，骨肉痛，是伤寒。宜服麻黄汤发汗，针眉冲、颞颥，摩治伤寒膏。

麻黄汤《千金要方·卷九·发汗汤第五》

治伤寒头及腰痛，身体骨节疼，发热恶寒，麻黄汤方。

麻黄三两　桂枝　甘草各一两　杏仁七十枚，喘不甚，用五十枚

上四味㕮咀，以水九升，煮麻黄，减二升去沫，纳诸药煮取二升半，绞去滓，服八合，覆令汗。

三、寸口脉微，苦寒，为衄。宜服五味子汤，摩茱萸膏，令汗出。

五味子汤《外台秘要·卷十·肺气不足口如含霜雪方》

《广济》疗肺气不足，寒从背起，口如含霜雪，语无声音，剧者吐血，苦寒，五味子汤方。

五味子三两　大枣五十枚，擘　桑根白皮一升　藁本二两　钟乳三两　款冬花二两　鸡苏二两

上七味，切，以水九升，煮取三升，分温三服，每服如人行七八里，进一服。忌猪、鱼、炙肉、热面、陈臭等物。

附：补肺汤《千金要方·卷十七·肺虚实第二》

治肺气不足，逆满上气，咽中闷塞短气，寒从背起，口中如含霜雪，言语失声，甚者吐血方。

五味子三两　干姜　桂心　款冬花各二两　麦冬一升　桑根白皮一斤　大枣一百枚　粳米二合

上八味㕮咀，以水一斗，先煮桑白皮五沸，下药煮取三升，分三服。（《深师方》有钟乳、白石英）

茱萸膏　不详。

四、寸口脉数，即为吐，以有热在胃管，熏胸中。宜服药吐之，及针胃管，服除热汤。若是伤寒七八日至十日，热在中，烦满渴者，宜服知母汤。

承气汤《千金翼方·卷十八·杂病上胸中热第五》即《脉经》除热汤

主气结在胸中，热在胃管，饮食呕逆方。

除热汤

前胡　栀子炙　桂心　寒水石　大黄　知母　甘草炙，各一两　硝石　石膏　栝蒌各二两

上十味，捣筛为散，以水二升，煮药五方寸匕，取一升一合，分二服。

知母汤《外台秘要·卷二·伤寒春冬咳嗽方》

《延年》疗伤寒骨节疼，头痛，眼睛疼，咳嗽知母汤方。

知母二两　贝母三两　干葛三两　芍药三两　石膏四两，碎，裹　黄芩三两　杏仁一两，去皮，尖，及双仁　栀子仁三两，擘

上八味切，以水七升，煮取二升五合，去滓分为三服，如人行八九里，再服。忌蒜面七日。

五、寸口脉缓，皮肤不仁，风寒在肌肉，宜服防风汤，以药薄熨之，摩以风膏，灸诸治风穴。

防风汤《千金要方·卷七·汤液第二》

治肢体虚风微痉，发热，肢节不遂，恍惚狂言，来去无时，不自觉悟。南方支法存所用，多得力，温和不损人，为胜于续命、越婢、风引等汤，罗广州一门南州士人常用，亦治脚弱甚良方。

防风　麻黄　秦艽　独活各二两　当归　远志　甘草　防己　人参　黄芩　升麻　芍药各一两　石膏半两　麝香六铢　生姜　半夏各二两　一方用白术一两

上十六味㕮咀，以水一斗三升煮取四升，一服一升。初服，厚覆取微汗，亦当两三行下，其间相去如人行十里久，更

服。有热，加大黄二两；先有冷心痛疾者，倍当归，加桂心三两，不用大黄。

摩风膏　不详。

六、寸口脉滑，阳实，胸中壅满，吐逆，宜服前胡汤，针太阳巨阙，泻之。

前胡汤《千金要方·卷十八·痰饮六》

治胸中久寒澼实，隔塞胸痛，气不通利，三焦冷热不调，食饮损少无味，或寒热身重，卧不欲起方。

前胡三两　黄芩　麦门冬　吴茱萸各一两　生姜四两　大黄防风各一两　人参　当归　甘草　半夏各二两　杏仁四十枚

上十二味㕮咀，以水一斗煮取三升，去滓，分三服。（《深师方》云：若胁下满，加大枣十二枚，此利水亦佳。）

七、寸口脉弦，心下愊愊，微头痛，心下有水气。宜服甘遂丸，针期门，泻之。

甘遂丸《外台秘要·卷二十·风水方》

疗人风水，黄疸，体大如囊，面目皆合，阴肿如斗，正如霜瓜方。

甘遂二两，熬　葶苈子二两，熬　杏仁五十枚，熬　巴豆四十枚，去心，皮，熬

上四味下筛，蜜和丸如大豆，一服三丸，饮下当吐，不知，可加至五丸。禁野猪肉、芦笋。

八、寸口脉弱，阳气虚，自汗出而短气。宜服茯苓汤、内补散，适饮食消息，勿极劳。针胃管，补之。

茯苓汤《千金翼方·卷十五·五脏气虚第五》

主虚损短气，咽喉不利，唾如稠胶凝塞方。

茯苓　前胡　桂心各二两　麦门冬五两，去心　大枣四十枚，擘人参　干地黄　芍药　甘草各一两，炙

上九味，㕮咀，以水一斗煮麦门冬及八升，除滓，纳药煮取三升，分三服。三剂永瘥。一名凝唾汤。

内补散《千金要方·卷十九·补肾第八》

治男子五劳六绝。其心伤者，令人善惊，妄怒无常。其脾伤者，令人腹满喜噫，食竟欲卧，面目萎黄。其肺伤者，令人少精，腰背痛，四肢厥逆。其肝伤者，令人少血面黑。其肾伤者，有积聚，少腹腰背满痹，咳唾，小便难。六绝之为病，皆起于大劳脉虚，外受风邪，内受寒热，令人手足疼痛，膝以下冷，腹中雷鸣，时时泄痢，或闭或利，面目肿，心下愦愦，不欲语，憎闻人声方。

干地黄五分　巴戟天半两　甘草　麦门冬　人参　苁蓉　石斛　五味子　桂心　茯苓　附子各一两半　菟丝子　山萸肉各五分　远志半两　地麦五分

上十五味，治下筛，酒服方寸匕，日三，加至三匕，无所禁。

九、寸口脉涩，是胃气不足。宜服干地黄汤，自养，调和饮食，针三里，补之三里（一作胃管）。

干地黄汤《千金要方·卷三·恶露第五方》

治产后恶露不尽，除诸疾，补不足方。

干地黄三两　芎䓖　桂心　黄芪　当归各二两　人参　防风　茯苓　细辛　芍药　甘草各一两

上十一味㕮咀，以水一斗，煮取三升，去滓，分三服，日再夜一。

十、寸口脉芤，吐血；微芤者，衄血。空虚，去血故也。宜服竹皮汤、黄土汤，灸膻中。

竹茹汤① 《千金翼方·卷十八·吐血第四》

主吐血、汗血，大小便出血方。

淡竹茹二升　当归　黄芩　川芎　甘草炙，各两半　人参　芍药　桂心　白术各一两

上九味，㕮咀，以水一斗，煮取三升，分四服，日三夜一。

千金竹皮汤 《外台秘要·卷九·欬逆及厥逆饮欬方》

主咳逆下血不息方。

生竹皮三两　紫菀二两　饴糖一斤　生地黄汁一升

上四味切，以水六升，煮取三升，分三服。忌芜荑。（深师同）

黄芪汤② 《千金要方·卷十二·吐血第六》

治虚劳崩中，吐血下血，上气短气欲绝，面黑如漆方。

黄芪　芍药　芎劳　甘草各四两　生姜一斤

上五味㕮咀，以酒五升浸一宿，明旦更以水五升煮取四升，分四服，日三夜一。下阴中毒，如汤沃雪也，凡夏月不得宿浸药，酒客劳热，发痔下血，谷道热者，去生姜用生地黄代之。凡进三两剂。

黄土汤③ 《千金要方·卷十二·吐血第六》

治卒吐血及衄血方。

伏龙肝半升　甘草　白术　阿胶　干姜（仲景作地黄）　黄芩各三两

上六味㕮咀，以水一斗，煮取三升，去滓下胶，分三服。（仲景有附子三两为七味）

十一、寸口脉伏，胸中逆气，噎塞不通，是胃中

---

① "竹茹汤""千金竹皮汤"，与《脉经》"竹皮汤"其名不符，故均录之。

② 黄芪汤，《千金要方·卷十二·吐血第六》有文无汤头名。

③ 贾军整理《脉经》（人民卫生出版社出版），衄脉条，黄芪汤为黄土汤，所以附黄土汤。

冷气上冲心胸。宜服前胡汤、大三建丸，针巨阙、上管，灸膻中。

前胡汤《千金要方·卷十三·胸痹第七》

主胸中逆气，心痛彻背，少气不食方。

前胡　半夏　甘草　芍药各二两　黄芩　当归　桂心　人参各一两　生姜三两　大枣三十枚　竹叶一升

上十一味㕮咀，以水九升，煮取三升，分四服。

大三建丸　不详。

十二、寸口脉沉，胸中引胁痛，胸中有水气，宜服泽漆汤，针巨阙，泻之。

泽漆汤《千金要方·卷十八·咳嗽第五》

夫上气，其脉沉者，泽漆汤方。

泽漆三斤，细切，以东流水五斗，煮取一斗五升，去滓澄清　半夏半升　紫菀（一作紫参）　生姜　白前各五两　甘草　黄芩　桂心　人参各三两

上九味㕮咀，内泽漆汁中，煮取五升，一服五合，日三夜一。

十三、寸口脉濡，阳气弱，自汗出，是虚损病。宜服干地黄汤，薯蓣丸、内补散、牡蛎散并粉。针太冲，补之。

干地黄汤　见"寸口脉涩"条。

内补散方　见"寸口脉弱"条。

薯蓣丸《外台秘要·卷十七·虚劳羸瘦方》

疗虚羸无比薯蓣丸方。

薯蓣二两　苁蓉四两　牛膝二两　菟丝子二两，酒渍　杜仲二两　五味子十分　泽泻二两　干地黄三两　巴戟天二两　茯神三两（一方作茯苓）　山茱萸二两　赤石脂二两

上十二味捣筛，以蜜和丸如梧子，食前以酒下二十丸至三十丸，日再夜一服，无所忌，唯禁大醋、芜荑、蒜、陈臭物。服之七日，令人健，四体润泽，唇口赤，手足暖，面有光泽，消食，身体安和，音声清明，是其验。十日后日长肌肉，其药通中入脑，鼻必酸疼不可怪。若欲求大肥，加敦煌石膏二两；若失性健忘，加远志一两；少津液，加柏子仁一两。一月许即充足。

牡蛎散《千金要方·卷十·伤寒杂治第一》

治卧即盗汗，风虚头痛方。

牡蛎　白术　防风各三两

上三味治下筛，酒服方寸匕，日二。止汗之验，无出于此方，一切泄汗服之，三日皆愈，神验。

粉法《千金要方·卷十·伤寒杂病第一》

牡蛎　麻黄根　雷丸各三两　干姜　甘草各一两　米粉二升

上六味治下筛，随汗处粉之。

十四、寸口脉迟，上焦有寒，心痛，咽酸，吐酸水。宜服附子汤、生姜汤、茱萸丸、调和饮食以暖之。

附子汤方宋本《伤寒论》校注本

少阴病，得之一二日，口中和，其背恶寒者，当灸之，附子汤主之。

少阴病，身体痛，手足寒，骨节痛，脉沉者，附子汤主之。

附子二枚，炮，去皮，破八片　茯苓三两　人参二两　白术四两
芍药三两

上五味，以水八升，煮取三升，去滓，温服一升，日三服。

生姜汤《千金要方·卷十六·癖冷积热第八》

温中下气，生姜汤方。

生姜一斤　甘草三两　桂心四两

上三味㕮咀，以水六升，煮取一升半，服五合，日三服。

茱萸丸《外台秘要·卷七·心痛方》

《延年》疗心痛，茱萸丸方。

吴茱萸一两半　干姜一两半　桂心一两　白术二两　人参一两　橘皮一两　附子一两半,炮　蜀椒一两,出汗　甘草一两,炙　黄芩一两　当归一两

上十一味捣筛为散，蜜丸。一服五丸如梧子大，日三服，稍加至十五丸。忌猪肉、生葱、海藻、菘菜、桃李、雀肉等。药尽更合，酒饮无拘，食前后任意。（《肘后》有桔梗一两，出第十五卷中）

茱萸丸方《必效方》疗蜎心痛方

吴茱萸一升　桂心二两　当归二两

上三味捣筛，蜜和丸如梧子，酒服三十丸日再服，渐加至四十丸，以知为度，忌生葱。

十五、寸口脉实，即生热在脾肺，呕逆气塞；虚，即生寒在脾胃，食不消化。有热，即宜服竹叶汤、葛根汤；有寒，宜服茱萸丸、生姜汤。

竹叶汤《外台秘要·卷三》天行虚烦方

文仲疗天行表里虚烦，不可攻者，但当与竹叶汤方。《千金翼方》云：主五心热手足烦痛，口唇干胸中热方。

竹叶二把　石膏碎,绵裹一升　麦门冬去心,一升　半夏半升,洗　人参　甘草各二两

上六味切，以水一斗，煮取六升，去滓，纳粳米一升，煮米熟，去之，分五服。

葛根汤《外台秘要·卷三》天行劳复食复方

《延年》葛根饮，主热病劳复，身体痛，天行壮热，烦闷，葛根汤方。

葛根一两　葱白一握　豉半升　米一合

上四味，先切葛根，以水九升，煮取七升，则内葱白，更

煮取四升，去葛及葱滓讫，则内豉及少许米，煮取三沸，并滤去米等滓。分四服，当有汗出即瘥。明旦又更作服。忌猪肉、蒜等。

　　茱萸丸　　见"寸口迟脉"条。

　　生姜汤　　见"寸口迟脉"条。

　　十六、寸口脉细，发热，呕吐。宜服黄芩龙胆汤。吐不止，宜服橘皮桔梗汤，灸中府。

　　黄芩龙胆汤　　未详。

　　橘皮桔梗汤　　未详。

　　十七、寸口脉洪大，胸胁满。宜服生姜汤、白薇丸，亦可紫菀汤下之，针上管、期门、章门。

　　生姜汤　　见"寸口迟脉"条。

　　白薇丸《千金翼方·卷十八》胸中热第五

　　治热气上冲，不得息，欲死，不得眠方。

　　白薇　槟榔　白石英研　枳实炙　白鲜皮　麦门冬去心　郁李仁去皮　贝母各二两　天门冬去心　桃仁各五分，去皮、尖，双仁，熬　车前子　茯神各二两　人参　前胡　杏仁去皮、尖，双仁，熬　橘皮各一两半　桂心半两

　　上十七味，捣筛为末，炼蜜和丸如梧子大，竹叶饮下十圆，日二服，加至三十圆。

　　紫菀汤《外台秘要·卷十》肺胀上气方

　　《广济》疗患肺胀，气急，咳嗽喘粗，眠卧不得，极重。恐气欲绝，紫菀汤方。

　　紫菀六分　甘草八分，炙　槟榔七枚　茯苓八分　葶苈子三合，炒、末，汤成下

　　上五味切，以水六升，煮取二升半，绞去滓，分温三服，每服如人行四五里久，进之，以快利为度。忌生葱、菜、热面、海藻、菘菜、大醋、蒜粘食。

上上部寸口十七条

一、关脉浮，腹满不欲食。浮为虚满，宜服平胃丸、茯苓汤、生姜前胡汤，针胃管，先泻后补之。

平胃丸《千金要方·卷十五》脾虚实第二

凡身重不得食，食无味，心下虚满，时时欲下，喜卧者，皆针胃管太仓，服建中汤及服此平胃丸方。

杏仁五十枚　丹参三两　苦参　葶苈　玄参各二两　芎䓖桂心各一两

上七味末之，蜜丸如梧子，酒服五丸，日三，以知为度。

附：建中汤《千金要方·卷十九》补肾第八，建中汤有三，选第一方录之

治五劳七伤，小腹急痛，膀胱虚满，手足逆冷，食饮苦、吐酸、痰、呕逆，泄下少气，目眩耳聋口焦，小便自利方。

胶饴半斤　黄芪　干姜　当归各三两　大枣十五枚　附子一两人参　半夏　橘皮　芍药　甘草各二两

上十一味㕮咀，以水一斗煮取三升半，汤成，下胶饴烊沸，分四服。（《深师》有桂心六两、生姜一斤，无橘皮、干姜）

茯苓汤　见"寸口脉弱"条。

生姜前胡汤《千金要方·卷十六》呕吐哕逆第五

治呕吐，四肢痹冷，上气腹热，三焦不调方。

前胡　芎䓖　甘草　当归　石膏　人参　桂心　橘皮各二两　芍药三两　半夏四两　生姜五两　大枣三十枚

上十二味㕮咀，以水一斗三升，下黄芩三两，合煮取三升，分三服。一方不用黄芩。①

二、关脉紧，心下苦满急痛。脉紧者为实，宜服

---

① 《千金要方》无汤名。

茱萸当归汤，又大黄汤，两治之，良。针巨阙、下管，泻之。

茱萸当归汤

治冷气，胁下往来冲胸膈，痛引胁背，闷者方。

当归　桂心　人参　甘草　吴茱萸　芍药　大黄各三两
茯苓　枳实各一两　干姜三两

上十味，以水八升，煮取二升半，分三次服，日三。并治
尸疰亦佳。①

大黄泻热汤《千金要方·卷十五上》脾虚实第二

治脾脉厥逆，大腹中热，切痛，舌强腹胀，身重，食不
下，心注脾急痛，大黄泄热汤方。

大黄三两，细切，水一升半，别渍一宿　泽泻　茯苓　黄芩　细
辛　芒硝各二两　甘草三两　橘皮二两

上八味㕮咀，以水七升，煮取三升三合，去滓，下大黄更
煎二沸，去滓，下芒硝，分三服。

三、关脉微，胃中冷，心下拘急，宜服附子汤、
生姜汤、附子丸，针巨阙，补之。

附子汤　见"寸口脉迟"条。

生姜汤　见"寸口脉迟"条。

附子丸《千金翼方·卷十九》饮食不消第七

主胸膈中寒温不和，心下宛宛痛，逆害饮食，气满嘘吸，
干噫吞酸，胸背中冷，两胁急痛，腹中有冷水，抑抑作声，绕
脐痛，头眩，满闷，身体羸瘦方。

附子炮，去皮　人参各二两　芎劳半两　干姜二两半　礜石一两，
炼　皂荚炙，去皮，子　半夏洗　桂心　矾石各五分，烧　吴茱萸
茯苓　黄芩各三分　当归　细辛　蜀椒汗，去目、闭口者　芍药各一

---

① 《外台》《文仲方》无茯苓、枳实，无方剂名。

两 麦门冬去心 甘草炙,各一两半

上一十八味,捣筛为末,炼蜜和丸如梧子,未食,酒服二丸,日三。

四、关脉数,胃中有客热。宜服知母丸、除热汤,针巨阙、上管,泻之。

知母丸 未详。

除热汤 见"寸口脉数"条。

五、关脉缓,其人不欲食,此胃气不调,脾胃不足。宜服平胃丸、补脾汤,针章门,补之。

平胃丸 见"关脉浮"条。

补脾汤《千金翼方·卷十五》补五脏第四

主不欲食,留腹中,或上或下,烦闷,得食辄呕欲吐,吐已即胀满不消,噫腥臭发热,四肢肿而苦下身重,不能自胜方。

麻子仁三合 禹余粮二两 桑根白皮一斤 大枣一百枚,擘 黄连 干姜 白术 甘草炙,各三两

上八味,咬咀,以水一斗煮取半,去滓,得二升九合,日一服,三日令尽,老小任意加减。

六、关脉滑,胃中有热。滑为热实,以气满故不欲食,食即吐逆。宜服紫菀汤下之,大平胃丸,针胃管,泻之。(《千金》云:宜服朴硝麻黄汤、平胃丸)

紫菀汤 见"寸口脉洪大"条。

《千金翼方》平胃丸

杏仁五十枚,熬 大黄四两 葶苈子熬 麦冬 元参 苦参 丹参各三两 沙参一两半 人参 当归 芎䓖 五味子 桂心各一两

上一十三味，捣筛为末，炼蜜和丸如梧子，空腹酒服五丸，日二，以知为度。

七、关脉弦，胃中有寒，心下厥逆，此以胃气虚故尔。宜服茱萸汤，温调饮食，针胃管，补之。

吴茱萸汤《千金要方·卷十六》胀满第七

治久寒，胸胁逆满，不能食，吴茱萸汤方。

吴茱萸　半夏　小麦各一升　甘草　人参　桂心各一两　大枣二十枚　生姜八两

上八味咬咀，以酒五升，水三升煮取三升，分三服。

八、关脉弱，胃气虚，胃中有客热。脉弱为虚热作病。其说云：有热不可大攻之，热去则寒起。正宜服竹叶汤，针胃管，补之。

竹叶汤　见"寸口脉实"条。

九、关脉涩，血气逆冷。脉涩为血虚，以中焦有微热。宜服干地黄汤、内补散，针足太冲上，补之。

干地黄汤　见"寸口脉涩"条。

内补散　见"寸口脉弱"条。

十、关脉芤，大便去血数斗者，以膈俞伤故也，宜服生地黄并生竹皮汤，灸膈俞。若重下去血者，针关元；甚者，宜服龙骨丸，必愈。

生地黄汤《千金翼方·卷十八》吐血第四

主衄血方。

生地黄　黄芩各一两　柏叶一把　阿胶炙　甘草炙，各二两

上五味，咬咀。以水七升，煮取三升，去滓，纳胶，煎取二升五合，分三服。（《千金要方》无柏叶、黄芩，有大枣五十枚）

生竹皮汤《千金要方·卷六》鼻病第二

凡吐血衄血尿血，皆脏气虚，膈气伤，或起惊悸，治之方。

生竹皮一升　芍药二两　芎藭一两　当归　桂心　甘草各一两
黄芩二两

上七味㕮咀，以水一斗煮竹皮，减三升，下药煎取二升，分三服。①

龙骨丸《千金要方·卷十五下》热痢第七

主下血痢、腹痛方。

龙骨　当归　龙胆　附子　干姜　黄连　羚羊角各三十铢
赤石脂　矾石各一两半　犀角　甘草　熟艾各十八铢

上十二味末之，蜜和。先食服如小豆十五丸，日三，加至二十丸。

十一、关脉伏，中焦有水气，溏泄，宜服水银丸，针关元，利小便，溏泻便止。

水银丸《外台秘要·卷二十》水气肿鼓胀方②

《古今录验》疗大水肿，腹如臌，坚如石方。

葶苈子一升，熬　椒目一升　芒硝六两　水银十二两

上四味，以水煮炼水银三日三夜，数益水，要当令黄白以合，捣药六万杵，自令相和如梧子。先食服一丸，日三，日增一丸至十丸，不知，更从一丸始，病当从小便利。当饮好牛羊肉羹，昼夜五饮，当令补养。禁猪肉、生鱼、菜，勿忘饮浆水，渴饮羹汁。③

---

① 《千金要方》"生竹皮汤"无汤名。

② 《外台》无"水银丸"三字。

③ 《深师方》用水银十两，硝七两，丸如小豆，先食服二丸。文仲、陶氏、《集验》同。

十二、关脉沉，心下有冷气，苦满吞酸。宜服白薇茯苓丸，附子汤，针胃管，补之。

白薇茯苓丸《千金翼方·卷十八》胸中热第五

治热气上冲不得息，欲死不得眠方。

白薇　槟榔　白石英研　枳实炙　白鲜皮　麦门冬去心　郁李仁去皮　贝母各二两　天门冬去心　桃仁五分，去皮、尖、双仁、熬

车前子　茯神各二两　人参　前胡　杏仁去皮、尖，双仁，熬　橘皮各一两半　桂心半两

上一十七味，捣筛为末，炼蜜和圆如梧子大，竹叶饮下十圆，日二服，加至三十丸。

附子汤　见"寸口脉迟"条。

十三、关脉濡，苦虚冷，脾气弱，重下病，宜服赤石脂汤、女葳丸，针关元，补之。

赤石脂汤《千金要方·卷二十二》痈疽第二

凡患肿，皆因宿热所致，须服冷药，差后有患冷利不止者方。

赤石脂　人参　龙骨　甘草　干姜各二两　附子一枚

上六味㕮咀，以水八升煮取二升半，分三服，每服八合。①

女葳丸《千金要方·卷十五下》热痢第七

治热病时气，下赤白痢，遂成方。

女葳三分　乌头　桂心各四分　黄连　云实各二分　藜芦三分　代赭一分。

上七味末之，蜜和，为丸如梧子大，服二丸。大下痢，宿勿食，清旦以冷水服之，勿饮食，至日中过后乃饮食。若得药力，明旦更服如前，亦可长服。虚羸，昼夜百行脓血，亦差。
(亦名云实丸)

---

① 《千金要方》此汤无方剂名。

十四、关脉迟，胃中寒，宜服桂枝丸、茱萸汤，针胃管，补之。

小桂枝丸《千金翼方·卷十九》饮食不消第七

主胃中冷，虚满醋咽，妇人产后寒中，腹内雷鸣，吞醋，饮食不消方。

桂心二两半　干姜九分　蜀椒去目，闭口者，二两，汗　乌头去皮，七分，炮　附子一两半，炮，去皮　前胡五分　芎䓖　白薇各一两　防葵半两　吴茱萸一两半

上十味，捣筛为末，炼蜜和丸如梧子，酒饮任情服三丸，日三。

茱萸汤　见"关脉弦"条。

十五、关脉实，胃中痛，宜服栀子汤、茱萸乌头丸，针胃管，补之。

栀子汤《肘后备急方·卷之一》治卒心痛方第八方

人参　桂心　栀子擘　甘草炙　黄芩各一两

水六升，煮取二升，分三服，奇效。

乌头丸方《千金要方·卷十一》坚癥积聚第五

治男子女人寒冷，腹内积聚，邪气往来，厥逆抢心，心痛痹闷，吐下不止，妇人产后羸瘦，乌头丸方。

乌头十五枚　吴茱萸　蜀椒　干姜　桂心各二两半　前胡辛　人参　芎䓖　白术各一两六铢　皂荚　紫菀　白薇　芍药十八铢　干地黄一两半

上十五味末之，蜜丸。酒下如梧子十丸，日三，稍加之，以知为度。

十六、关脉牢，脾胃气塞，盛热，即腹满响响。宜服紫菀丸、泻脾丸，针灸胃管，泻之。

紫菀丸方《医心方·卷第九　治咳嗽方第一》

《录验方》小紫菀丸，治上气夜咳逆多浊唾方。

干姜二两　甘皮二两　细辛二两　紫菀三分　款冬花二两　附
子二两

凡六物下筛，蜜和丸如梧子，先食服五丸日二。

泻脾丸《千金翼方·卷十五》补五脏第四

主脾气不调有热，或下闭塞，调五脏，治呕逆食饮方。

大黄六两　杏仁四两，去皮、尖、及双仁，熬　蜀椒去目，闭口者，
汗　半夏洗　玄参　茯苓　芍药各三分　细辛　黄芩各半两　人
参　当归　附子炮，去皮　干姜　桂心各一两

上一十四味，捣筛为末，炼蜜和丸如梧子，饮服六丸，日
三，增至十丸。

十七、关脉细虚，腹满。宜服生姜茱萸蜀椒汤、
白薇丸，针灸三管。

生姜茱萸蜀椒汤　不详。

白薇丸　见"寸口脉洪大"条。

十八、关脉洪，胃中热，必烦满。宜服平胃丸，
针胃管。先泻后补之。

平胃丸　见"关脉浮"条。

上中部关脉十八条

一、尺脉浮，下热风，小便难。宜服瞿麦汤、滑
石散，针横骨、关元，泻之。

瞿麦汤《外台秘要·卷二十七》小便数及多方五首

瞿麦二两　甘草炙，各三两　滑石四两　葵子二合半　石韦三两，
去毛

上五味，水煎顿服。①

滑石散 《外台秘要·二十七》热淋方

《古今录验》疗淋。小便数病，膀胱中热，滑石散方。

滑石二两　瓜蒌三两　石韦二分，去毛

右三味捣筛为散。以大麦粥清，服方寸匕，日二。

二、尺脉紧，脐下痛。宜服当归汤，灸天枢，针关元，补之。

当归汤 《医心方·卷第六》治腹痛方第四

《范汪方》云：当归汤主寒腹痛方。

当归三两　桂心三两　甘草二两　干姜三两

凡四物，水八升，煮得三升，服一升，日三。

三、尺脉微，厥逆，小腹中拘急，有寒气。宜服小建中汤（一本更有四顺汤，针气海）。

小建中汤 《千金要方·卷十九》补肾第八

治男女因积劳虚损，或大病后不复，常苦四肢沉滞，骨肉疼酸，吸吸少气，行动喘惙，或少腹拘急，腰背强痛，心中虚悸，咽干唇燥，面体少色，或饮食无味，阴阳废弱，悲忧惨戚，多卧少起，久者积年，轻者百日，渐至瘦削，五脏气竭，则难可复振，治之以小建中汤方。

甘草一两　桂心　生姜各三两　芍药六两　胶饴一升　大枣十二枚

上六味㕮咀，以水九升煮取三升，去滓，纳胶饴，一服一升，日三。间三日复作一剂，后可将诸丸散。

---

① 《外台秘要·卷二十七》"小便数及多方五首"条，未找到"瞿麦汤"。有《范汪》方，无汤头名，有黄芩无石韦。

附：瞿麦散 《古今录验》疗淋瞿麦散方：瞿麦、石韦、滑石、车前子、葵子各四两，上五味捣筛，冷水服方寸匕，日二服，增至三匕。"

仲景云：呕家不可服。《肘后》云：加黄芪、人参各二两
为佳。若患痰满及溏泄，可除胶饴。《胡洽方》有半夏六两，
黄芪三两。《古今录验》名芍药汤。

四顺汤《千金翼·卷十八》杂病上

主霍乱吐下，腹痛，手足逆冷方。

大附子一枚，去皮，破八片　干姜三两　人参　甘草炙，各一两

上四味，㕮咀三味，以水五升，煮取一升半。分三服。

四、尺脉数，恶寒，脐下热痛，小便赤黄，宜服
鸡子汤、白鱼散，针横骨，泻之。

鸡子汤《补辑肘后方·上卷》治卒关格大小便不通利方第三十三

治卒小便不通及转胞方。

取鸡子中黄一枚　服之。不过三服，佳。

滑石白鱼散《金匮要略》消渴小便不利淋病脉证并治第十三

白鱼二分　滑石二分　乱发烧，二分

上三味，杵为散，饮服半钱匕，日三服。

五、尺脉缓，脚弱下肿，小便难，有余沥，宜服
滑石汤、瞿麦散，针横骨，泻之。

滑石汤《外台秘要·卷二十七》诸淋方

《古今录验》疗淋滑石汤方。

滑石一两　榆白皮二两　石韦一两，去毛　地麦草二两　葵子
二两

上五味切，以水一斗，煮取四升，分四服，日再服。
甚良。

瞿麦散《外台秘要·卷二十七》诸淋方

《古今录验》疗淋瞿麦散方。

瞿麦　石韦去毛　滑石　车前子　葵子各四两

上五味捣筛，冷水服方寸匕，日三服，增至三匕。

六、尺脉滑，血气实，妇人经脉不利，男子尿血，宜服朴硝煎、大黄汤，下去经血，针关元，泻之。

朴消煎方《千金要方·卷十六·瘤冷积热第八》

朴消一斤　芒消八两　石膏　金各二两　寒水石四两

上五味，先纳二消于八升汤中，搅令之消，以纸密封一宿，澄取清，纳铜器中，别捣寒水石、石膏碎如豆粒，以绢袋盛之，纳汁中，以微火煎之，候其上有沫起，以箸投中，着箸如凌雪凝白，急下泻着盆中，待凝取出，烈日曝干。积热困闷不已者，以方寸匕，白蜜一合和，冷水五合搅和令消，顿服之，日三，热定即止。

大黄汤《千金要方·卷三》恶露第五

治产后恶露不尽方。

大黄　当归　甘草　生姜　牡丹　芍药各三两　吴茱萸一升

上七味㕮咀，以水一斗煮取四升，去滓，分四服，一日令尽。加人参二两，名人参大黄汤。

七、尺脉弦，小腹疼，小腹及脚中拘急，宜服建中汤、当归汤，针气海，泻之。

建中汤　见"尺脉微"条。

当归汤　见"尺脉紧"条。

八、尺脉弱，阳气少，发热骨烦。宜服前胡汤、干地黄汤、茯苓汤，针关元，补之。

前胡建中汤《千金要方·卷十九》补肾第八

治大劳虚劣，寒热呕逆，下焦虚热，小便赤痛，客热上熏头痛目疼，骨肉痛，口干方。

前胡二两　黄芪　芍药　当归　茯苓　桂心各二两　甘草一两　人参　半夏各六分　白糖各六两　生姜八两

右十一味㕮咀，以水一斗二升煮取四升，去滓纳糖，分四服。

干地黄汤　见"寸口脉涩"条。

茯苓汤　见"寸口脉弱"条。

九、尺脉涩，足胫逆冷，小便赤，宜服附子四逆汤，针足太冲，补之。

四逆汤《千金翼方·卷九》阳明病状第八

若脉浮迟，表热里寒，下利清谷，四逆汤主之方。

甘草炙，二两　干姜一两半　附子一枚，生去皮，破八片

上三味，以水三升，煮取一升二合，去滓，分温再服，强人可大附子一枚，干姜三两。

十、尺脉芤，下焦虚，小便去血，宜服竹皮生地黄汤，灸丹田、关元，亦针补之。

竹皮生地黄汤

治一切血出，或便，或衄，或吐出皆可。

当归　甘草炙　芍药　黄芩　川芎各三两　桂心一两　生地黄一斤　釜下黄土如鸡子大，绵裹　竹皮五两

上九味，以水一斗三升，煮竹皮减三升，去滓，内诸药，煮取三升，分四服，忌如常法。①

十一、尺脉伏，小腹痛，癥疝，水谷不化。宜服大平胃丸，桔梗丸，针关元，补之。（桔梗丸一云结肠丸）

平胃丸《千金翼方·卷十九》饮食不消第七

凡身重不能食，心下虚满，时时欲下，喜卧者，皆先针胃管、太仓，服建中汤，及服此平胃丸必差方。

杏仁五十枚，去皮、尖、双仁者，熬　大黄四两　葶苈熬　麦门冬

---

① 未找到出处。

去心　玄参　苦参　丹参各二两　沙参一两半　人参　当归　芎
劳　五味子　桂心各一两

上十三味，捣筛为末，炼蜜和丸如梧子。空腹酒服五丸，
日二，以知为度。

延年桔梗丸《外台秘要·卷十二》癖及痃癖不能食方一十四首

疗冷痃癖气，发即疝气急引膀胱痛，气满不消食，桔梗
丸方。

桔梗四分　枳实四分，炙　鳖甲四分，炙　人参四分　当归四分
桂心三分　白术四分　吴茱萸三分　大麦蘖六分　干姜四分　甘草
五分，炙

上十一味捣筛，蜜和为丸如梧子大。一服十丸，酒下，日
再服，稍加至二十丸。禁生葱、猪肉、苋菜等。

**十二、尺脉沉，腰背痛，宜服肾气丸，针京门，
补之。**

肾气丸《外台秘要·卷十七》肾气不足方

疗丈夫腰脚疼，肾气不足，阳气衰，风痹虚损，惙惙诸不
足，腰背痛，耳鸣，小便余沥，风虚劳冷，肾气丸方。

羊肾二具，炙　细辛二两　石斛四两　苁蓉四两　干地黄四两
狗脊一两，黑者　桂心二两　茯苓五两　牡丹皮二两　麦门冬三两，
去心　黄芪四两　人参二两　泽泻二两　干姜二两　山茱萸二两
附子两枚，炮　薯蓣二两　大枣一百枚，取膏和丸

上十八味捣筛，以枣膏少著蜜合丸如梧子大，以酒服二十
丸，渐加至三十丸，日再服。忌猪肉、冷水、生葱、生菜、胡
荽、芜荑、酢物。

**十三、尺脉濡，苦小便难。《千金》云：脚不收
风痹。宜服瞿麦汤、白鱼散，针关元，泻之。**

瞿麦汤　见"尺脉浮"条。

白鱼散 见"尺脉数"条。

十四、尺脉迟，下焦有寒，宜服桂枝丸，针气海、关元，补之。

桂枝丸 见"关脉迟"条。

十五、尺脉实，小腹痛，小便不禁。宜服当归汤，加大黄一两，以利大便；针关元，补之，止小便。

当归汤 见"尺脉紧"条。

十六、尺脉牢，腹满，阴中急，宜服葶苈子茱萸丸，针丹田、关元、中极。

葶苈子茱萸丸《外台秘要·卷二十》水肿方

范汪疗水肿方。

葶苈子一两，熬黑　甘遂一两，熬　　吴茱萸四两

上三味，别捣异下筛，和以蜜丸如梧子，服可至五丸，《经心录》云：服三丸，日三服，余同。

脉经卷六、五脏大法引用诸方

一、肝病，其色青，手足拘急，胁下苦满，或时眩冒，其脉弦长，此为可治，宜服防风竹沥汤、秦艽散云云。

防风竹沥汤未详。

秦艽散《千金要方·卷七》诸散第三

治风无久新，卒得不知人，四肢不仁，一身尽痛，偏枯不遂，不能屈伸，洗洗寒热，头目眩倒，或口面喝僻方。

秦艽　干姜　桔梗　附子各一两　天雄　当归　天门冬　人参　白术　蜀椒各三十铢　乌头　细辛各十八铢　甘草　白芷

山茱萸　麻黄　前胡　防风　五味子各半两

上十九味治下筛，酒服方寸匕，日三。若老人少服之。
（胡洽方无天门冬、前胡，有莽草、桂心、防己、萆薢、白蔹、黄芪，为二十三味）

二、心病，其色赤，心痛，短气，手掌烦热，或啼笑骂詈，悲思愁虑，面赤身热，其脉实大而数，此为可治，云云失注。

三、脾病，其色黄，饮食不消，腹苦胀满，体重节痛，大便不利，其脉微缓而长，此为可治，宜服平胃丸、泻脾丸、茱萸丸、附子汤。

泻脾丸　见"关脉牢"条。

平胃丸　见"关脉浮"条。

附子汤　见"寸口脉迟"条。

吴茱萸丸《外台秘要·卷七》寒疝不能食方

主虚冷痰癖，疝，食不消，心腹痛，气弱不欲食，虚惙羸瘦吴茱萸丸方。

吴茱萸十分　紫菀三分　白薇三分　乌头十分，炮　桂心六分
前胡　芍药　细辛　芎䓖　黄芩各五分

上十味下筛，蜜和，酒服如梧子五丸，日三，稍加之云云。①

四、肺病，其色白，身体但寒无热，时时咳，其脉微迟，为可治，宜服五味子大补肺汤、泻肺散。

五味子大补肺汤　见"寸口脉微"条。

泻肺散《千金要方·卷十七》肺虚实第二

治酒客劳倦，或出当风，喜怒气舍于肺，面目黄肿，起即

---

① 《古今录验》有术、前胡、人参、干地黄、川椒，又一方名续命丸与《范汪方》同。

头眩，咳逆上气，时忽忽欲绝，心下弦急，不能饮食，或吐脓血，胸痛引背，支满欲呕方。

　　百部　五味子各二两半　茯苓　附子　肉苁蓉　当归　石斛远志　续断各一两　细辛　甘草各七分　防风　蜀椒　紫菀　桂心　款冬花　干姜各一两半　桃仁六十枚　杏仁三十枚

　　上十九味治下筛，以酒服方寸匕，日三，稍加至二匕。

　　五、肾病，其色黑，其气虚弱，吸吸少气，两耳苦聋，腰痛，时时失精，饮食减少，膝以下清，其脉沉滑而迟，此为可治，宜服内补散、建中汤、肾气丸、地黄煎。

　　内补散　见"寸口脉弱"条。

　　建中汤　见"尺脉微"条。

　　肾气丸　见"尺脉沉"条。

　　生地黄煎《外台秘要·卷十七》补益虚损方七首

　　主补虚损，填骨髓，长肌肉，去客热方。

　　生地黄汁五升　枣膏六合　白蜜七合　酒一升　羚牛酥四合生姜汁三合　紫苏子一升，研，以酒一升，绞取汁　鹿角胶四两，炙，末

　　上八味，先煎地黄等三分减一，纳蜜酥，以蜜调入胶末，候煎成，以器盛之，酒和服。

跋

　　观此集，则略知汉、晋朝庭诸医，所用方剂，与仲景书非一辙，然其方亦必传统悠久，经古有验者，此诸方应与《脉经》并刊而行，免使读者再费搜觅之功也。

一九七九年十二月

张唯靖

集华佗方一卷

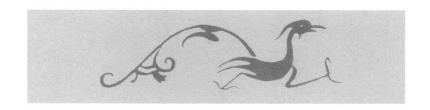

写在前面的话

《集华佗方一卷》作者在跋中写到"此书集至今已十年，是逐书捻出者"。引《外台》《千金》《医心方》等书。

五禽戏引《养性延命录》。

将全书一一与原文做了对校，有不相符合者，加注说明。

附方系整理时加入。

序

华佗遭魏武之戮，临死出一卷书与狱吏曰："此可活人。"吏畏法，不敢受。佗亦不强，索火烧之，世因疑佗术无传。此不尽然，当时佗弟子吴普、樊阿皆得佗术以行，佗之方岂不在人间也。隋书《经籍志》，《华佗方》十卷，《华氏内事》五卷。唐《艺文志》亦载吴普集《华氏方》十卷，是以孙氏《千金》、王氏《秘要》时见引用。继之宋、元诸医，殆不见引证者，岂经十国禁锢，已遭毁亡耶。明代李濒湖著《本草纲目》引据书内，虽有华氏之目，然细察其附方之下，除《外台》等旧有之寥寥数方外，则《中藏经》所具者而已，李氏殆就旧而举目乎。今距明已三百年，果如之何哉。《中藏》一书，法制浅庸，药多晚出，经文抄袭《灵素》者十之六七，伪迹显然，而陈无择《三因方》已见称之。赵子昂、孙渊如不谙医理，为之传行，虽有治庄之义，不无失察之过。

我国政府仁心广溥，注重医学，犹于先贤，推崇备至。余不揣寡陋，就己之见，撰集此书，虽一脔之味，抑投砖之望，博览君子，庶不吝欤。

一九六三年岁次癸卯元月二十六日
张唯靖序

目　　录

伤寒方 《外台秘要·卷第一伤寒上》

华佗曰：夫伤寒始得，一日在皮，当摩膏、火灸即愈。若不解者，至二日在肤，可法针，服解肌散发汗，汗出即愈。若不解者，至三日在肌，复发汗则愈。若不解者，止，勿复发汗也。至四日在胸，宜服藜芦丸，微吐则愈。若更困，藜芦丸不能吐者，服小豆瓜蒂散，吐之则愈。视病尚未醒，醒者复一法，针之。五日在腹，六日入胃，入胃则可下也。若热毒在胃外，未入于胃而先下之者，其热乘虚便入胃，则烂胃也。然热入胃病，要当须后下去之，不得留于胃中也。胃若实热，至此为病，三死一生，此辈皆多不愈。胃，虚热入，烂胃也。其热微者，赤斑出，剧者黑斑出。赤斑出者，五死一生。黑斑出者，十死一生。但论人有强弱，病有难易，功效相倍耳。病者过日，不以时下之，热不得泄，亦胃烂斑出矣。

若得病无热，但狂言、烦躁不安，精彩言语与人不相主当者，勿以火迫之，但以五苓散一方寸匕，水和服之。当以新汲井水，强饮一升许，若一升半，可至二升益佳。令以指刺喉中吐之，病随手愈，不即吐者，此病辈多不善，勿强与水，水停即结心下也，当更以余药吐之，皆令相主当者，不尔即危。若此病不急以猪苓散吐解之者，其死殆速耳，亦可先吐去毒物，及法针之尤佳。

又云：春夏无大吐、下，秋冬无大发汗。发汗法，冬及始春大寒，宜服神丹丸，亦可摩膏、火灸。若末春、夏月、初秋，凡此热月，不宜火灸，又不宜厚覆，宜服六物青散。若崔文行度障散、赤散、雪煎亦善，若无丸散及煎，但单煮柴胡数两，伤寒时行并可服也，不但一也。至再三发汗不解，当与汤，实者，转下之。其脉朝夕驶者，为实癖也。朝平夕驶者，非癖也。转下汤为可早与，但当少与，勿令下多耳，少与当数其间。

病有虚烦热者，与伤寒相似，然不恶寒，身不疼痛，故知非伤寒也，不可发汗。头不痛，脉不紧数，故知非里实也，不可下。如此内外皆不可攻，而师强攻之，必遂损竭，多死矣。诸虚烦但当行竹叶汤。若呕者，与橘皮汤，一剂不愈者，可重与也。此法宫泰数用甚效。伤寒后虚烦，亦宜服此汤。

瓜蒂散吐方《外台秘要·卷一》杂疗伤寒汤散丸

疗伤寒及天行，瓜蒂散吐方。

赤小豆一两　瓜蒂一两

上二味，捣作散。温汤二合，服一钱匕，药下便卧，若吐便且急忍也，候食顷不吐者，取钱五匕散，二合汤和服之，便吐矣。不吐复稍增，以吐为度。吐出青黄如菜汁者，五升以上为佳。若吐少病不除者，明日如前法复服之，可至再三，不令人虚也。药力过时不吐，服汤一升，助药力也。吐出便可食，无复余毒。若服药过多者，宜饮冷水解之。

五苓散《千金要方·卷九》伤寒膏第三

主时行热病，但狂言，烦躁不安，精彩言语不与人相主当者方。

猪苓　白术　茯苓各十八铢　桂心十二铢　泽泻三十铢

上五味捣筛，水服方寸匕，日三。多饮暖水，汗出即愈。

忌桃、李、醋物、生葱、雀肉等。

神丹丸《外台秘要·卷一》崔氏方

疗伤寒敕色恶寒，发热体疼发汗，神丹丸方。

人参五分　乌头四分，炮　　半夏洗，五分　茯苓五分　朱砂一分，研　附子四分，炮

上六味，捣为末，蜜和丸如大豆。每服三丸，生姜汤下，发汗出，令体中溅溅然。如汗未出，更以热粥投之，令汗出。若汗少不解，复如前法。若得汗足不解，当服桂枝汤。此药多毒，饮水解其热愈。周护军子期自说，天行用之甚良，故记之。忌猪羊肉、大酢、生血等物。

黄膏方《外台秘要·卷一》杂疗伤寒汤散丸方，出范汪

范汪疗伤寒敕色，头痛颈强，贼风走风黄膏方。

大黄　附子　细辛　干姜　蜀椒去目　桂心各一两　巴豆好者，五十枚，去皮

上七味各切，以淳苦酒渍药一宿，以腊月猪脂一斤煎之，调适其火，三上三下，药成。伤寒勑色发热，酒服如梧桐子许，又以摩身数百遍。兼疗贼风绝良。风走肌肤，追风所在摩之，已用有效。忌野猪肉、生葱、生菜、芦笋。

白膏摩体方方出同上

范汪又疗伤寒，白膏摩体中，手当千遍，药力方行，并疗恶疮、小儿头疮、牛领马鞍皆疗之。先以盐汤洗恶疮，布拭之，着膏疮肿上摩，向火千遍，日再，自消方。

天雄　乌头炮　莽草　羊踯躅各三两

上四味各切，以苦酒三升，渍一宿，作东向露灶，又作十二聚湿土各一升许成。煎猪脂三斤，着铜器中，加灶上炊，以苇薪为火，令膏释纳所渍药，炊令沸，下着土聚上，沸定顷，上火煎。如此十二过，令土聚尽遍，药成，绞去滓。伤寒头痛，酒服如杏核一枚，温覆取汗。咽痛含如枣核，日三咽之。不可近目。（《千金》同，忌猪肉等）

六味青散方出同上

六味青散，疗伤寒勑色，恶寒者方。

乌头炮　桔梗　白术各十五分　附子炮，五分　防风　细辛

上六味，捣筛为散，温酒服钱五匕，不知稍增。服后食顷不汗出者，饮餔餔粥一升，以发之，温覆汗出溅溅可也。勿令流漓，勿出手足也。汗微出，勿粉，若汗大出不止，温粉粉之。不得汗者，当更服之。得汗而不解，当服神丹丸。忌生菜、猪肉、桃、李、雀肉等。

度障散方出同上

崔文行解散，疗伤寒发热者方，一名皮瘴散。

乌头一斤，烧　桔梗　细辛各四两　白术八两

上四味，捣散，皆令尽。若中寒服一钱匕，覆取汗。若不觉，复少增服之，以知为度。时气不和，旦服钱五匕。辟恶气，

欲省病，服一服，皆酒服。忌生菜、猪肉、桃、李、雀肉等。

七味赤散方方出同上

疗伤寒热病，辟毒气疫病，七味赤散方。

朱砂　乌头 炮，各二两　细辛　踯躅　干姜　白术各一两
栝蒌一两半

上药捣散服半钱匕，用酒调服，汗出解。不解，增至一钱匕。
除邪气，消疫疠。忌桃、李、雀肉、生菜、猪肉、生血等物。

伤寒雪煎方方出同上

麻黄十斤，去节　杏仁四升，去两仁、尖、皮、熬，捣为膏　大黄一
斤十三两，金色者各细剉

上三味，以雪水五石四斗，渍麻黄于东向灶釜中三宿，入
大黄搅调，炊以桑薪，煮至二石，去滓。复于釜中下杏仁膏，
煎至六七斗，绞去滓，置铜器中，更以雪水三斗合煎，得二斗
六升，其药已成，可丸如弹子大。有病者以三沸白汤五合，研
一丸入汤中，适寒温服，立汗出，若不愈者，复服一丸。密封
药，勿令泄气也。

藜芦丸《外台秘要·卷五》许仁则疗疟方

疗此病，曾用释深师一方，大有效。其方有巴豆、皂荚、
藜芦三味作丸服。虽经困苦，一服永断。

竹叶汤《外台秘要·卷三》天行虚烦方

文仲疗天行表里虚烦不可攻者，但当与竹叶汤方。

竹叶二把　石膏碎，绵裹，一升　麦门冬去心，一升　半夏半洗
人参　甘草各二两

上六味切，以水一斗，煮取六升，去滓，纳粳米一升，煮
米熟去之，分五服。呕者于橘皮汤。不愈者重作此。宫泰数用
甚效。若伤寒后虚烦，亦宜服此方，是仲景方。忌羊肉、海
藻、菘菜、饴。

大橘皮汤《外台秘要·卷二》伤寒呕哕方

疗伤寒呕哕，胸满虚烦不安，大橘皮汤方。

橘皮一两　甘草一两，炙　生姜四两　人参二两

上四味切，以水六升，煮取二升，去滓，分三服。忌海藻、菘菜。

华佗赤散《千金要方·卷九》发汗散第四

治伤寒，头痛身热，腰背强引颈，及风口噤，疟不绝，妇人产后中风寒，经气腹大，华佗赤散方。

丹砂十二铢　蜀椒　蜀漆　干姜　细辛　黄芩　防己　桂心　茯苓　人参　沙参　桔梗　女葳　乌头各十八铢　雄黄二十四铢　吴茱萸三十铢　麻黄　代赭石各二两半

上十八味治下筛，酒服方寸匕，日三。耐药者二匕，覆令汗出。欲治疟，先发一时所，服药二匕半，以意消息之。细辛、姜、桂、丹砂、雄黄不熬，余皆熬之。

内伤诸方

华佗灸法《肘后备急方·卷一》救卒客忤死方第三

卒中恶、短气欲死。

灸足两拇指上甲后聚毛中，各十四壮，即愈。未瘥，又灸十四壮。

狸骨散《肘后备急方·卷一》治尸注鬼注方第七

华佗狸骨散、龙牙散、羊脂丸诸大药等，并在大方中，及成帝所受淮南丸，并疗痊易灭门。女子小儿多注车、注船、心闷乱、头痛、吐有此者宜辟方。

车前子　车下李根皮　石长生　徐长卿各数两，等分

粗捣，作方囊，贮半合，系衣带及头。若注船，下暴惨，以和此共带之。又临入船，刻取此船，自烧作屑，以水服之。

狸骨丸《外台秘要·卷十三　除骨热方》，《古今录验》同

范汪疗骨热，狸骨丸方。

狸骨　连翘各五分　土瓜　山茱萸　玄参　胡燕屎　黄芩　丹砂　马目毒公　鸢尾各二分　黄连　芍药　雄黄　青葙子　龙胆　栝蒌各三分

上十六味，捣筛，蜜和丸如梧子。先食服三丸。日三，不知

稍稍增之，以知为度。禁食生鱼、菜、猪肉、黄黍米、生血物。

龙牙散 《千金要方·卷十七》飞尸鬼疰第八

治百疰邪气，飞尸万病方。

龙牙　茯苓各二两半　雄黄　枣膏　芍药各五分　干地黄　石斛　胡燕屎各三分　铜镜鼻　甘草　橘皮　芎劳　鬼督邮　远志　鳖甲各半两　狸阴二具　蜈蚣一枚　鬼箭羽　乌头　羌活　露蜂房　曾青　真珠　桂心　杏仁　防风　桃奴　鬼臼　鹳骨各一两　人参　大黄各一两半　苏子四合　白术二两

上三十三味治下筛，酒服一刀圭，以知为度，当有虫从便出。

羊脂丸 《外台秘要·卷十三》传尸方

文仲论传尸病，亦名痎疟、遁疰、骨蒸、伏连、殗殜，此病多因临尸哭泣，尸气入腹，连绵或五年、三年，有能食不作肌肤，或二日五日，若微劳即发，大都头额颈骨间，寻常微热翕翕然。死复家中更染一人，如此乃至灭门。疗之方。

獭肝一具，破，干炙　鳖甲一枚，炙　野狸头一枚，炙　紫菀四分　汉防己一两半　蜀漆洗　麦门冬去心　甘草炙，各一两

上八味捣筛，以成炼烊羊肾脂二分，合蜜一分烊，冷和丸药如梧子大。服十丸，加至十五丸，日再，以饮下之。其药合和讫，分一分头边着，一分悬门额上，一分系臂上，先服头边，次服臂上，次服门上者，大验。忌海藻、菘菜、苋菜。

五疰丸 《外台秘要·卷十三》五疰方

《删繁》华佗录帙五疰丸：疗中恶、五疰、五尸入腹，胸胁急痛，鬼击客忤，停尸垂死者，入喉即愈。若已噤，将物强发开，若不可发，扣齿折以灌下药汤，酒随进之即效方。

丹砂研　雄黄研　附子炮，各一两　甘遂半两，熬　豉六十粒，熬　巴豆六十枚，去心、皮，熬令变色。

上六味，捣下筛，巴豆别研令如脂，乃更合捣取调，白蜜和之，藏以密器。若有急疾，服如胡豆二丸，不觉更益，以饮投之。此药多有所疗，杀鬼解毒，破积去水，良验。忌生血

物、猪肉、芦笋。

华佗治霍乱 《肘后备急方·卷二》治卒霍乱诸急方第十二，千金备急崔氏同

华佗治霍乱已死，上屋唤魂，又以诸治皆至，而犹不差者。捧病人腹卧之，伸臂，对以绳度两头肘尖头，依绳下夹背脊大骨空中，去脊各一寸，灸之百壮。不治者可灸肘椎，已试数百人，皆灸毕即起坐。佗以此术传子孙，代代皆秘之。

按：《救急方》云，令病人覆卧伸臂膊着身，则以小绳正当两肘尖头从背上量度，当中脊骨中央绳下点之去度又取绳量病人口吻至两吻截断便中折之，则以度向所点背下两胁各依度长短。云：三处一时下火灸绝便定，神验，艾叶、火硝加之。

华佗五嗽丸 《肘后备急方·卷三》治卒上气咳嗽方第二十三

炙皂荚、干姜、桂等分。

捣，蜜丸如桐子。服三丸，日三。

华佗禁方 《肘后备急方·卷六》治目赤痛暗昧刺诸病方第四十

令病人自用手两指擘所患眼垂空，咒之曰："厇厇，屋舍狭窄，不容宿客。"即出也。[①]

华佗虎骨膏 《肘后备急方·卷八》治百病备急丸散膏诸要方第七十

华佗虎骨膏疗百病。

虎骨　野葛各三两　附子十五枚（重九两）　椒三升　杏仁巴豆去心、皮　芎䓖切，各一升　甘草　细辛各一两　雄黄二两

上十物，苦酒渍周时，猪脂六斤，微煎，三上、三下，下完附子一枚，视黄为度，绞去滓，乃内雄黄，搅使调和，密器贮之。百病皆摩敷之，唯不得入眼。若服之，可如枣大，内一合热酒中，须臾后，拔白发，以敷处，即生乌。诸疮毒风肿及马鞍疮等，洗即差，牛领亦然。

乌头丸方 《外台秘要·卷七》冷气心痛方

崔氏疗心痛与冷气痛者，特相宜，乌头丸方。

---

① 上文以《附广肘后方》断句。

乌头三两，炮　　附子三两，炮　　赤石脂三两　　蜀椒二两，出汗
桂心二两　　干姜二两

上六物捣筛，蜜和为丸。痛发时温清酒服三丸，如梧子，觉至痛处，痛则止。若不知加至五六丸，以知为度。若早朝服无所觉，至午时又服三丸。此方丹阳有隐士出山，云得华佗法，其疗略同。若久心痛，每旦服三丸，稍加至十丸，尽一剂，遂终身不发。忌生葱、猪肉。

按：《金匮要略》胸痹心痛门内，乌头赤石脂丸与此方同，但只五味无桂心；《外台·卷七》"久心痛范汪方"此丸无附子，附子与乌头同物耳，方中两用，于义有乖，当从范汪五味者良。

胃反方《外台秘要·卷八》胃反方

华佗疗胃反。胃反为病，朝食夜吐，心下坚如杯，往来寒热，吐逆不下食，此为寒癖所作，疗之神效方。

真珠　　雄黄　　丹砂以上研，各一两　　朴硝二两　　干姜十累

上五味，捣筛蜜丸。先食服如梧子二丸，小烦者饮水则解之。忌生血物。①

常山桂心丸《外台秘要·卷五》疗疟方

备急华佗常山桂心丸神良方。

甘草炙　　常山　　大黄　　桂心各四分

上四味末之，蜜和。平旦服，如兔屎，每欲发服六丸，饮下之。欲服药时，先进少热粥良。忌海藻、菘菜、生葱、生菜。

痢疾《外台秘要·卷二十五》冷痢食不消下方

文仲、华佗治老小下痢，柴立不能食，食不化，入口即出，命在旦夕，久痢神验方。

黄连末半鸡子壳　　乱发灰准上　　淳苦酒准上　　蜜准上　　白腊方寸匕　　鸡子黄一枚

---

① 一方有桂心一两。《必效》云：治心下坚痛，胃反寒病所作，久变成肺痿方。《备急》《集验》《千金》《张文仲》同，并出第四卷中。

上六味，于铜器中炭火上，先纳苦酒、蜜、腊、鸡子黄搅调，乃纳黄连末、发灰，又搅煎。视可抟，出为丸。久困者，一日一夜尽之，可者二日尽之。

大麝香丸《外台秘要·卷二十》三焦决漏水病方

深师疗三焦决漏，水在胁外，名曰水病。腹独肿大，在腹表用大麝香丸，华佗方。

麝香三铢，研　雄黄六铢，研　甘遂十二铢，熬　芫花十二铢，熬

上四味捣合下筛，和以白蜜，丸如大豆。二丸酒下，日三服，可至四丸。节饮食，禁肥肉、生菜之辈，有效。

日本·康赖《医心方》所引华佗方

二车丸《医心方·卷十》治积聚方第一

《华佗方》云：二车丸，常在尊者后一车，故名二车丸。主心腹众病，膈上积聚，寒热，食饮不消，或从忧恚喜怒，或从劳倦气结，或有故疾，气浮有上，饮食衰少，不生肌肉。若癖在胁，吞一丸即消。若惊恐不安，吞一丸，日三，独卧不恐。病剧，昼日六七，夜三吞；微者，昼日四五，夜再吞。寒癖随利去，令人善失气。又治女子绝产，少腹苦痛，得阳亦痛，痛引胸中，积寒所致，风入子道，或月经未绝而合阴阳，或急欲溺而合阴阳，或衣未燥而合阴阳，或急便着之，湿从下上，久作长病，吞药如上，百日有子。

蜀椒成择一斤　干姜大小相称，二十枚　粳米一升　朗陵乌头大小相称，二十枚　煅灶中灰一升

凡五物，以水一斗半，渍灰，练囊中盛半绞结纳灰中一宿，暴干之，皆末。诸药下筛，和以蜜，唾吞，如梧子二丸，勿以浆水也。身中当痹，药力尽乃食，老小裁之。

华佗治大便坚方《医心方·卷第十二》治大便难方第十四

华佗方治大便坚，数圊不能得出方。

皂荚末，下筛，以猪脂和合，苇管长一寸，以指排纳谷道

中，齐指一节，须臾则去。

二车丸 方出同上

又云二车丸，主临饭腹痛不能食，复又大便难方。

大黄十三两　柴胡四两　细辛二两　茯苓一分　半夏一两

凡五物，治筛丸，以蜜，饮服如梧子五丸，日再。

按：本方自赤丸变来。药中柴胡不切，恐是乌头也。

寒疝宿食病脉第十方

乌头二两，炮　茯苓四两　细辛一两　半夏四两，洗

上四味末之，内真珠为色，炼蜜为丸，如麻籽大。先食饮酒下三丸，日再夜一。《千金》细辛作人参。

妒乳方《医心方·卷第二十三》治产后妒乳方第三十八

华佗方治妒乳方。

生蔓菁根，和盐捣，浆水煮合。

日五服，或滓封之。

小儿赤游肿方《医心方·卷第二十五》治小儿赤游肿方第百二十六

华佗方

芸薹捣敷之。

华佗针灸经法《医心方·卷第二》诸家取背俞法第二

华佗针灸经法，第一椎名大椎。第三椎名云门输。第四椎名神窬。第五椎名脉窬，又云厥阴窬，又名少商。第六椎名心窬，又云督脉窬，又名膏肓。第八椎名肝窬。又云胃窬。第九椎名胆窬。第十椎名脾窬，与鹊同。第十一椎名胃窬。第十二椎名肠窬。第十三椎名太仓窬。第十五椎名阳结窬，又云气海窬，又云不可灸。第十六椎名裂结窬。第十七椎名大小肠窬，与《鹊》同。第十八椎名三焦窬，又云八辽窬。第二十椎名少阴窬，又云重下窬。第二十一椎名胃窬，又云解脊窬。第二十二椎名尽肠窬，又云八辽窬。第二十三椎名下极窬。

凡诸椎夹脊相去一寸也。

针灸忌日《医心方·卷二》针灸忌日

华佗法云，凡诸月朔、晦、节气、上下弦、望日、血忌、反支日，皆不可针灸，治久病滞疾，记在历日。

又云：

冬至、夏至、岁旦，此前三日、后二日，皆不可针灸及房室，杀人，大忌。

又云：立春、春分、立夏、夏至、立秋、秋分，立冬、冬至。

上日忌不可针灸治病也。

又云：男忌壬申、戊戌、丁未，女忌甲申、乙酉。又甲辰、壬辰，忌服药刺灸，此天地四时阴阳凶离日，讳避之。

华佗论人神所在（《医心方》卷二）

华佗法云，凡人月一日神在足　　二日神在踝

三日神在股　　　　　　　四日神在腰中

五日神在口齿膺舌本　　　六日神在两足小趾少阳

七日神在踝上　　　　　　八日神在手腕中

九日神在尻尾　　　　　　十日神在腰目

十一日神在鼻柱　　　　　十二日神在发际

十三日神在齿　　　　　　十四日神在胃管

十五日神在举身周匝　　　十六日神在肚胃

十七日神在气街　　　　　十八日神在腹里

十九日神在足跌　　　　　二十日神在内踝

二十一日神在脚小趾　　　二十二日神在足外踝及目下

二十三日神在足及肝　　　二十四日神在腹

二十五日神在手足阳明　　二十六日神在胸中

二十七日神在阴中　　　　二十八日神在阴中

二十九日神在膝胫　　　　三十日神在足上

右三十日人神所在不可灸刺

华佗传《后汉书·华佗传》

《后汉书·方术传》华佗传云：广陵吴普，彭城樊阿，皆从佗学，普依佗疗，多所全济。佗语普曰："人体欲得劳动，但不当使极耳。动摇则谷气得消，血脉流通，病不得生，譬犹户枢不朽是也。是以古之仙者，为导引之事，熊经鸱顾，引挽腰体，动诸关节，以求难老。我有一术，名五禽之戏，一曰虎，二曰鹿，三曰熊，四曰猿，五曰鸟，亦以除疾，并利蹄足，以当导引。体中不快，起作一禽之戏，沾濡汗出，因上着粉。身体轻便，腹中欲食。"普施行之，年九十余，耳目聪明，牙齿完坚。

华佗五禽戏《养性延命录·道藏洞神部方法类太上老君养生诀》

一、虎戏法

四肢距地，前三掷，却二掷，长引腰，乍（《养性延命录》作"侧"）脚仰天，即返距行。前、后各七过也。

二、鹿戏法

四肢距地，引项反顾，左三右二，左右伸脚，伸缩亦三亦二也。

三、熊戏法

正仰，以两手抱膝下，举头，左拍地七，右亦七，蹲地，以手左右托地。

四、猿戏法

攀物自悬，伸缩身体，上下一七，以脚钩物自悬，左右七，手钩脚立，按头各七。

五、鸟戏法

双立手，翘一足，伸两臂，扬眉鼓力，各二七、坐，伸脚，手挽足距各七，缩伸二臂各七也。

夫五禽戏法，任力为之，以汗出为度。有汗以粉涂身。消谷食，益气力，除百病。能存行之者，必得延年。

外科方

内补散《千金要方·卷二十二》痈疽第二

内补散治痈疽发背，妇人乳痈诸疖，未溃者便消，不消者令速溃疾愈方。

木占斯　人参　干姜（一云干地黄）　桂心　细辛　厚朴　败酱　防风　桔梗　栝蒌根　甘草各一两

上十一味治下筛，酒服方寸匕。药入咽，觉流入疮中。若痈疽灸之，不能发坏者，可服之。疮未坏者去败酱，已发脓者内败酱。服药，日七八服，夜二三服，以多为善。若病在下，当脓血出，此为肠痈也。诸病在里，惟服此药，即觉其力，痛者即不痛。长服治诸疮及痔痔，疮已溃便早愈。医人不知用此药。发背无有治者，惟服此耳。若始觉背上有不好而渴者，即勤服之。若药力行，觉渴止便消散。若虽已坏，但日夜服之，勿住也。服之肿自消散，不觉去时。欲长服者，当去败酱。妇人乳痈，宜速服之。一方无桂心。一名木占斯散，主痈肿坚结。若已坏者速愈，未坏者使不成痈便消。（张文仲无桂心，刘涓子云：此是华佗方）

附木占斯散方《外台秘要·卷二十四痈疽发背杂疗方》

文仲疗发背，及妇人发乳及肠痈，木占斯散方。

木占斯　厚朴炙　甘草炙　细辛　栝蒌　防风　干姜　人参　桔梗　败酱草各一两

上十味为散，酒服方寸匕，日七夜四，以多为度。病在上当吐，病在下当下脓血，此谓肠痈之属。凡臃肿即可服，兼疗诸疽痔。若疮已溃便早愈，发背无有不疗。长服去败酱。亦疗妇人诸产癥瘕，益良。

补遗方类

三国志·魏书华佗传所引诸方目

麻沸散（佚）。

四味女菀丸（佚）。

漆叶青黏散（佚）。

治风狂方《外台秘要·卷十五　风狂方》

《肘后方》疗风狂丧心。

取莨荠一升，捣三千杵，取白犬倒悬之，以杖犬令血出，承取以和莨荠末，丸如麻子大。服一丸，日三，取瘥。

华佗云母丸《千金翼方·卷十二》养性服饵第二

云母粉　石钟乳炼　白石英　肉苁蓉　石膏　天门冬去心　人参　续断　菖蒲　菌桂　泽泻　秦艽　紫芝　五加皮　鹿茸　地肤子　薯蓣　石斛　杜仲炙　桑上寄生　细辛　干地黄　荆花　柏叶　赤箭　酸枣仁　五味子　牛膝　菊花　远志去心　萆薢　茜草　巴戟天　赤石脂　地黄花　枸杞　桑螵蛸　菴䕡子　茯苓　天雄炮，去皮　山茱萸　白术　菟丝子　松实　黄芪　麦门冬去心　柏子仁　荠子　冬瓜子　蛇床子　决明子　薪蓂子　车前子

上五十三味，皆用真新好者，并等分，随人多少。捣下细筛，炼白蜜和为丸，如梧子。先食服十丸，可至二十丸，日三。药无所忌，当勤相续，不得废缺。百日满愈疾，久服延年益寿，身体轻强。耳目聪明，流通荣卫，补养五脏，调和六腑，颜色充壮，不知衰老。茜根当洗去土，阴干。地黄、荆花至时多采，暴干。欲用时相接，取二石许，乃佳也。吾尝服一两剂，大得力，皆家贫不济乃止。又时无药足，缺十五味，仍得服之。此药大有气力，常须预求，使足服而勿缺。又香美易服，不比诸药。

跋

此方集至今已十年，是逐书捻出者。细绎其方，出范汪方中者十之七。汪为晋室勋臣，生于东晋初，是汪当时或有授受乎？抱朴子尝云：近人有见樊阿在山中为人针灸者，岂汪得其面教欤？葛氏与汪同朝，于理或然之。

一九七四年除夕九时
张唯靖

跋

  大约是 2018 年 1 月下旬，接到周溥老师的电话，知道他与陈志欣两位师伯近年来将张大昌先生（1926.8.26 —1995.11.28）遗著加以全面搜集整理，编辑成为一部完整的著作，定名为《辅行诀传人张大昌遗著》，这对传统中医学术的传承是一件非常重要的事情。

  张大昌先生是一位隐居民间的中医临证大家，1962 年即被河北省中医研究院聘为通讯研究员。张大昌先生曾于 1965 年、1974 年，两次将家藏三代的敦煌遗书《辅行诀五脏用药法要》（下简称《辅行诀》）抄本无私捐献给中国中医研究院。1979 年 5 月，国家征考名老中医，张大昌先生榜上有名，曾执教于县办卫校，次年调邢台地区医学经训班授课一年。张大昌先生平素笔耕不缀，1980 年秋在邢台经训班授课时曾撰有《六淫五衍用药法诀》一书，其书序中虽有"形为心役，名登仕版"之言，但此后二三十年，世人对张大昌先生仍知之甚少。其文章、书著的流传，仅以抄本形式局限在其医学、文学、佛学、武学诸弟子、师友之间。

  在《辅行诀传人张大昌遗著》成书之前，我们能够见到的张大昌先生的主要医学著述仅有两种：其一是《经法述义》（1995 年元月威县卫生局、威县中医学会共同筹资编印内部出版），其二是《张大昌医论医案集》（2008 年 7 月学苑出版社出版）。以上二书，虽皆凝聚众人之力而成，然仍非全帙。《辅行诀传人张大昌遗著》在搜求资料上用力更勤，比如《六淫五衍用药法诀》《妇科要诀》（附验方）《癌症治疗要诀》

（附验方）《医话》之后所附的"续医话"、《秘方汇集便用》《叔和〈脉经〉引用方集》《集〈华佗方〉》等，皆此次整理新加辑入者。更加难能可贵的是，《辅行诀传人张大昌遗著》所录诸书，斟酌文字，每用数本对勘，尽量保持了大昌先生的原著旧貌。

《辅行诀传人张大昌遗著》收录张大昌先生医学著述19种，分别是：《医统心法》《月令物候述》（附《汉权衡考》）、《三十六脉略述》《药性四言韵语》《医诀》《六淫五衍用药法诀》《急证方》《妇科要诀》（附验方）、《癌症治疗要诀》（附验方）、《〈五脏法要〉释》《处方正范》《二十四神方》《医话》《验案集》《汉墓竹简古经研究名数考证》《验方集》《秘方汇集便用》《叔和〈脉经〉引用方集》《集〈华佗方〉一卷》等。

笔者体会，唯靖先生的学术以结构胜，遂能将易理、医理，在更深的层次上融会贯通。先生强调"天下无无用之物，无无理之事。若有其物，必有其用，若有其事，必有其理。理事体用为万法综"。先生行医近50年，其临床施用的能力已臻极至，却仍无时无刻不究心于理的探索。是故传统的七方十剂，在先生《处方正范》中演化为"二综十二剂"，颇具阴阳对等之理；叔和以下各家脉法渐繁，先生《三十六脉述略》以软硬长短粗细对应实质病变为体，浮沉滑涩迟数对应机能病变为用，挈领提纲，亦具阴阳对等之理；马王堆《足臂十一脉灸经》《阴阳十一脉灸经》甲乙两本，学者概以经脉著作视之，唯先生从中悟出仲景"阳病十八，阴病十八"之实指，此非有深邃之思维，缜密之推理不可得也。

张大昌先生亦深谙文献辑佚之法。非独《集〈华佗方〉一卷》独具慧目，明确指出范汪得樊阿、元化绪余之可能性令人注目，且其《叔和〈脉经〉引用方集》更能依方搜检，补全《脉经》有方无药之阙，不徒方名相同，更求证候相洽，成全《脉经》的同时，赋予诸书古方以新的生命，其精深、纯粹的学术素养令人击节称叹。张大昌先生发扬、推阐《辅行诀》的努力，也在书中多处体现。先生尝恨当今之士"制寸锥之囊而残匹帛，为杯水之饮而举鼎釜"，大失古人规矩，而陶弘景《辅行诀》正是定立规矩，示人以法的重要著作。因此，强调《辅行诀》就是强调依法治病的规矩。有鉴于《辅行诀》原卷于 1966 年 6 月不幸被毁，给后世学者带来无尽的遗憾，笔者建议参与编辑此书的诸位学者，持相关手稿原件对本书书稿再做一次全面、认真的文字核对，同时需将上述文献资料永久、妥善地保存好、照料好。

我们知道张大昌之祖，张广荣（1867 — 1919）偓南氏，民国七年（1918 年）充任湖北军马总稽查时，偕同事曲周姚振阳赴甘肃购买军马，行至敦煌借宿寺殿时得获《辅行诀》一轴。张广荣虽戎马为职，却系诸生儒员出身，乃邵梁庄五才子之一。投笔从戎之前，日蹲踞土炕上，以敝风箱为几，读书抄书。王伯廉（1852 — 1930）荘北氏，曾赠之以诗曰"班管亲抄南北史，六朝风味在胸中"。张广荣曾著《沾沾堂诗集（诗餘附之)》；《威县志》卷 17 载《沾沾藏书目录》（城内骆家街张阿翙）藏书 4341 卷，中有《沾沾堂丛钞》34 册。张阿翙（1887 – 1936）字耸云，乃大昌先生之父。张家藏书，四代所蓄，缥帙万卷，却累经厄运，希望余书能长久保存，勿再失之。

周溥，河北广宗县人，生于 1939 年。1963 年高中毕业后，考入北京大学物理系。1970 年春离校赴河北农村接受贫下中农再教育，即所谓插队知青。1972 年春分配作中学教员。1986 年调任本县地方志办公室编辑，直至退休。

在随唯靖先生学佛期间，曾帮先生誊写一些医学论著，因而获取一些中医知识。先生圆寂后经常去佛学院听讲经论，增进了对佛教的了解，现将主要精力用于求生安养。

陈志欣（1952 —），河北省广宗县邱庄村人。1971 年高中毕业后随祖父悬壶乡里。1977 年在县卫生学校学习，同年拜张大昌先生为师。在此期间，白天随师出诊，晚上听其讲书，涉及知识面很广。1979 年跟师经训班学习。1995 年参与整理、编写《经法述义》一书。1998 年聘到县二院工作，先后任医士、医师。2003 年创办了经方研究会。2005 年参与《〈辅行诀五脏用药法要〉传承集》整理工作。2016 年主编《〈辅行诀五脏用药法要〉临证指南医案》（学苑出版社出版）。现在序园医院工作。临床 50 年，擅长用经方治疑难杂症。敢于探险，将中医外科用药改为口服，反、畏之药同用，治癌症临床上取得了好的效果。

陈志欣先生 2016 年 12 月 19 日在《妇科要诀·写在前面的话》中说："《妇科要诀》是《辅行诀传人张大昌遗著》的一部分，故将其一同出版，愿与大家共赏。"周溥先生 2017 年 4 月 1 日在《处方正范·跋》中说："《辅行诀传人张大昌遗著》出版目的，在展示其学术思想，保存医学文献。"两位前辈投入极大的精力整理张大昌先生的遗著文稿，其无私奉献、泽被后世的精神是可敬、可佩的。

笔者不才，有幸先睹其书稿，并略做字句核正工作。然得此书书稿之时，正值单位、家族事繁难解之际，自觉精力不若从前。耗时两月余，方才粗略读过一遍。读罢书稿，遂将感想写在此处。希望读者诸君，不唯领会作者之执着，更能体谅编者之苦心。是为跋。

山西省中医药研究院
赵怀舟于东山南十方
2018 年 3 月 27 日